Depression – und jetzt?

Wegweiser einer Erfahrungsexpertin

Nora Fieling

Starks-Sture Verlag
BÜCHER DIE DAS LEBEN SCHREIBT

DEPRESSION - UND JETZT?

Wegweiser einer Erfahrungsexpertin

Nora Fieling

ISBN 978-3-939586-32-6

2. aktualisierte Auflage

Anna Starks-Sture
Sonnenstraße 12, D-80331 München
www.starks-sture-verlag.de

Druck: EuroPB, Pribram

Für alle Menschen, die sich wegen einer psychischen Krankheit „anders" fühlen. Ich glaube für dich daran, dass auch du irgendwann einmal deinen Platz in dir und deinem Leben finden wirst!

Und mit „du" meine ich alle Menschen. Auch wenn in diesem Buch wegen der einfacheren Lesbarkeit an einigen Stellen nur die männliche Form genannt wird, so sind damit selbstverständlich immer alle Geschlechter gemeint.

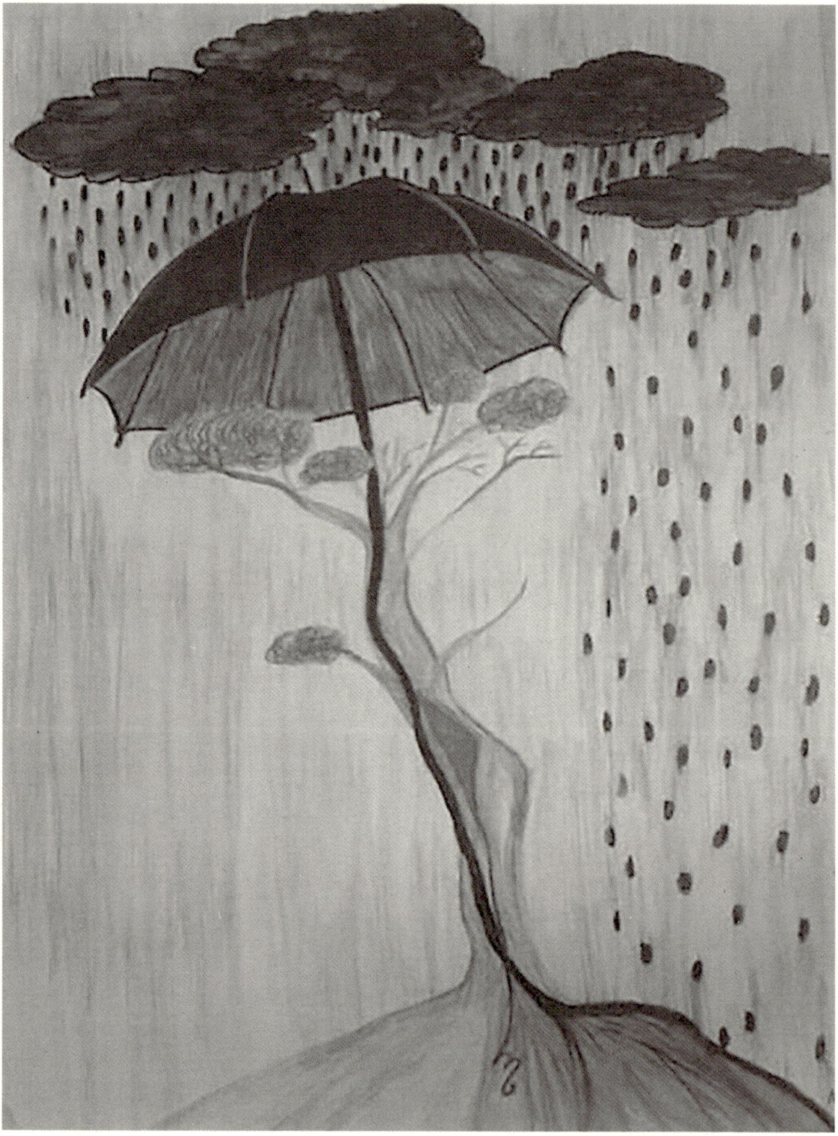

Ein schützender Schirm aus meinen Erfahrungen

*Regen ist per se nicht schlecht. Bäume brauchen Regen.
Nur so können sie wachsen.*

*Es gibt sehr starken und langanhaltenden Regen, den schwache Bäume nicht aushalten. Mit Sturmregen können solche Pflanzen ebenfalls nicht umgehen, dafür sind sie nicht standhaft genug.
Sie zerbrechen daran. Vor allem junge Bäumchen sind einem starken Regen nicht gewachsen. Sie brauchen mehr Schutz als große ältere und stärkere Bäume.*

In meinem Leben gab es durchaus Regen, an dem ich gewachsen bin. Hier und da ein Konflikt oder eine Hürde, die mich gefordert hat. Jedoch gab es auch Stürme, die mir als junger Baum schwer zu schaffen machten. Ich konnte deshalb nicht richtig wachsen, mich nicht ideal entfalten, wuchs etwas krumm und schief.

Wie jeder Baum, konnte ich nicht selbst entscheiden, an welcher Stelle ich mich verwurzle. Ich konnte den Standort nicht ändern, an dem sich meine jungen Triebe mit dem Boden verbunden hatten. Dort, wo ich verwurzelt bin, kommt es immer mal wieder zu Stürmen, die mich aus dem Gleichgewicht bringen.

Ich wünschte mir, dass sich aus dem Regen ein schützender Schirm entwickelt, aus den Erfahrungen, an denen ich gewachsen bin und die ich teilweise stark verinnerlicht habe. Dieser Schirm wird die starken Unwetter nicht komplett an mir abprallen lassen, jedoch kann er die Härte des Sturmes ein wenig abschwächen.

*So, dass ich mich entfalten kann, dass meine Wurzeln tiefer in die Erde eindringen können, um das Abbrechen kleiner Zweige zu verhindern.
Damit neue Blätter und auch Früchte wachsen können.
Dank des schützenden Schirms aus meinen Erfahrungen.*

Inhalt

Vorwort

Als ich die Autorin des vorliegenden Buches das erste Mal in meiner Praxis traf, kam ich gehörig ins Schwitzen. Sie stellte ungewöhnliche Fragen, konnte beharrlich nachbohren, gab sich nicht mit einfachen Antworten zufrieden. Sie wollte wissen, warum ich dieses oder jenes so sagte und warum ich hier und da gelacht hatte. Am Ende fragte sie mich, wie lange ich schon Psychiater bin, da sie mit mir schließlich über sehr persönliche Dinge redet.

Etwas ungemütlich wurde mir dabei. Schon bei der ersten Begegnung mit Nora Fieling war ich gezwungen, über meine Art des Redens, über das, was ich bei ihr auslöste, nachzudenken. Sehr schnell sprach sie Aspekte der Beziehungsebene an. Es ging nicht nur um Informationen, die ich ihr vermitteln sollte. Es ging darum, warum ich gerade ihr diese Informationen vermittelte. Sie wollte offenbar, dass ich darüber nachdenke, was von dem, das gesagt werden konnte, ihr persönlich, in ihrer aktuellen Lage, jetzt helfen könnte. Keine Allgemeinplätze, keine Phrasen, kein seichtes „Lass uns mal darüber reden" würde sie zufrieden stellen, ahnte ich. Ja, das ist anspruchsvoll, aber ihr gutes Recht. Und übrigens genau die Haltung, mit der wir in ein ernsthaftes Gespräch eintauchen können, mit der wir uns selbst besser kennenlernen und ein tieferes Verständnis von uns bekommen. Ich war berührt und begeistert zugleich. Da ist eine junge Frau, die ein eigenes Verständnis von den Dingen in ihrem Inneren entwickeln will, eine Antwort auf die scheinbar einfache Frage „Warum bin ich so?" finden. Diese Haltung entdeckte ich auch in den folgenden Begegnungen mit ihr – und dieser Haltung begegnen Sie, lieber Leser, auch in diesem Buch.

In dem vorliegenden Titel führt uns die Autorin durch das Dickicht der Depression. Vom Verständnis des inneren Erlebens über den Zugang zu diesem. Sie gibt außerdem praktische Hinweise, wohin Betroffene sich wenden können, wenn sie in Not sind. Nora Fieling macht Mut und erläutert anschaulich wie jede/jeder seinen eigenen Weg finden kann. Immer wirkt sie dabei aufgrund ihrer eigenen Erfahrungen sehr authentisch, nie belehrend.

Das Buch ist für jeden Leser, der seinen eigenen Weg noch beschreiten muss, aber auch für diejenigen, die schon ein gutes Stück gegangen sind, aber nochmal etwas nachlesen möchten. Nicht zuletzt für Menschen, die neugierig auf die persönlichen Erfahrungen und Hinweise von Frau Fieling sind.

Ich wünsche allen Lesern viel Mut bei der Bewältigung ihrer Krise.

Möge das Buch Ihnen helfen.

Gerhard Peters
Facharzt für Psychiatrie
und Psychotherapie

Die Diagnose – Erleichterung in der Schwere

Schon früh hatte ich das Gefühl, dass ich anders war als die anderen Kinder in meinem Alter. Mit Gedanken über den Sinn des Lebens, der Neigung mich selbst zu verletzen und dem Wunsch, unheilbar krank oder gar tot zu sein, fühlte ich mich mit meinen damals sieben Jahren unnormal. Dass ich unter einer anerkannten Krankheit litt, das wurde mir erst sehr viel später bewusst.
Ich las als Jugendliche sehr viel mit dem Ziel, ein Buch zu finden, das zu meinem Leben passt. In der Stadtbibliothek gab es eine Abteilung mit autobiographischen Büchern, in denen die Menschen von ihren Erfahrungen mit Sucht, sexuellem Missbrauch, Gewalt und Entführungen erzählten. Ich hoffte, mich in einer der Erzählungen wiederzuerkennen, wollte wissen, dass ich mit meinen negativen Gedanken und Gefühlen nicht alleine bin. Doch keines der Bücher passte zu meiner persönlichen Geschichte.
Daher versuchte ich es mit Ratgebern über diverse Erkrankungen. Und auch wenn die darin aufgezählten Symptome, wie Todessehnsucht, Selbsthass, Verzweiflung und selbstverletzendes Verhalten durchaus zu meinen Empfindungen passten, die aufgeführten Ursachen für die Erkrankung waren bei mir nicht gegeben. Weder wurde ich sexuell missbraucht noch vergewaltigt. Ich wurde nicht entführt, wuchs nicht in einem Kriegsgebiet auf und musste keinen Hunger oder Durst leiden. Im Gegenteil: ich besaß eigene Kleidung und Spielsachen, ich war körperlich gesund und hatte Eltern, die mit meinen Geschwistern und mir jedes Jahr in den Urlaub fuhren. Warum grübelte ich also über den Sinn des Lebens und wünschte mir, unheilbar krank zu sein? Aus welchem Grund weinte ich mich nachts in den Schlaf und sehnte mich nach dem Tod? Weshalb spürte ich eine Erleichterung, wenn ich mir

Wunden blutig kratzte oder mir die Knochen grün und blau schlug? Wovon fühlte ich mich überfordert? Was fehlte mir im Leben? Warum nur fühlte ich mich so falsch und fremd auf dieser Welt? Wonach hatte ich Sehnsucht? Und weshalb schluckte ich mit 12 Jahren Schlaftabletten? - Ich hatte doch alles.

Als ich 18 Jahre alt war, bekam unsere Familie einen Internetzugang. Anstatt dort nach Gleichgesinnten und einem Weg aus meinem selbstverletzenden Verhalten und meiner Todessehnsucht zu suchen, meldete ich mich in diversen Suizidforen an. Ich suchte einen Weg. Einen Weg, mich schnell, schmerzfrei und sicher umzubringen.
Zum Glück fand ich nicht nur diverse Anleitungen mir das Leben zu nehmen, sondern auch einen Gesprächspartner, Lars. Er schien mich in meinen Gefühlen und Gedanken zu verstehen. Ich war also doch nicht allein mit meiner Art zu sein. Es folgte ein intensiver Mail-Austausch über mehrere Wochen hinweg, in dem Lars versuchte, mich immer wieder zu ermutigen, ärztliche Hilfe in Anspruch zu nehmen. Doch zu diesem Zeitpunkt hielt ich mich nicht für krank. Was hätte ich dem Arzt schon sagen sollen?
Ein weiteres Jahr verging bis meine Hausärztin bei einem Routinebesuch eine blutige Mullbinde und die vielen Narben an meinem Arm entdeckte. Ob ich das gewesen sei, fragte sie mich, woraufhin ich nur verlegen nickte. Meine damalige Hausärztin war eine sehr freundliche und schon etwas ältere Frau. Sie wollte wissen, ob ich mit ihr über meine Probleme reden möchte. Mit Tränen in den Augen schüttelte ich nur mit dem Kopf. Ich schämte mich. Ich schämte mich meiner blutverschmierten Arme. Anstatt mit mir zu schimpfen, blickte sie mich mitfühlend an, was mich noch mehr verunsicherte.
Diese Frau, die mich seit meiner Geburt kannte, sah nicht mehr das fröhliche Mädchen in mir, das in einem geordneten sozialen Umfeld lebte, sondern ein Mädchen, das in einer ernsten Krise steckte.
Sie machte deutlich klar, dass ich schwerwiegende Probleme hatte, die ich nicht alleine bewältigen könne und überwies mich zu einer Psychiaterin.

Obwohl ich erleichtert war, dass ich wohl doch nicht unnormal, sondern krank war, hatte ich ein mulmiges Gefühl als ich einige Zeit später einen Termin bei einer Psychiaterin vereinbarte.
Nach einer kurzen körperlichen Untersuchung zog sie mir ohne Vorwarnung die Ärmel meines Pullis hoch und blickte auf meine frischen Narben. Ob ich einer satanischen Sekte angehöre, fragte sie mich. Ungläubig und belustigt sah ich sie an, immerhin kannte sie mich und meine Familie oberflächlich und wusste, dass wir der katholischen Gemeinde angehören. Ihre Frage begründete sie damit, dass ich schwarze Kleidung trug. Dies fand ich beschämend und die Ärztin seitdem unsympathisch.
Sie überwies mich anschließend zu einem Therapeuten. Innerhalb von zwei Wochen bekam ich einen Termin für ein Erstgespräch und zum ersten Mal einen Namen für mein Leiden. Auf der Überweisung zu dem Verhaltenstherapeuten stand: "Emotional-instabile Persönlichkeitsstörung Typ Borderline" und „Depressive Episode".
Dass ich in den Augen der Ärztin krank war und diese Erkrankung nicht nur anerkannt, sondern auch weit verbreitet ist, war damals schwer anzunehmen und befreiend zugleich.
Es war eine Erleichterung, endlich meinem Zustand, meinen Empfindungen mit einem offiziellen Begriff einen Namen zu geben. Dies bedeutete aber nicht, dass ich die Diagnosen auch akzeptieren konnte. Zwar wünschte ich mir als Kind eine schwere Erkrankung, dabei hatte ich jedoch an eine physische Krankheit gedacht. An eine, die man auf einem Röntgenbild sehen und, die man mit Medikamenten oder einer OP hätte heilen können. Eine, die man einfach besser versteht. Denn meine Diagnosen verstand ich zunächst überhaupt nicht. Immer noch glaubte ich, dass ich doch alles hätte und meine familiären und privaten Umstände keine ursächliche Erklärung für eine solche Krankheit bieten würden. Ich war mir sicher, der Fehler läge allein bei mir. Das war mein Glaubenssatz.
Damals waren psychische Erkrankungen noch mehr als heute ein Tabuthema. In meiner Familie führten die Therapiebesuche zu Konflikten und angespannten Situationen. Mir wurde Hilfe angeboten, doch

niemand verstand mich. Wie auch, ich verstand mich ja selbst nicht. All das trug dazu bei, dass ich die Diagnosen nicht akzeptieren und annehmen konnte. Ich konnte ***mich*** nicht akzeptieren und annehmen. Doch ich wollte und musste weiterleben. Auch wegen eines Versprechens, das ich meiner Oma als Jugendliche am Grab einer 18-jährigen Bekannten gegeben hatte. Die junge Frau aus unserer Kirchengemeinde starb durch Suizid. Die verzweifelte Trauer, das laute Schluchzen ihrer Eltern erschütterten mich zutiefst. Wie würde meine Familie in solch einer Situation reagieren? Ich wusste keine Antwort darauf, aber ich wollte das Versprechen, das ich meiner Oma gegeben hatte, auf keinen Fall brechen. Ich musste einen Weg finden, um mit mir und meinem Leben zurechtzukommen.

Die folgenden 13 Jahre nach der offiziellen Diagnose „Depression" waren geprägt von einem Psychiatrieaufenthalt, mehreren Aufenthalten in einer Tagesklinik, Besuchen in einer Selbsthilfegruppe und ambulanten Therapien bei sehr kompetenten Fachärzten bzw. Psychotherapeuten.

Und so lernte ich mit der Zeit, dass all meine Gefühle richtig sind und vor allem, dass es keine falschen Emotionen gibt. Dass ich alle meine Gefühle haben darf. Ich hinterfragte mein Leben und mich selbst. Und endlich begann der Prozess, in dem ich die Gründe und Zusammenhänge erkannte und verstand.

Für eine Depression muss es nicht zwangsweise diese eine Ursache geben. Oft spielen mehrere Faktoren eine Rolle bei der Entstehung solch einer Störung. So wie bei mir. In einem Tagesklinikaufenthalt wurde ich das erste Mal gefragt, wie ich mich in der Grundschule und auf der weiterführenden Schule gefühlt hatte. Man fragte mich nach der Beziehung zu meinen Eltern und wie unser Familienleben aussah. Ebenfalls Thema dieser Unterhaltungen waren meine pränatalen Umstände und meine Vertrauenspersonen außerhalb der Familie.

Meine Eltern hatten schon während der Schwangerschaft große Konflikte mit meinen Großeltern, weil ich ein ungeplantes und uneheliches Kind war. Diese pränatalen Erfahrungen können durchaus Einfluss auf die Entwicklung der Widerstandsfähigkeit eines Menschen haben.

Meine Kindheit war geprägt von emotionaler Vernachlässigung, viel Streit, physischer und psychischer Gewalt.
Psychische Gewalt oder auch emotionaler Missbrauch ist ein sehr dehnbarer Begriff. Fachärzte reden in meinem Fall von Parentifizierung, der Umkehr der sozialen Rollen zwischen Eltern und ihrem Kind. Diesen Begriff kann ich besser annehmen. Seit dem Grundschulalter wurde ich mit den Sorgen, Problemen und Krisen von Erwachsenen belastet. Streit zwischen meinen Eltern, ernstere Erkrankungen von Familienmitgliedern und mehrere geäußerte Suizidgedanken mir nahestehender familiärer Bezugspersonen verursachten in mir enorme Verlustängste. Meine ältere Schwester brach ab meinem 13. Lebensjahr den Kontakt zu unseren Eltern schleichend ab, was mich damals sehr verwirrte, weil ich die Gründe für den Kontaktabbruch noch nicht verstehen konnte. Hinzu kamen Hänseleien in der Grundschule und Mobbingprobleme auf dem Gymnasium.
Eine Freundin der Familie sagte häufig zu mir, dass ich auf meine Mutter aufpassen solle. Sie nannte mich den Robin Hood der Familie. Anfangs fand ich das toll – ich mochte die Freundin meiner Mutter, fühlte mich von ihr wertgeschätzt, hatte eine Aufgabe und konnte für jemanden da sein. Mein Leben bekam für mich dadurch einen Sinn. Über die Jahre hinweg wurden diese Aussage und die Aufgabe des Robin Hood für mich jedoch zu einer immer schwerer werdenden Last. Ich war emotional völlig überfordert. Ich fühlte mich sehr oft von meinen Eltern nicht richtig angenommen, geschweige denn geliebt. Es gab so viele Herausforderungen für die Familie, da war kein Platz für mich und meine Probleme. Wenn ich weinte, hieß es, ich solle nicht so sensibel sein. Ich fühlte mich falsch und fremd in meiner eigenen Familie. Lange Zeit dachte ich sogar, ich sei adoptiert worden. Wie sonst konnte es sein, dass ich so grundsätzlich anders war als meine Eltern und Geschwister. Dass ich irgendwann meine Geburtsurkunde fand, die eine Adoption ausschloss, bestätigte mich dann endgültig in meiner Vermutung, unnormal zu sein.
Wenigstens in meiner Oma fand ich eine vertrauensvolle Bezugsperson, bei der ich mich geborgen und sicher fühlte.

Und natürlich war nicht alles schwarz in meiner Kindheit und Jugend. Es gab auch gute Zeiten. Meine Eltern sind keine Monster, die mir absichtlich schaden wollen, das weiß ich. Sie haben es gut mit mir gemeint, nur vielleicht waren sie einfach zu oft überfordert mit ihrem eigenen Leben, haben selbst schlechte Erfahrungen gemacht.

Ich möchte meinen Eltern nicht die komplette Schuld für meine Erkrankung geben, doch es hilft zu wissen, dass die Umstände, unter denen ich aufgewachsen bin, unter anderem Auslöser für meine Depression waren. Dabei ist mir wichtig zu betonen, dass es mir nicht um Schuldzuweisungen geht, sondern um Verantwortungsübernahme und darum, mich und die Ursachen meiner Erkrankung zu verstehen.

Weitere Ursachen sind meine Emotionalität und meine Sensibilität, die zwar keine pathologischen, also krankhaften, Faktoren darstellen, mich aber anfälliger für psychische Erkrankungen machen.

Und so fügten sich durch meine Therapien immer mehr Puzzleteile zusammen, die mich erkennen und verstehen ließen, dass weder ich noch meine Gefühle falsch sind.

Meine Veranlagung zu intensiven Gefühlen, die schwierigen Umstände und traumatischen Erlebnisse in der Kindheit und später als junge Erwachsene, führten dazu, dass ich immer wieder in Depressionen und Angstzustände verfiel.

Aufgrund dieser Erkenntnisse konnte ich meine destruktiven Verhaltensweisen ändern. Anstatt mich selbst zu verletzen, lernte ich, Selbstfürsorge zu betreiben, auf mich und meine Grenzen zu achten und „Nein" zu sagen, wenn mir etwas zu weit geht. Ich erarbeitete Skills (Fertigkeiten), um mit meiner Anspannung und dem Druck gesund umzugehen. Noch kann ich nicht behaupten, dass ich alles hundertprozentig richtig mache, doch Genesung ist ein Prozess, der vielleicht nie endet.

Ich bin nicht völlig gesund. Aber ich bin auch nicht immer krank. Ich weiß, dass meine Erkrankung nicht heilbar ist und doch kann ich genesen. Um vollends geheilt zu sein, müssten die Ursachen behoben werden, doch die Vergangenheit kann man nicht ändern und meine traumatischen Erfahrungen nicht löschen.

Mit phasenweisen akuten Schüben bin ich in meinem Leben eingeschränkt. Ähnlich wie ein Asthmatiker – oft bekommt er gut Luft, kann tief ein- und vor allem ausatmen. Doch er weiß, dass es unwahrscheinlich ist, einen 5-Stunden-Marathon zu laufen und, dass ungünstige Umstände, wie schlechte Luft oder ätherische Öle einen Asthma-Anfall auslösen können. So habe auch ich darauf zu achten, dass ich mich nicht permanent überfordere oder ungesunden Beziehungen aussetze.
Zwar bin ich diejenige, die krank ist, doch ich habe inzwischen die Ursachen dafür erkannt und vor allem verstanden, dass ich nicht diejenige bin, die schuld daran ist. Ich war kranken Beziehungen ausgeliefert, welche die Depression ausgelöst haben. Ich habe auf kranke Umstände intensiv reagiert, was ich im Nachhinein nachvollziehbar, wenn nicht sogar „normal" finde.
Diese Denkweise hilft mir, mich und meine Depression besser verstehen und dadurch akzeptieren zu können.

Mittlerweile bin ich 37 Jahre alt. Ich befinde mich in einer stabilen und liebevollen Partnerschaft. Ich engagiere mich ehren- wie hauptamtlich in der Betroffenenberatung. Unter anderem als Peer-Beraterin und Seminar-/Workshop-Trainerin für die Organisation „Seelische Erste Hilfe Leisten". Inzwischen weiß ich, dass ich richtig bin, dass der Fehler nicht in mir liegt. Manchmal habe ich immer noch leichte Krisen, in denen ich mit mir hadere, doch grundsätzlich kann ich mich annehmen und akzeptieren, so wie ich bin. Denn ich weiß, dass ich zwar diverse Diagnosen habe, doch selbst keine Diagnose bin. Die Erkrankung ist ein Teil von mir. Das bedeutet, ich muss auch diesen Teil von mir akzeptieren. Ich lerne also, mich selbst zu akzeptieren, so, wie ich bin.
Ich bin ein Mensch mit intensiven Gefühlen, mit Krisen, mit Baustellen in meinem Leben – doch ich bin auch ein Mensch mit Träumen, mit Zielen und Hoffnungen.

Was ist eigentlich eine Depression?

Wie beschreibt man einer Person, die noch nie verliebt war, ein tiefes Gefühl von Liebe? Wie erklärt man einem Menschen, der noch nie am Meer war, die faszinierende Wirkung des Meeresrauschens? Und wie vermittelt man einem von Geburt an Tauben, wie wundervoll berührend Musik sein kann?

In meinem Freundeskreis gibt es einen jungen Mann, der seit seiner Geburt taub ist. Er erklärte mir einmal, wie sein Wecker oder seine Türklingel funktionieren: Anstelle des Läutens an der Tür gibt es ein Lichtsignal in der ganzen Wohnung und sein Wecker hat kein nerviges Piepsen, sondern vibriert. Der Wecker ist über eine Platte mit der Matratze verbunden, sodass die Vibration im Bett wahrgenommen werden kann. Wie sich aber die Stille für ihn anfühlt, das kann er mir nicht verdeutlichen. Ich kann es nicht nachvollziehen, nicht verstehen, mich nicht in sein Erleben von Stille hineinversetzen.

Genauso verhält es sich mit der Beschreibung und dem Verstehen einer Depression.

Mit sämtlichen Worten habe ich versucht, meinem Umfeld den Zustand einer Depression zu beschreiben. Doch nur diejenigen, die depressive Phasen, verzweifelte Krisen und zerreißende Hoffnungslosigkeit aus eigener Erfahrung kannten, konnten sowohl meine Worte als auch mein Schweigen in Bezug auf das Thema Depression nachempfinden.

Mit der Zeit durfte ich jedoch vereinzelt die Erfahrung machen, dass man mich und meine Erkrankung nicht zwangsweise nachempfinden muss, um verständnisvoll und mitfühlend zu reagieren. Es gibt einige wenige Menschen in meinem Umfeld, allen voran mein Partner, die nie eine depressive Krise durchmachen mussten – dennoch haben sie mich zu jeder Zeit wertschätzend, verständnisvoll und respektvoll behandelt.

Es bedarf nicht der eigenen Erfahrung, um eine Depression zu verstehen. Das Wissen über Fakten beugt Vorurteilen und Verständnislosigkeit vor.

Daher werde ich nicht müde, über Depressionen und ihre vielfältigen Gesichter aufzuklären. Denn auch, wenn sich die Symptome ähneln, so ist doch jede Depression individuell, wie der Betroffene selbst.

Fakten & Symptome

Das Wort „Depression" kommt aus dem lateinischen und bedeutet „Niedergeschlagenheit" oder „Niederdrückung". Der Psychiater und Gründer des Max-Planck-Instituts für Psychiatrie, Emil Kraepelin, prägte den Begriff Anfang des 20. Jahrhunderts. In medizinischen Kreisen trat er dafür ein, dass die Störung als Krankheit anerkannt wird. Doch bis heute stellt diese Erkrankung ein großes Tabu-Thema dar. Weil eine Depression schwer zu erklären und somit auch schwer zu verstehen ist, wirkt sie nicht nur auf Angehörige, sondern auch auf Betroffene beängstigend. Hinzu kommt, dass eine depressive Phase für Außenstehende leicht mit einer schlechten Laune verwechselt werden kann, was zusätzlich für Verwirrung sorgt.

Nun, jeder Mensch ist mal niedergeschlagen, energielos, traurig oder verzweifelt. Jeder hat mal eine schlechte Phase, hinterfragt die eigene Identität oder den Sinn des Lebens. Schlechte Laune, Trauerreaktionen oder Unlust sind aber nicht gleichzusetzen mit einer depressiven Phase. Vor allem hat eine Depression nichts mit Faulheit oder einem fehlenden Willen zu tun.

Wie grenzt man nun eine schwierige Phase von einer ernsthaften depressiven Erkrankung ab? Da die Übergänge so fließend sind, wurden Kriterien erarbeitet, um behandlungsbedürftige Störungen zu identifizieren. Diese findet man im aktuellen ICD 11 (International Statistical

Classification of Diseases and Related Health Problems), dem weltweit anerkannten und wichtigsten Klassifikationssystem für medizinische Diagnosen. In diesem sind nicht nur die Kriterien für psychische Erkrankungen, sondern auch jene für physische Erkrankungen festgelegt. Wenn man zum Beispiel beim Arzt eine Arbeitsunfähigkeitsbescheinigung erhält, ist darauf ein Code aus einem Buchstaben und einer Zahl zu finden – das ist die Verschlüsselung der Diagnose.
Die 11 bei dem ICD steht für die Auflage. Seit 2011 überarbeiten u.a. die Deutsche Gesellschaft für Psychiatrie und Psychotherapie, Psychosomatik und Nervenheilkunde (DGPPN) die Richtlinien zur Diagnostik von Depressionen regelmäßig. Das ICD 11 wurde im Mai 2019 von der WHA72 verabschiedet und trat am 01. Januar 2022 in Kraft.

Laut dieser Richtlinien wird zwischen drei Haupt- und sieben Zusatzsymptomen unterschieden. Gedrückte Stimmung, Interessenverlust und Antriebsmangel sind beispielsweise Hauptsymptome, wobei Konzentrationsmangel, Schlafstörungen und Suizidgedanken zu den Zusatzsymptomen gehören.
Nachfolgend ist eine Auflistung aller Symptome zu finden.

Hauptsymptome:
- *Gedrückte, depressive Stimmung:* Betroffene sind in ihrer Stimmung eingeengt. Sie sind mit Gefühllosigkeit und permanenter innerer Leere konfrontiert.
- *Interessenverlust und Freudlosigkeit:* In depressiven Phasen spüren Betroffene weder Freude noch Trauer.
- *Antriebsmangel und erhöhte Ermüdbarkeit:* In schweren depressiven Phasen sind Betroffene nicht in der Lage einfachste Tätigkeiten zu erledigen. Häufig kann der Körperpflege oder dem Haushalt nicht mehr nachgekommen werden. Die eingeschränkte Aktivität spiegelt sich auch im Gesicht der Betroffenen wider – sie wirken versteinert und kraftlos.

Zusatzsymptome:

- *Konzentrationsmangel und Aufmerksamkeitsstörungen:* Einem Vortrag zu folgen, einen Film zu sehen oder den Inhalt eines Zeitungsartikels zu erfassen ist für Betroffene, die sich in einer depressiven Phase befinden, nicht möglich.
- Mangelndes Selbstwertgefühl und Selbstvertrauen: Betroffene fühlen sich oft minderwertig und nutzlos. Sie sind sehr unsicher und trauen sich nichts zu.
- *Schuldgefühle:* Egal ob ein Streit mit der Freundin oder der Konflikt mit der Kollegin oder die Auseinandersetzung mit einem erzürnten Verkäufer – an Depressionen erkrankte Menschen glauben, an allen Streitigkeiten schuld zu sein.
- *Negative und pessimistische Zukunftsperspektiven:* Hoffnungslosigkeit und die Angst – ob realistisch oder unangemessen – vor der privaten und beruflichen Zukunft stellen für Betroffene eine außergewöhnliche Belastung dar.
- *Suizidgedanken oder -handlungen:* Das Gefühl von Sinnlosigkeit des Lebens, die negativen Zukunftsperspektiven und die Einsamkeit sind nur einige Gründe, weshalb Menschen Suizid als letzten Ausweg sehen.
- *Schlafstörungen:* Betroffene können nicht einschlafen, nicht durchschlafen oder sie wachen unausgeschlafen auf. Der Schlaf ist unruhig, teilweise überhaupt nicht möglich.
- *Appetitveränderungen:* Bei vielen Menschen, die unter Depressionen leiden, ändert sich das Hungergefühl – manche verspüren überhaupt keinen Appetit mehr und nehmen stark ab. Andere essen deutlich mehr, woraus eine Gewichtszunahme resultiert.

Sobald mindestens zwei Hauptsymptome und zwei Zusatzsymptome länger als zwei Wochen bestehen, liegt der Verdacht auf eine Depression nahe. Hierbei wird zusätzlich zwischen einer leichten, einer mittelgradigen und einer schweren Depression unterschieden.
Bei einer leichten Depression liegen zwei Haupt- und zwei Zusatzsymptome vor. Der Betroffene ist belastet, kann seinen Alltag und seine

beruflichen Pflichten jedoch meist noch erfüllen.
Während einer mittelgradigen Depression müssen zwei Haupt- und drei bis vier Zusatzsymptome vorliegen. Der Betroffene ist stark eingeschränkt und den Anforderungen im beruflichen wie im privaten Leben nicht mehr gewachsen. Häufig erfolgt ein sozialer Rückzug.
Menschen, die sich in einer schweren depressiven Episode befinden, sind nicht mehr in der Lage, sich selbst zu versorgen. Einfache alltägliche Verrichtungen, wie das Aufstehen, die Körperpflege, Ernährung und die Pflege der sozialen Kontakte bereiten Betroffenen schwere Probleme oder können überhaupt nicht mehr bewältigt werden. Bei der schweren depressiven Phase liegen mindestens drei Haupt- und vier Zusatzsymptome vor.
Die genannten Symptome sind nur ein Teil dessen, was Depressive verspüren können. Viele Betroffene haben große Ängste, z.B. vor dem Alleinsein oder können keine anderen Menschen in ihrer Nähe ertragen, sie reagieren stark sensibel auf Geräusche und Gerüche. Bei einigen Depressiven nimmt die Libido ab, sodass das Interesse an Intimitäten mit dem Partner verloren geht. Neben den zahlreichen Symptomen, die das Gefühlsleben von Depressiven betreffen, können außerdem noch körperliche Begleiterscheinungen, wie z.B. Kopf- oder Magenschmerzen hinzukommen.
Die Depression ist also eine Krankheit mit psychischen und physischen Symptomen, die den gesamten Alltag und das ganze Leben der Betroffenen beeinflussen.
An einer Depression zu leiden bedeutet jedoch nicht zwangsläufig permanent mit den dargestellten Symptomen konfrontiert zu sein. Zwischen den depressiven Phasen kann es auch symptomfreie Momente oder sogar Tage und auch Jahre geben.
Ein Betroffener, der viel lacht, sorglos und heiter erscheint, muss aber nicht unbedingt das Glück haben, sich gerade in einer symptomfreien Phase zu befinden. Viele verstecken aus Angst und Scham ihre depressive Symptomatik hinter einer heiteren Maske. Fachleute sprechen dann von einer „lachenden Depression". Die Personen wirken fröhlich und gelassen, wodurch ihr Umfeld die Erkrankung nicht erkennen kann.

Wieso, weshalb, warum? Ursachen einer Depression

So unterschiedlich die Symptome sind, so stark variieren auch die Ursachen. In den meisten Fällen sind diese multifaktoriell, d.h. es wirken mehrere Faktoren zusammen, die zu einer Depression führen. Hierbei bilden genetische Veranlagungen, neurobiologische Störungen sowie psychosoziale Faktoren die Grundlage für die Entstehung der Erkrankung.

Genetik – Die vererbte Depression?

Eine Depression tritt gehäuft familiär auf. Das heißt, wenn ein oder beide Elternteile an einer Depression leiden, ist die Wahrscheinlichkeit höher, dass auch das Kind daran erkrankt. Auch wenn bei Betroffenen mittlerweile genetische Veränderungen (z.B. bestimmter Enzyme) nachgewiesen werden können, so wäre es doch zu leichtfertig gesagt, dass die Depression wie eine Erbkrankheit an das Kind weitergegeben wird. Lediglich die Vulnerabilität, also unsere Verletzlichkeit bzw. die Anfälligkeit, an einer Depression zu erkranken, ist höher, wenn die Familie vorbelastet ist. Aufgrund der multifaktoriellen Ursachen für die Entstehung von Depressionen stellt die Anfälligkeit nur einen Aspekt dar. Weitere Faktoren, wie z.B. traumatische Erlebnisse, Mobbing, schwierige Verlusterfahrungen oder auch erlernte ungünstige Coping-Mechanismen (Bewältigungsstrategien), Prägungen und Erziehungsgrundsätze begünstigen die Entstehung einer depressiven Erkrankung.

Serotonin – Ist ein chemisches Ungleichgewicht schuld?

Es gibt zahlreiche Bücher von Psychologen und Psychiatern, in denen ein chemisches Ungleichgewicht als Ursache für Depressionen angegeben wird. In ihrem Buch „Depression – Was man darüber wissen sollte und was man dagegen tun kann" schreiben die beiden Wissenschaftler H. Greist und James W. Jefferson: „Es gibt Hinweise dafür, dass bei der Depression ein Ungleichgewicht oder eine „Dysregulation" von bestimmten Neurotransmittern wie zum Beispiel Serotonin oder Noradreanlin beteiligt ist und dass antidepressive Medikamente diesen abnormen Zustand wieder regulieren und ins Gleichgewicht bringen."

Gegner dieser sogenannten „Serotonin-Hypothese" behaupten, dass diese Aussage eine Lüge der Pharmazie-Industrie sei, um den Verkauf von Psychopharmaka zu steuern. Diese Meinung vertritt auch die US-amerikanische Psychiaterin Kelly Brogan, welche gegenüber dem Verband Freier Psychotherapeuten, Heilpraktiker für Psychotherapie und Psychologischer Berater e.V. Folgendes äußerte: „Man hat uns Märchen über die Depression aufgetischt – dass sie wahrscheinlich genetisch bedingt ist und nur aufgrund von chemischen Ungleichgewichten im Gehirn auftritt."

Was ist nun dran an diesen Aussagen? Kann die Bio-Chemie im Gehirn verantwortlich für Depressionen sein? Gibt es Unterschiede im Haushalt der Neurotransmitter bei gesunden Menschen und depressiv Erkrankten?

Um diesen Fragen näher und wissenschaftlich fundiert auf den Grund zu gehen, interviewte ich die Fachärztin für Psychiatrie, Psychotherapie und Psychosomatik, Frau Dr. Iris Hauth. Sie ist Chefärztin im St. Joseph-Krankenhaus Berlin und seit 2004 im Vorstand der Deutschen Gesellschaft für Psychiatrie und Psychotherapie, Psychosomatik und Neurologie (DGPPN) aktiv.

Frau Dr. Hauth, was ist der aktuelle Stand der Forschung? Was sind die Auslöser für die Entstehung von Depressionen?

Dr. Iris Hauth: *Für das Entstehen einer Depression wird das Zusammenwirken mehrerer Faktoren verantwortlich gemacht. Eine genetische Veranlagung, neurobiologische Funktionsstörungen sowie Entwicklungs- und Persönlichkeitsfaktoren und Auslöser in der aktuellen Lebenssituation* *wirken bei den Betroffenen sehr individuell zusammen.*

Eine erbliche Vorbelastung trägt nach heutigem wissenschaftlichen Erkenntnisstand zur Entstehung einer Depression wesentlich bei. Studien mit betroffenen Familien haben gezeigt, dass sich das Erkrankungsrisiko für die nächsten Verwandten eines von einer depressiven Störung Betroffenen erhöht. Sind Verwandte ersten Grades betroffen, liegt die Gefahr, selbst eine Depression zu entwickeln, bei etwa 15 Prozent, bei eineiigen Zwillingen steigert sich das Risiko, dass beide an einer Depression erkranken, auf mindestens 50 Prozent. Diese Familienstudien, aber auch neuere Untersuchungen aus dem Fachgebiet der Genetik belegen, dass eine Art von Erblichkeit vorhanden sein muss. Allerdings gibt es nicht das eine für die Depression verantwortliche Gen, sondern eine Vielzahl an Genorten sind identifiziert worden.

Die erbliche Vorbelastung allein reicht aber nicht aus, um eine Depression auszulösen. Erst, wenn andere Faktoren wie z.B. frühkindlich einschneidende Erlebnisse, das Aufwachsen unter widrigen Bedingungen, aber auch aktuell belastende Ereignisse wie eine Trennung, eine berufliche Krise, Gewalterfahrung oder chronischer Stress hinzukommen, kann es zu einer Depression kommen.

Es heißt, es gibt einen Mangel an Serotonin und Noradrenalin bei depressiv Erkrankten? Dies wird ja seitens der Pharma-Gegner stark diskutiert, angeblich sei es eine „Pharma-Lüge".

Dr. Iris Hauth: *Zahlreiche wissenschaftliche Untersuchungen deuten darauf hin, dass Depressionen durch typische Veränderungen von Botenstoffen im Gehirn gekennzeichnet sind. Dabei scheinen bestimmte Botenstoffe, sogenannte Neurotransmitter, wie Serotonin und Noradrenalin, aus dem Gleichgewicht geraten zu sein. Depressive Patienten weisen im Vergleich zu Gesunden oft eine erniedrigte Konzentration von Serotonin und Noradrenalin auf. Dieses Modell wird durch den Wirkmechanismus einer bestimmten Medikamentengruppe, der sogenannten Antidepressiva gestützt. Diese Wirkstoffe sorgen für eine Erhöhung der Konzentration der Botenstoffe im synaptischen Spalt zwischen den Zellen des Gehirns. Beispielsweise sorgen*

Serotoninwiederaufnahmehemmer für eine erhöhte Konzentration des Serotonins und helfen auf diese Weise, die Symptome einer Depression zu mindern. Ihre Wirkung ist bei schweren Symptomen deutlich nachgewiesen, bei mittelschweren und leichteren Symptomen sind sie allerdings weniger wirksam. Vermutlich gibt es individuelle Unterschiede in der Ausprägung der Neurotransmitterstörung.
Wichtig ist mir, hier zu betonen, dass Antidepressiva keine Beruhigungsmittel sind, nicht ruhig stellen oder die Persönlichkeit verändern. Sie setzen sehr gezielt im Bereich der Botenstoffe an, um deren Konzentration wieder in Balance zu bringen.
Der Autor und Kabarettist Tobi Katze, der selbst an einer schweren Depression erkrankt war, hat das einmal sehr schön gesagt: „Die Depression hat meine Persönlichkeit verändert – ich habe im Bett gelegen, hatte überhaupt keinen Elan mehr, etwas zu machen. Nicht die Psychopharmaka haben meine Persönlichkeit verändert, sondern die Depression. Das darf man nicht verwechseln."

Wie häufig kommt es vor, dass die Ursache einer Depression rein körperlich ist – entweder ein chemisches Ungleichgewicht oder eine körperliche Erkrankung, wie z.B. eine Schilddrüsenunterfunktion, der Grund ist?

Dr. Iris Hauth: *Beim ersten Auftreten einer Depression ist es nach evidenzbasierten Leitlinien immer notwendig, organische Ursachen auszuschließen. Hierzu gehören Erkrankungen des Gehirns, wie Tumore, Morbus Parkinson oder auch internistische Erkrankungen wie Erkrankungen der Schilddrüse, Störungen der Nebennierenfunktion. Routinemäßig kommen Untersuchungen des Blutes (Leber-, Nieren-, Schilddrüsenwerte) und apparative Verfahren wie z. B. Elektrokardiographie (EKG), eine Ableitung der Hirnströme (EEG) und eine Bildgebung des Gehirns durch Computertomographie oder Kernspintomographie zum Einsatz. Darüber hinaus ist es wichtig zu klären, ob bestimmte Medikamente, wie z. B. Herzkreislaufmedikamente, Blutdrucksenker, Steroidhormone (z.B. Cortison) eingenommen werden. Diese können auch als Nebenwirkung depressive Verstimmung* *verursachen. Das Gleiche gilt für Missbrauch von Alkohol und illegalen Drogen.*

Kann man anhand von Blutwerten einen Mangel von Serotonin oder Noradrenalin feststellen?

Dr. Iris Hauth: *Bisher noch nicht. Aktuelle Forschung – beispielhaft sei das Max-Planck-Institut für Psychiatrie in München genannt – ist aber dabei, im Rahmen breit angelegter Studien sogenannte Biomarker zu identifizieren. Ziel ist es, objektiv erhobene Messwerte zu erhalten, um die Diagnostik zu verbessern und vor allem auch Patienten gezielter behandeln zu können. Der Fokus der Untersuchung ist es, bestimmte Hirnprozesse besser abbilden zu können. Mithilfe des Magnetresonanztomographen erhalten die Experten Einblicke in strukturelle und funktionelle Strukturen des Gehirns. Im Blut der betroffenen Patienten wird nach molekularen Markern gesucht. Wenn es gelingt, solche biologischen Marker zu identifizieren, werden wir Patienten mit Depressionen auch individueller und personalisierter behandeln können.*

Bis dahin bleibt den Betroffenen dann nichts anderes übrig, als ein Medikament nach dem anderen auszuprobieren?

Dr. Iris Hauth: *An dieser Stelle möchte ich nachdrücklich betonen, dass die Pharmakotherapie nur ein Teil der Behandlung einer Depression ist. Diese richtet sich nach den vorrangigen Symptomen, muss ausreichend dosiert und lange genug eingesetzt werden. Ein Wechsel auf ein anderes Antidepressivum soll nach einem in den Leitlinien vorgegebenen Algorithmus durchgeführt werden. Dabei müssen auch regelmäßig die Nebenwirkungen erfragt und bei der medikamentösen Therapie berücksichtigt werden.*

Genauso wichtig wie eine sachgerecht eingesetzte Pharmakotherapie ist das Angebot einer Psychotherapie. In Deutschland stehen dazu die Verhaltenstherapie, tiefenpsychologisch fundierte Psychotherapie, systemische Verfahren, interpersonelle Psychotherapie und Gesprächstherapie zur

Verfügung und werden auch von den gesetzlichen Krankenkassen bezahlt. Wichtig bei allem ist eine vertrauensvolle Beziehung zum Facharzt oder psychologischen Psychotherapeuten, die einfühlsame Begleitung und Ermutigung der Patienten.

In Ihrer Arbeit als Psychiaterin in der Klinik haben Sie mit vielen schwer Depressiven zu tun – wie ermutigen Sie Ihre Patienten, weiter für ihr Leben zu kämpfen, wenn diese längst ihren Lebensmut verloren haben?

Dr. Iris Hauth: *Nach der Diagnostik erkläre ich zunächst ausführlich die Erkrankung. Manchmal entlastet die Patienten schon, dass ihr so leidensvoller Zustand jetzt einen Namen bekommt. Vor allem ist es wichtig, Hoffnung zu vermitteln: Hoffnung, dass diese Erkrankung behandelbar ist, sowohl mit Psychotherapie als auch, wenn notwendig und gewünscht, mit antidepressiven Medikamenten. In den psychotherapeutischen Gesprächen werden dysfunktionale depressive Gedanken, Stresssituationen des Alltags angesprochen, um gemeinsam mit dem Patienten neue Denkmuster und Lösungsmöglichkeiten herauszuarbeiten. Auch die persönlichen Ressourcen, die depressive Patienten manchmal nicht mehr sehen können, sollten gespiegelt werden, um zu ermutigen und auf diese Weise gestuft und vorsichtig wieder aktiver zu werden.*

Was raten Sie Angehörigen, wie sie ihren betroffenen Mitmenschen helfen können?

Dr. Iris Hauth: *Wenn Angehörige vorhanden sind, ist es extrem wichtig, sie regelmäßig mit in die Therapiegespräche einzubeziehen. Oft haben sie selbst eine lange Zeit der Belastung mit ihrem depressiven Angehörigen erfahren. Auch für sie ist es wichtig, die Erkrankung, ihre Ursachen und die Ansätze der Therapie zu verstehen. Ich empfehle, nicht zu sehr auf den Betroffenen einzuwirken, weder durch Aussagen wie „Er solle sich doch zusammenreißen“ noch durch zu viel gutgemeinte Fürsorge. Am besten können Angehörige durch ganz normale Angebote unterstützen, z.B. einen*

Spaziergang machen oder dem Patienten etwas anbieten, was ihm Freude machen könnte. Manchmal ist es auch wichtig, dem Angehörigen zu empfehlen, etwas für sich selbst zu tun, um ein Stück Abstand und eigenes Auftanken zu sichern.

Was gibt Ihnen selbst Kraft und Lebensfreude, wenn Sie tagtäglich mit Menschen zu tun haben, die unter Depressionen und Suizidgedanken leiden? Wie schaffen Sie es, sich von dem Leid Ihrer Patienten abzugrenzen?

Dr. Iris Hauth: *In den 36 Jahren meiner ärztlichen Tätigkeit habe ich zunehmend gelernt, zu versuchen, im Kontakt mit dem Patienten möglichst professionell und einfühlsam zu sein, aber die Arbeit nicht mit nach Hause zu nehmen. Mittlerweile – und das war nicht immer so – sichere ich mir Zeiten für mich selbst, meine Familie, den Freundeskreis, für Dinge, bei denen ich auftanken kann. Das versuche ich auch meinen Mitarbeitern, aber vor allem Patienten, zu vermitteln.*

Psychosoziale Faktoren und organische Erkrankungen als Ursache für Depressionen

Eine gestörte Familienbeziehung, emotionale und körperliche Vernachlässigung, Gewalt, Mobbing, Trennung, Todesfälle, Umzug, Jobverlust, emotionaler, physischer oder sexueller Missbrauch sind nur einige Beispiele für psychosoziale Faktoren als Ursachen für Depressionen.
Doch nicht jeder Mensch, der einen der oben genannten Faktoren erlebt hat, wird depressiv. Dies hängt zu einem großen Teil von seiner Resilienz (Widerstandsfähigkeit) ab, also davon, ob ein Mensch ein Erlebnis gut verarbeiten kann oder nicht. Viele Depressionsbetroffene sind von Grund auf sehr sensibel, sie reagieren besonders verletzbar und intensiv auf negative Erlebnisse und Erfahrungen. Diese besondere Verletzlichkeit (Vulnerabilität) verstärkt die Entstehung und Aufrechterhaltung von Depressionen.

So haben nicht alle Depressionserkrankten ein schweres traumatisches Erlebnis erfahren. Oder anders gesagt: Was für den einen ein negatives Erlebnis ist, kann für den anderen eine traumatische Erfahrung bedeuten.
Ich selbst dachte lange Zeit, dass ich eine „normale" Kindheit und Jugend hatte und es keine Erlebnisse gab, die eine Depression rechtfertigen. Ich wurde nicht Opfer einer eindeutigen Straftat, wie z.B. sexuellen Missbrauchs. Meine Erlebnisse mögen einzeln und objektiv gesehen nicht „schwer" oder „traumatisch" erscheinen. Doch Leid ist subjektiv und keineswegs messbar, noch kann man es miteinander vergleichen.
Wie bereits erwähnt, sind die Ursachen einer Depression multifaktoriell. Bei den psychosozialen Faktoren gibt es meistens verschiedene kleine Puzzleteile, die im Gesamtbild zu einer Depression führen. Das hat der User @sensi_77 auf Twitter einmal treffend auf den Punkt gebracht: „Depressionen sind ja auch irgendwie die gesammelten Knöllchen aller überfahrenen Stoppschilder der Vergangenheit."
Neben den psychosozialen Ursachen können auch organische Erkrankungen, wie eine Schilddrüsenüberfunktion, ein Schädel-Hirn-Trauma, Epilepsien, diverse Tumor- und Krebserkrankungen für die Entstehung einer Depression (mit)verantwortlich sein.
Die Abgrenzung zwischen psychosozialen und organischen Ursachen, die hier klar voneinander getrennt dargestellt werden, stellen in der Realität ein komplexes Zusammenspiel dar.
Ursachen für Depressionen sind mannigfaltig. Eine einfache Antwort auf die Frage, warum jemand an einer Depression leidet, gibt es daher nicht, genauso wenig wie die perfekte Therapie. So unterschiedlich die Ursachen sind, so vielfältig sind die Therapiemöglichkeiten.
Ebenso komplex und schwierig ist auch die Diagnostik und Therapie bei Kindern und Jugendlichen.

Depression bei Kindern und Jugendlichen

Nicht nur Erwachsene leiden an Depressionen – Kinder und Jugendliche sind ebenso davon betroffen. Auch wenn diese Tatsache für viele Nichtbetroffene schwer vorstellbar ist, zeigen die Statistiken die traurige Realität: Laut Schätzungen der Weltgesundheitsorganisation waren im Jahr 2017 ca. 4,1 Millionen Menschen in Deutschland von einer Depression betroffen. Dies entspricht 5,2 Prozent der Bevölkerung.

Die Angaben des statistischen Bundesamtes verdeutlichen die Tragweite dieser Erkrankung nochmals: Im Jahr 2015 wurden ca. 263.000 Patienten vollstationär behandelt, ca. 4.400 dieser Gesamtzahl waren Kinder und Jugendliche unter 15 Jahren. Mit etwa 2 Prozent mag dieser Anteil relativ gering wirken, jedoch haben Depressionen bei Kindern und Jugendlichen in den vergangenen Jahren sehr stark zugenommen. Im Jahr 2000 registrierte man 410 Fälle, das heißt, innerhalb von 15 Jahren verzehnfachte sich der Anteil von Kindern und Jugendlichen unter 15 Jahren mit der Diagnose Depression. Bei Patienten zwischen 15 und 24 Jahren war ebenso eine Zunahme zu verzeichnen: Im Jahr 2000 gab es rund 5.200 vollstationär behandlungsbedürftige Patienten, was sich im Vergleich zu 2015 mit ca. 34.300 Betroffenen versiebenfacht hat.

Die Stiftung Deutsche Depressionshilfe e.V. gibt an, dass depressive Störungen zu den häufigsten psychischen Erkrankungen bei Kindern und Jugendlichen gehören. Betroffen sind etwa 1 Prozent der Vorschulkinder, 2 Prozent der Kinder im Grundschulalter und 3 bis 10 Prozent der Jugendlichen zwischen 12 und 17 Jahren. Hierbei ist zu beachten, dass Forscher nicht klar sagen können, ob die Erkrankungen tatsächlich zugenommen haben oder ob die steigenden Zahlen ein Resultat einer besseren Aufklärung und Diagnostik sind.

Depressionen lassen sich bei Kindern und Jugendlichen viel schwerer feststellen als bei Erwachsenen. Zwar gelten dieselben Diagnosekriterien wie für Erwachsene, doch zeigen sich die Symptome bei Kindern und Jugendlichen in einer anderen Ausprägung.

Kleinere Kinder haben aufgrund ihres Wortschatzes oft nicht die Möglichkeit ihre Gefühle klar zu benennen.
Bei Jugendlichen besteht die Herausforderung darin, zwischen pubertären Symptomen und denen einer Depression zu unterscheiden.
Nicht jedes Betragen ist gleich kritisch zu betrachten oder zu pathologisieren. Nicht jedes Verhalten bei niedergeschlagenen oder bedrückten Jugendlichen deutet zwangsläufig auf eine Depression hin. Manche Verhaltensweisen sind in schwächerer Ausprägung lediglich Charaktereigenschaften. Bei Jugendlichen gehören einige Symptome, die auch typisch für eine Depression sein können, zu einer völlig normalen Entwicklung während der Pubertät. Doch auch wenn es „nur" Charaktereigenschaften sind oder der Teenager scheinbar eine schlechte Phase hat, so sind Symptome, die auf eine Depression hindeuten, immer ernst zu nehmen und zu hinterfragen.
Aus Scham und Angst vor Stigmatisierung werden Alarmsignale oft nicht ernsthaft wahrgenommen, sodass Eltern die Verhaltensweisen herunterspielen oder jugendliche Betroffene erst spät Hilfe suchen.
Bei Kindern sind die Symptome einer Depression oft nur durch das Verhalten erkennbar. So haben kindliche Betroffene vermehrt Wutausbrüche, sind weinerlich oder besonders anhänglich. Oft wird über Bauch- oder Kopfschmerzen geklagt. Je älter die Kinder werden, desto mehr verändert sich die Symptomatik in Bezug auf das Denken und die eigene Bewertung. So beschreiben es Christiane Nevermann und Hannelore Reicher in ihrem Buch „Depressionen im Kindes- und Jugendalter". Ein hilfreiches und für Laien gut verständliches Buch, das darauf eingeht, wie Kindern bei Entwicklungskrisen geholfen werden kann, welche Beratungsstellen weiterhelfen und wie Eltern und Pädagogen präventiv vorgehen können. Denn wenn eine Depression bereits in der Kindheit entdeckt und behandelt wird, so sind die Symptome im Idealfall im Erwachsenenalter nicht mehr vorhanden.

Depression – und jetzt?

Wenn man zunächst einmal erkannt hat, dass man nicht einfach nur schlecht drauf ist, sondern an einer Krankheit leidet und sich dann noch dazu durchgerungen hat, ärztliche Hilfe zu suchen, steht man vor der großen Frage, welches ärztliche Fachpersonal das richtige und vor allem welche Therapie die geeignete ist.
Das vorliegende Kapitel enthält Informationen zu Ärzten der verschiedenen Fachrichtungen und zu unterschiedlichen Therapieverfahren. Ich gebe Tipps für die Suche nach dem passenden Arzt beziehungsweise der richtigen Therapie. Der erste Schritt bei der Suche nach Hilfe kann aber auch ein Austausch im Internet sein.

Nicht jeder traut sich gleich zum Arzt – Warum der Austausch im Internet helfen kann

Wenn man sich als Betroffener einer Depression outet, dann wird man mit vielen Aussagen konfrontiert: „Geh mehr an die frische Luft!", „Such dir einen Arzt!", „Geh unter Leute!", „Stell dich nicht so an!". Doch kaum jemand sagt: „Schau mal ins Internet, dort findest du Hilfe und einen ersten Ansprechpartner!".
Egal, was mir mein Arzt (unabhängig davon, ob Hausarzt, Psychiater oder ein anderer Facharzt) sagt, anschließend wird erstmal alles gegoogelt. Ich möchte mich selbst nochmal intensiv über die Symptome, die Heilungs- und Therapiemöglichkeiten und darüber, welchen Arzt ich gegebenenfalls für eine zweite Meinung konsultieren kann, informieren. Vor allem aber möchte ich wissen, wie andere Menschen mit derselben Erkrankung umgehen und leben.

Wie haben andere gelernt, ihre Erkrankung zu akzeptieren und ihren Alltag zu gestalten? Welche Auswirkungen hat die Erkrankung auf das Umfeld und die Beziehungen zu anderen Menschen? Wann und wie haben sie ihrer Familie und ihren Freunden von der Depression erzählt? Was hilft und was tut ihnen in Krisen gut?

Aus solchen Informationen ziehe ich gerne Parallelen zu mir, um mich besser zu verstehen und, um von den Erfahrungen anderer zu profitieren.

Im Netz ist es einfacher Gleichgesinnte zu finden als in der Öffentlichkeit. Auf der Straße laufen Betroffene nicht mit einem Schild um den Hals herum, auf dem steht: „Ich leide unter einer Depression, du auch?". Und selbst wenn dem so wäre, ich würde mich wahrscheinlich nicht trauen ihn anzusprechen.

Im Internet ist das anders. Hier kann ich auf Foren und Gruppen, z.B. auf Facebook, zugreifen, in denen sich Betroffene versammeln. Daneben gibt es viele hilfreiche Informationsseiten, Blogs von anderen Erkrankten und Online-Beratungsseiten, die man völlig anonym anschreiben kann.

Diese Anonymität und die Möglichkeit mich zu jeder Zeit austauschen zu können, sind für mich sehr wichtige Aspekte, wenn ich mir im Internet Hilfe suche. Auch, dass ich den Kontakt jederzeit abbrechen kann und der Austausch so überhaupt keine Konsequenz für mein Ich außerhalb des Internets hat, bringt Vorteile mit sich.

Dass ich damals mit 18 Jahren online jemanden fand, der mich und meine Gefühle der Leere, Verzweiflung und Hoffnungslosigkeit absolut nachvollziehen konnte, gab mir wieder Lebenshoffnung und ich legte meine Suizidpläne nach und nach ad acta. Zudem ermutigte mich dieser Online-Kontakt dazu, mir weitere Unterstützung zu suchen, so entdeckte ich für mich die Telefonseelsorge.

Sie bietet neben der telefonischen Beratung auch eine Mail-Beratung an. Ich war damals sehr überrascht, dass meine erste Mail so ernst genommen und sogar von einem professionellen Psychotherapeuten beantwortet wurde.

Diese Hilfsangebote und Austauschmöglichkeiten mit Profis und Gleichgesinnten im Internet unterstützten mich während der Wartezeit bis zur Vorstellung bei einem Arzt.
Empathische, verständnisvolle Menschen lassen sich natürlich nicht nur im Internet finden. Selbsthilfegruppen bieten ebenfalls die Möglichkeit eines hilfreichen Austauschs mit anderen Erkrankten. Doch nicht jeder traut sich gleich in so eine Gruppe.
Angst, Scham, Minderwertigkeitsgefühle – es gibt sehr viele, für mich nachvollziehbare Gründe, weshalb der Besuch einer Selbsthilfegruppe sehr viel Überwindung kostet und alles andere als einfach ist. Da bietet das Internet eine gute Lösung, um sich anonym, einfach und schnell Hilfe zu holen.
Man findet Menschen, die ähnlich denken und fühlen, die nicht verurteilen, sondern verstehen. Menschen, bei denen man für den Moment so sein darf wie man ist.
Über meinen Blog und über meine Instagramseite erreichen mich mehrmals wöchentlich E-Mails von Personen, mit demselben Problem: Sie finden kein Verständnis in ihrem realen Umfeld, sie wissen nicht, an wen sie sich wenden können – vor allem aber finden sie keinen Ansprechpartner für ihre Probleme vor Ort oder trauen sich noch nicht, sich ihrem Umfeld anzuvertrauen.
So tauschen wir uns aus. Ich höre zu, erzähle von mir, versuche zu ermutigen, kann manchmal Anlaufstellen nennen, zeige vor allem aber Verständnis für die Situation – eben, weil ich sie kenne und nachempfinden kann.
Natürlich freue ich mich, wenn ich jemanden ermutigen konnte, mit der Familie ein offenes Gespräch zu suchen oder sich in akuten Fällen an einen Krisendienst zu wenden. Es ist ein gutes Gefühl, wenn ich erfahre, dass sich ein Betroffener nach unserem Mail-Austausch getraut hat, psychotherapeutische Hilfe anzunehmen.
Mit diesen Beispielen möchte ich mich keineswegs selbst beweihräuchern – es sind einfach Exempel, die zeigen, zu welchen positiven Ergebnissen der Online-Austausch führen kann.

Wie überall im Leben, kann man aber auch im Internet auf Menschen und Situationen stoßen, die für Betroffene von psychischen Erkrankungen schädlich sein können. Es gibt zahlreiche Seiten mit Hilfsangeboten im Netz, leider gibt es mindestens genauso viele Suizidforen mit detaillierten Erklärungen, wie man sich schnell und sicher das Leben nehmen kann.

Die Aufmerksamkeit, die Foren und Gruppen im Internet bieten, können sowohl positive als auch negative Auswirkungen haben. Ebenso, wie der Austausch mit anderen Erkrankten hilfreich sein kann, so kann er auch die eigene Symptomatik verstärken. Einige Betroffene können sich von dem Leid anderer nicht abgrenzen und machen deren Probleme zu ihren eigenen, andere wiederum richten sich infolge der starken Resonanz im Netz in ihrer Opferrolle ein. Dadurch kann der Wunsch nach Aufmerksamkeit stärker werden als der Wunsch gesund zu werden.

Das Internet ist mit Chancen, aber auch mit Risiken und Nebenwirkungen verbunden. Ganz klar möchte ich betonen, dass Hilfsangebote im Internet keinesfalls eine Therapie ersetzen.

Der Online-Austausch kann jedoch eine wertvolle und hilfreiche Unterstützung sein, um den nächsten Schritt zu einem Offline-Hilfesystem zu gehen.

Seriöse und vertrauenswürdige Informationen im Internet zu erkennen, ist nicht immer einfach, da sich jeder anonym als Arzt oder Experte ausgeben kann. Hilfreich ist immer ein Blick ins Impressum von Webseiten. Sind dort vollständige Namen inkl. Adresse und Kontaktdaten angegeben, im besten Fall auch Referenzen von Arztpraxen oder eingetragenen Vereinen/Verbänden, deutet dies auf eine seriöse Seite hin. Internetseiten/Blogs ohne Angabe von Namen, Adresse, E-Mail und Telefonnummer im Impressum sind in den meisten Fällen nicht sehr vertrauenswürdig, u.a. da dies auch den geltenden Gesetzen widerspricht. Anlaufstellen im Internet, die ich besonders erwähnenswert und hilfreich finde, habe ich am Ende des Buches aufgelistet.

Welcher Arzt ist mein Ansprechpartner?

Wenn man sich auf die Suche nach einem Arzt und/oder einem Therapeuten macht, wird man mit verschiedenen Begriffen konfrontiert: Psychologe, Psychiater, Psychotherapeut, ärztlicher Psychotherapeut, psychologischer Psychotherapeut, Heilpraktiker für Psychotherapie usw. Irgendwie hört sich alles sehr ähnlich an, oder? Ich möchte versuchen ein wenig Licht ins Dunkel zu bringen und die wichtigsten Begriffe erklären.

„Psychologie selbst ist das Studium der geistigen Phänomene, gleich welcher Art. Sie prüft bewusste und unbewusste Tatsachen. Sie ist die Wissenschaft des menschlichen Verhaltens in seinen Millionen von möglichen Äußerungen, ob diese normal oder abnormal seien", so der Psychologe Pierre Daco.

Für viele Betroffene sind **Hausärzte** die ersten persönlichen Ansprechpartner. Vor allem dann, wenn ein gutes Vertrauensverhältnis besteht und bei einem Facharzt oder einer Fachärztin kein zeitnaher Termin möglich ist. Auch wenn Haus- bzw. Allgemeinärzte keine fachärztliche Ausbildung im Bereich der Psychiatrie haben, so kennen sich inzwischen doch viele mit Depressionen ein wenig aus. Manche von ihnen schlagen sogar konkrete Hilfsangebote oder Anlaufstellen im Wohnort vor. Trotz allem ist ein Allgemeinarzt nur eine temporäre Lösung.

Damit die Diagnose vom Hausarzt bestätigt wird, ist der Besuch bei einem **Psychiater** (Facharzt für Psychiatrie und Psychotherapie) notwendig. Ein Psychiater hat ein Studium in Medizin absolviert und sich daraufhin in einer fünfjährigen Weiterbildung zum Facharzt für Psychiatrie qualifiziert. Er beschäftigt sich aus medizinischer Sicht mit der Erfassung und Behandlung der psychiatrischen Diagnose. (Haus-) Ärzte und Psychiater können Medikamente verschreiben, Arbeitsunfähigkeitsbescheinigungen ausstellen und eine Einweisung in ein Krankenhaus veranlassen.

Bei einem Psychiater bzw. einer Psychiaterin findet zunächst ein persönliches Gespräch statt, die sogenannte Anamnese. Hierbei werden medizinisch relevante Informationen zur Krankengeschichte erfragt, z.B. welche Symptome bestehen und seit wann diese auftreten.
Manchmal werden auch die Beobachtungen von Angehörigen mit hinzugezogen. Nach diesem ersten persönlichen Psychiater-Patienten-Gespräch wird eine Diagnose gestellt bzw. die Diagnose vom Hausarzt bestätigt. In einigen Fällen wird für die Diagnosestellung zusätzlich eine Untersuchung von anderen Fachärzten vorgenommen, um auszuschließen, dass eine körperliche Erkrankung der Depression zugrunde liegt.
Der Psychiater klärt den Patienten über die Erkrankung auf und bespricht zusammen mit ihm, welche Therapiemöglichkeiten es gibt und wie das weitere Vorgehen aussehen kann. Zudem überwacht er in regelmäßigen Abständen den Verlauf der Erkrankung bzw. der Genesung. Obwohl heutzutage jeder Psychiater auch Facharzt für Psychotherapie ist und somit über die Qualifikation zur Psychotherapie verfügt, arbeiten die meisten von ihnen medizinisch und bieten keine therapeutischen Sitzungen an.

Neurologen sind Ärzte mit einer Facharztausbildung in der Neurologie. Während die Psychiater sich mit den komplexen psychischen Vorgängen, die keinen einzelnen Nerven zuzuordnen sind, beschäftigen, sind Neurologen Ansprechpartner bei Nervenschäden jeglicher Art, wie z.B. Schlaganfällen, Multiple Sklerose oder Parkinson. Sie befassen sich mit organischen Nervenerkrankungen, aus denen eine psychische Erkrankung resultieren kann, jedoch nicht muss. Lange Zeit waren die beiden Fachrichtungen – Neurologie und Psychiatrie – zusammengefasst und sowohl Neurologen als auch Psychiater wurden als Nervenärzte bezeichnet. Ärzte älteren Semesters können daher sowohl neurologische als auch psychiatrische Untersuchungen durchführen.
In den letzten Jahren hat sich die Forschung auf diesem Gebiet immer weiterentwickelt, woraus ein großer Wissenszuwachs sowohl bei

den neurologischen als auch bei den psychiatrischen Erkrankungen resultierte. Daher wurden beide Fachrichtungen in zwei unterschiedliche Facharztbereiche getrennt. Mittlerweile arbeiten Neurologen und Psychiater parallel nebeneinander und es gibt nicht mehr so viele Überschneidungen.

Entscheidet man sich für eine Therapie, erfolgt diese in der Regel bei einem **Psychotherapeuten**. Psychotherapeuten können Ärzte, Psychologen oder Pädagogen, jeweils mit einer Psychotherapie-Ausbildung, sein.
Im Alltag werden die Begriffe Psychotherapeut und Psychologe häufig synonym verwendet, sie haben jedoch verschiedene Schwerpunkte bzw. Arbeitsbereiche.

Psychologen haben an einer Universität Psychologie studiert und verfügen über einen Diplom-, Bachelor- oder Masterabschluss. Sie sind empirische Wissenschaftler, die sich mit dem Verhalten und Erleben des Menschen beschäftigen und meist in der Wirtschaft, Lehre und Forschung tätig sind. Im Gegensatz zu Ärzten und Therapeuten dürfen sie nicht heilkundlich arbeiten. Das heißt, sie dürfen zwar zum Beispiel in Beratungsstellen für Patienten beratend tätig sein, aber ohne entsprechende Zusatzqualifikation nicht therapeutisch arbeiten.

Es gibt zwei Arten von Psychotherapeuten, den psychologischen und den ärztlichen Psychotherapeuten. Aufgrund der verschiedenen Therapieformen unterscheidet man außerdem noch zwischen Psychoanalytikern, Verhaltenstherapeuten, tiefenpsychologisch fundierten Psychotherapeuten und Sport-, Kunst- oder Musiktherapeuten.

Der **psychologische Psychotherapeut** hat zunächst Psychologie studiert und daraufhin eine therapeutische Fachausbildung abgeschlossen. Im Gegensatz zum **ärztlichen Psychotherapeuten** darf er keine Medikamente verschreiben, da ihm das medizinische Studium fehlt. Auch die Arbeitsunfähigkeitsbescheinigung darf vom psychologischen Psychotherapeuten nicht ausgestellt werden. Seine Befugnis richtet sich nach dem Psychotherapeutengesetz und beschränkt sich auf die Feststellung, Heilung und Linderung von Störungen mit Krankheitswert, bei denen Psychotherapie indiziert ist. In der Reform des Psychotherapeutengesetzes wird jedoch diskutiert, ob Psychotherapeuten hinsichtlich der Verschreibung von Medikamenten und der Ausstellung von Arbeitsunfähigkeitsbescheinigungen eventuell mehr Befugnis eingeräumt werden soll. Eine Einweisung ins Krankenhaus dürfen alle Psychotherapeuten veranlassen.

Kinder- und Jugendpsychotherapeuten behandeln Patienten, die nicht älter als 20 Jahre sind. Voraussetzung für die therapeutische Approbation ist eine dreijährige Ausbildung, die auf ein Psychologie-Studium, ein Studium der Sozialen Arbeit oder der Pädagogik aufbaut.

Eine Besonderheit im deutschen Gesundheitswesen besteht darin, dass es seit 1993 die Qualifizierung zum **Heilpraktiker für Psychotherapie** gibt. Die Heilpraktik ist in Deutschland ein geschütztes Berufsbild für Personen, die Heilkunde ausüben, ohne über eine ärztliche Approbation (Zulassung) zu verfügen. Aufgrund des fehlenden medizinischen Studiums ist das Berufsbild recht umstritten und steht Vorurteilen gegenüber: dass Heilpraktiker nur mit Placebos arbeiten würden, im Mondlicht Kräuter sammeln und grundsätzlich Scharlatane sind. Wie bei allen Berufsgruppen gibt es hier gut qualifizierte Vertreter und eben weniger gute. Es gibt allgemeine Heilpraktiker, die bei allen gesundheitlichen Beschwerden eines Menschen tätig werden und es gibt jene, die eine beschränkte Befugnis haben, also nur in einem speziellen Fachgebiet behandeln. So beispielsweise Heilpraktiker für Psychotherapie oder für Physiotherapie. Die Qualifikation „Heilpraktiker" kann jeder erhalten, der die Heilpraktiker-Prüfung bestanden hat. Je nachdem, welche Zusatzqualifikation noch erreicht wurde, arbeiten Heilpraktiker z.B. verhaltenstherapeutisch, tiefenpsychologisch, traumaorientiert, systemisch oder hypnotherapeutisch – die

Wahlmöglichkeit an Weiterbildungen ist nahezu unbegrenzt. Klingt klasse, oder? Ist es einerseits auch, auf der anderen Seite ist zu bedenken, dass es keine verbindliche Berufsordnung gibt. Die Behandler müssen keine weitere psychologische Vorausbildung nachweisen und im Gegensatz zu Psychotherapeuten keine Eigenerfahrung oder Supervision machen. Da man die heilpraktischen Leistungen meistens selbst zahlt, weil nur sehr wenige Krankenkassen diese in ihrem Leistungskatalog mit aufgenommen haben, ist keine Anzahl der Therapiestunden vorgegeben. Aufgrund dessen verfügen Heilpraktiker für Psychotherapie auch über mehr freie Therapieplätze als niedergelassene Psychotherapeuten, deren Leistungen von den Kassen übernommen werden. Heilpraktiker dürfen heilkundlich therapieren, sie dürfen jedoch keine Krankenhauseinweisungen, Arbeitsunfähigkeitsbeschreibungen und Rezepte ausstellen. Heilpraktiker sind nur bei sehr wenigen Krankenkassen zulässig und müssen somit meistens privat finanziert werden.

Mein persönlicher Weg zur Therapie begann damals ganz klassisch über die Hausärztin. Ich hatte großes Glück, dass meine Ärztin auf meine seelische Not aufmerksam geworden ist und mich direkt zu der entsprechenden Fachärztin überwiesen hat. In meinem damaligen Wohnort praktizierten nur zwei Psychotherapeuten, so war ich mit keiner großen Auswahl konfrontiert.
Damals war das für mich erleichternd. Immerhin brauchte ich mich um kaum etwas zu kümmern – die Anfragen bei unzähligen Psychotherapeuten blieben mir erspart und ich erhielt zeitnah Unterstützung. Alle Betroffenen wären heutzutage froh, wenn sie innerhalb von wenigen Wochen einen Therapieplatz erhalten würden.
Schnell einen Platz zu erhalten bedeutet jedoch nicht automatisch, das Glück zu haben, das richtige Therapieverfahren und – noch wichtiger – den passenden Therapeuten zu finden. Zum Glück hat man bei der Wahl der Therapie und des Therapeuten bzw. der Therapeutin ein Mitspracherecht. Stellt man nach einigen Sitzungen fest, das Verfahren oder die Person passen überhaupt nicht, sollte man sich nicht

scheuen, die Therapie bzw. den Therapeuten zu wechseln.
Jeder Facharzt ist anders und nicht jeder Psychiater nimmt sich Zeit, seine Patienten intensiv aufzuklären. Dadurch bleiben viele Betroffene auf sich selbst gestellt.
Leider ist es keine Selbstverständlichkeit, dass ein Psychiater mehr als ein „Tablettenverschreiber" ist.
Als ich im Herbst 2012 das erste Mal bei meinem Psychiater war, fragte er, was mich zu ihm führte und hörte mir geduldig zu. Seitdem bin ich einmal im Quartal für etwa 45 Minuten bei ihm in der Praxis. Ich erzähle ihm, wie es mir momentan geht und wo es aktuell Schwierigkeiten in meinem Leben gibt. Gemeinsam beschließen wir den weiteren Verlauf der medikamentösen und gegebenenfalls der ambulanten Therapie. Mein Psychiater bietet außerdem eine Akutsprechstunde an, die ich in akuten Krisen ohne Anmeldung aufsuchen kann. Natürlich muss ich mit viel Wartezeit rechnen, dafür kann ich mich mit einem Spezialisten austauschen, der mich kennt. Das ist weitaus angenehmer als bei wildfremden Menschen vom Krisendienst Hilfe zu suchen.
Auch wenn die Krisendienste natürlich sehr hilfreich und (lebens-) wichtig sind, so ist es in einer akuten Krise oft anstrengend, unbekannten Menschen zunächst die komplette Krankengeschichte zu schildern.
Ich hatte großes Glück, unkompliziert einen kompetenten Facharzt zu finden. Anders erging es mir bei der Suche nach einem geeigneten Therapeuten. Ich musste scheinbar endlose Listen abtelefonieren und verlor zwischendurch ziemlich oft die Motivation. Aber hier lautet meine Devise: nicht aufgeben und dranbleiben, es lohnt sich. Auch ich bin letztendlich über Umwege fündig geworden.
Wenn man nicht direkt vom Hausarzt eine Empfehlung für einen Facharzt oder Therapeuten bekommen hat, sondern sich bewusst für eine spezielle Berufsgruppe entschieden hat, stellt sich im nächsten Schritt die Frage nach dem richtigen Therapieverfahren.

Therapie-Verfahren – Die Methoden von Freud und seinen Kollegen

Therapie wird häufig mit der roten Couch assoziiert. Dabei sitzt der Therapeut hinter dem Patienten und schreibt sich gelegentlich etwas in ein Notizbuch.

Diese Annahme bezieht sich auf das Vorgehen von Sigmund Freud, Gründer der Psychoanalyse. Zunächst arbeitete der österreichische Neurologe mit dem Hypnoseverfahren, bei dem der Patient auf einer medizinischen Behandlungsliege lag. Später, um 1896, entwickelte Freud dann die Psychoanalyse, wobei die Behandlungsliege erhalten blieb. Für längere psychoanalytische Sitzungen war die Liege jedoch recht unbequem, weshalb eine Patientin Freud eine Couch schenkte. Überzogen mit einem roten Perserteppich und bestückt mit granatroten Samtkissen schmückte eine weiße Nackenrolle das gute Stück.

Freud genoss schon damals hohes Ansehen und hatte viele Schüler, die seine Einrichtung als Vorbild für ihre eigenen Sprechzimmer nahmen. Infolgedessen entstand das Klischee der roten Couch.

In vielen therapeutischen Praxen entdeckt man heute noch eine Couch, wenn auch nicht unbedingt in Rot. Nach wie vor finden Therapiesitzungen abhängig vom jeweiligen Therapie-Verfahren im Liegen statt.

In der modifizierten (veränderten) Form der Psychoanalyse sitzen sich der Analysand und der Analytiker gegenüber. Diese Form ist vor allem für Patienten hilfreich, denen das Liegen auf der Couch und der Blick des Therapeuten im Nacken Angst machen, weil sie sich nicht entspannt auf das Gespräch einlassen können.

So mannigfaltig die Ursachen und Symptome von Depressionen sind, so vielfältig sind auch die Therapie-Ansätze. Wenn zwei Menschen an einer Depression leiden, bedeutet das nicht, dass für beide die gleiche Therapieform die richtige ist.

In Deutschland gibt es derzeit vier wissenschaftlich fundierte und anerkannte Therapie-Verfahren, die von der Krankenkasse finanziert werden. Daneben gibt es noch etliche weitere Therapieformen, die vom Patienten privat bezahlt werden müssen. Zu den von den Kassen finanzierten Verfahren zählen die psychoanalytische Therapie, die tiefenpsychologisch fundierte Therapie und die Verhaltenstherapie. Ende 2019 wurde zudem die systemische Therapie in den Leistungskatalog der Krankenkassen aufgenommen.
Aber wer entscheidet eigentlich, ob ein Therapieverfahren von den Kassen finanziert wird? Hierbei spielt der Gemeinsame Bundesausschuss (G-BA) eine wichtige Rolle. Der G-BA ist das oberste Gremium aller Ärzte, Therapeuten, Krankenhäuser und Krankenkassen, das bestimmt, welche medizinischen Leistungen von den gesetzlichen Krankenkassen übernommen und welche privat finanziert werden. Außerdem definiert das Gremium die Ziele der jeweiligen Leistung, so auch die der Psychotherapie, die psychische bzw. seelische Leiden mit psychologischen Interventionen (nicht medikamentös) lindern soll.
Dass solche Therapien überhaupt von den Krankenkassen anerkannt und bezahlt werden, haben wir sozial und politisch engagierten Psychoanalytikern der 1960er Jahre zu verdanken. Die von den Kassen anerkannten vier Hauptverfahren unterscheiden sich unter anderem in der Behandlungsfrequenz und im Behandlungssetting (Therapieziele/-inhalte).

Psychoanalytische Therapie vs. Psychoanalyse

Ja, zwischen den beiden Formen gibt es Unterschiede, auch wenn sie umgangssprachlich synonym verwendet werden. Um die verschiedenen Merkmale als auch um die Gemeinsamkeiten der beiden Verfahren geht es auf den folgenden Seiten. Zuvor wenden wir uns aber der Wurzel beider Therapie-Verfahren zu – dem Unbewussten eines jeden Menschen. Dieses wurde von Sigmund Freud, dem Gründungsvater der Psychoanalyse, genauer unter die Lupe genommen.
Freud entdeckte, dass sich seine Patienten bei der Erklärung ihres

Leidens auf die sichtbaren Symptome bezogen, während die eigentlichen Ursachen im Unbewussten versteckt blieben.
Dass der Mensch von seinem Unbewussten beeinflusst wird, ist schon seit der Antike bekannt. Philosophen, wie Schopenhauer oder Nietzsche, und Dichter, wie Goethe oder Dostojewski, verarbeiteten literarische Analogien zu psychoanalytischen Theorien. Freud war jedoch der erste, der die Arbeit mit dem Unbewussten als Methode einer wissenschaftlichen Untersuchung anstrebte. Er entwickelte die Vorgehensweise der freien Assoziation und der Traumdeutung.
In der Psychoanalyse und in der psychoanalytischen Therapie wird angestrebt, dass der Patient die ursächlichen Zusammenhänge seines Leidens erkennt. Man geht davon aus, dass das Handeln, das Verhalten und das Fühlen eines Menschen von unbewussten Einflüssen innerhalb eines inneren Konflikts bestimmt wird. In meinem Fall war es beispielsweise die Aussage, dass ich kein geplantes Wunschkind war, man mich dennoch lieb hätte.
Aus der Haltung der Eltern, die sich z.B. in der Aussage „Du warst nicht geplant, aber wir haben dich trotzdem lieb" gezeigt hat, kann sich ein innerer Konflikt entwickeln, der wie ein emotionales Pendeln zwischen den Polen „Ich bin nicht gewünscht" und „Ich werde geliebt" zu verstehen ist. Diese Extreme sind zunächst unvereinbar. Wenn die Integration dieser Pole nicht gelingt, macht sich auch nach außen hin, im Verhalten, ein Pendeln zwischen Selbsthass/-abwertung und Selbstliebe bemerkbar und gleichzeitig bestätigt es den zugrunde liegenden inneren Konflikt erneut.
Rein rationale Einsichten, wie etwa das Erkennen von Ursachen, reichen jedoch nicht aus, um ein negatives Verhalten zu ändern. Es braucht seine Zeit, neue Verhaltensweisen zu erlernen, neue Gefühle zu sich selbst zu entwickeln und auch zuzulassen. Dabei soll die Psychoanalyse helfen.
Ziel dieser Therapieformen ist die Entwicklung der Persönlichkeit und das Erkennen des Gefühlslebens, das die Probleme der Patienten verursacht.

Man kann sich vorstellen, dass der Mensch einem Computer gleicht. Er kommt mit seinem „Betriebssystem" auf die Welt und hat bereits einige „Programme" (Software) vorinstalliert – wir können von Geburt an atmen, schlafen und Gefühle zeigen (Weinen, Schreien). Die Erlebnisse und Erfahrungen, die wir im Laufe unseres Lebens machen, sind neue Programme, die nach und nach auf dem PC installiert und aktiviert werden. Dabei sind die Erfahrungen, die während der Kindheit und Jugend entstehen – häufig unbewusst – die folgereichsten. Zum Beispiel die „Programmierung" unseres Selbstwertgefühls. Durch den Umgang mit anderen Menschen, häufig familiären Bezugspersonen, wird die Programmierung stark beeinflusst. Hat Fritz in der Kindheit von seinen Eltern gelernt, dass man als Junge nicht weinen darf, so wird diese Annahme in ihm „gespeichert".

Jahre später – unser Beispiel Fritz ist nun ein erfolgreicher Mann Mitte 40 – wird aufgrund eines Todesfalls einer nahestehenden Person die Software „Ich darf nicht weinen" aktiviert. Unser Mann kann nicht trauern, zeigt keine Gefühle, „frisst" den ganzen Kummer in sich hinein und zeigt sich nach außen stark und „männlich".

Dieser häufig unbewusste Prozess zur Gefühlsregulation kann als Folge zu seelischen oder körperlichen Leiden führen.

Freud entwickelte 1923 als Veranschaulichung der unbewussten Prozesse das Drei-Instanzen-Modell der Psyche: Laut Freud existiert in jedem Menschen ein Ich, ein Es und ein Über-Ich, was ich an einem Beispiel näher veranschaulichen möchte:

„Du bist eine blöde Kuh", möchte ich am liebsten der Ärztin sagen, die meinen Termin kurzfristig absagt, obwohl ich schon fast in der Praxis bin. Mein „Es" ist infolge von Enttäuschung und Wut auf mich selbst aktiv. Das „Es" sind die teils unbewussten Wünsche, Triebe und Bedürfnisse. Doch mein „Über-Ich" – das Gewissen und die Vernunft – schaltet sich ein und erklärt dem „Es", dass der Ärztin wohl ein wichtiger Termin dazwischengekommen ist und man nicht eine so abwertende Aussage treffen darf.

Mein „Ich" ist der Vermittler zwischen den beiden Instanzen – ich sollte nicht so ausfallend werden, doch loben muss ich meine Ärztin für

diese Absage natürlich auch nicht. Im besten Fall teilt mein „Ich" der Ärztin also mit, dass sie mir das nächste Mal bitte früher Bescheid gibt. Somit drücke ich ihr gegenüber meinen Unmut aus und bleibe zugleich freundlich.
So in etwa könnte ein Gespräch zwischen den drei Instanzen meiner Psyche aussehen. Die Spannungen zwischen den einzelnen Anteilen können sowohl bewusst als auch unbewusst erfolgen und wiederum zu (unlösbaren) Konflikten in mir als Person führen.
Traumatische Erlebnisse, häufig in der Kindheit, führen zu Spannungen zwischen dem „Es" (Triebe, Bedürfnisse) und dem „Über-Ich" (Gewissen, Vernunft). Wenn die Konflikte nicht mehr erträglich sind, kann daraus eine psychische Störung entstehen.
Da die Auseinandersetzungen zwischen den psychischen „Instanzen" oft nicht bewusst wahrgenommen werden, wissen viele Patienten nicht, weshalb sie unter einer Depression oder anderen psychischen Beeinträchtigungen leiden. Traumatische Erlebnisse aus der Kindheit werden meist verdrängt. Zumal man als Kind ja im Normalfall annimmt, dass alles was die Eltern oder andere vertraute Bezugspersonen tun oder sagen, richtig ist. Deshalb werden traumatische Erfahrungen oft nicht als unnormal empfunden. Viele Erwachsene finden erst Jahre oder Jahrzehnte später mit therapeutischer Hilfe heraus, dass die Ursache für ihre Depression in Erlebnissen aus der Kindheit steckt.
Der Psychoanalytiker hat somit die Funktion eines IT-Spezialisten, der sich auf die Suche nach Fehlern macht, die im Hintergrund des Computers aktiv und für die Störungen verantwortlich sind.
Neben demselben Ziel der psychoanalytischen Therapie und der Psychoanalyse – nämlich die ursächlichen Zusammenhänge des Leidens zu erkennen – findet sich eine weitere Gemeinsamkeit im therapeutischen Mittel: Beide Verfahren nutzen die freie Assoziation. Das bedeutet, der Patient wird aufgefordert, seinen Gedanken laut freien Lauf zu lassen. Anschließend werden die Aussagen vom Analytiker (Therapeuten) interpretiert.
Der wesentliche Unterschied beider Therapieformen liegt in der

zeitlichen Begrenzung und somit in der unterschiedlichen Zielsetzung. Während die klassische Psychoanalyse zeitlich unbegrenzt ist und als ein offener Prozess zur Persönlichkeitsentwicklung verstanden wird, ist die psychoanalytische Therapie an die psychotherapeutischen Richtlinien gebunden. Hier sind konkrete Behandlungsziele sowie die Häufigkeit und Dauer der Therapiesitzungen festgelegt. Ein Grund, weshalb die psychoanalytische Therapie im Gegensatz zur klassischen Psychoanalyse von den Krankenkassen bezahlt wird.
Wie bei allen kassenfinanzierten Therapien steht ein bestimmtes Stundenkontingent zur Verfügung. Meistens werden zunächst 80 bis 160 Therapiestunden von den Kassen bewilligt. Im Anschluss kann eine Therapie-Verlängerung auf bis zu 300 Stunden beantragt werden. Eine Therapie-Einheit dauert dabei 50 Minuten und kann zwischen ein bis vier Mal pro Woche stattfinden. Nach maximal 300 Therapiestunden ist eine psychoanalytische Therapie abgeschlossen, während die klassische Psychoanalyse unbegrenzt lange dauern kann.

Ob man eine Psychoanalyse oder eine psychoanalytische Therapie wählt, hängt also in erster Linie davon ab, ob man ein konkretes Problem aus der Vergangenheit in einer begrenzten Zeit bearbeiten möchte oder, ob man bereit ist, sich in einem Prozess der Persönlichkeitsentwicklung zu begeben, dessen Dauer offen ist. Voraussetzung für die klassische Psychoanalyse sind die finanziellen Mittel, da man die Kosten hierfür selbst trägt. Nun könnte man meinen, dass eine Psychoanalyse sinnvoll ist, da hier keine zeitlichen Beschränkungen der Behandlungsdauer bestehen. Viele Menschen werden jedoch aufschreien und sagen, dass sich das ja kaum jemand leisten kann. Hier zeigt sich, dass Krankenkassen eine psychotherapeutische Grundversorgung bieten, was nicht unbedingt einer optimalen Versorgung entspricht. Zugleich ist nicht erwiesen, ob mehr bewilligte Psychotherapiestunden auch immer mehr helfen. Klar ist, dass hier keine pauschalen Aussagen getroffen werden können. Der Fairness halber sollte man aber auch erwähnen, dass wir in Deutschland im Gegensatz zu anderen Ländern einen hohen Versorgungsstandard haben. Welches Therapiesetting für einen erkrankten Menschen am hilfreichsten ist, lässt sich am ehesten in einem persönlichen Behandlungsgespräch erörtern.

Die tiefenpsychologisch fundierte Therapie

Für das Verständnis der tiefenpsychologisch fundierten Therapie in Abgrenzung zur Psychoanalyse begeben wir uns noch einmal auf eine kurze Reise in die Vergangenheit.
Freud war ein angesehener Psychiater in Wien. Er erörterte und forschte mit vielen seiner Kollegen und bildete diese aus. Zu den bekannteren Schülern von Freud gehören C.G. Jung, Alfred Adler und Theodor Winkler. Sie modifizierten und entwickelten Freuds Ansätze weiter, was den Lehrer jedoch nicht unbedingt begeisterte.
Während Freud davon ausging, dass der Mensch von Trieben bestimmt ist und die verdrängten Erlebnisse – häufig sexueller Natur – die Ursachen von seelischen Erkrankungen sind, entwickelte Adler eine eigenständige Lehre dazu. Er sah den Menschen als ein freies Wesen, das nicht von Trieben bestimmt ist, sondern nach Macht strebt. Adler prägte die Begriffe „Individualpsychologie" und „Minderwertigkeitskomplex". Aufgrund der gegensätzlichen Lehren von Freud und Adler spitzte sich ihr Verhältnis immer weiter zu. 1911 kam es dann zum Bruch zwischen den beiden Männern.
Auch der Schweizer Psychologe und Mediziner C. G. Jung engagierte sich viele Jahre in der Studentenbewegung „Mittwochabendgesellschaft" von Freud und wurde von diesem zunächst als „Stammhalter und Fortführer der Psychoanalyse" bezeichnet. Freud sah in Jung einen „Kronprinzen", während dieser sich „als unabhängiger, eigenständiger und Freud ebenbürtiger Fachwissenschaftler" fühlte. Nachdem Jung 1912 in seinem Buch „Wandlungen und Symbole der Libido" die Sexualtheorie von Freud stark kritisierte, kündigte Freud seinem ehemaligen Schüler die Zusammenarbeit und Freundschaft.
Jung übernahm zwar die Begriffe „Bewusstsein" und „Unbewusstes" aus der Freudschen Psychoanalyse, wobei er letzteres noch in per-

sönliches und kollektives (Un-)Bewusstes unterteilte. Die Ursachen seelischer Probleme sind seiner These nach nicht (nur) sexueller Natur, sondern verdrängte und nicht bewusst wahrgenommene Erfahrungen. Im Mittelpunkt der Therapie von Jung standen nicht eine vorgefasste Theorie oder Methode, sondern die individuellen Eigenarten und Möglichkeiten des Patienten. Eine Heilung ist nach Jung daher weder planbar noch vorhersehbar oder organisierbar, da jeder Patient an einer anderen Stelle seines Lebensprozesses steht und sowohl die Fähigkeiten als auch Begabungen individuell sind.

Jung betrachtete den Menschen ganzheitlich und vertrat die Ansicht, dass psychische Erkrankungen wie Depressionen bei allen Betroffenen einen individuellen Sinn und Ursprung haben. Die von ihm oft zitierte Aussage bringt es für mich auf den Punkt: „Die Depression ist gleich einer Dame in Schwarz. Tritt sie auf, so weise sie nicht weg, sondern bitte sie als Gast zu Tisch und höre, was sie zu sagen hat."

Alle Richtungen der Tiefenpsychologie sind sich einig darin, dass dem bewussten Erleben und Verhalten eines Menschen Prozesse der Triebregulation und Konfliktverarbeitung zugrunde liegen. D.h., es ist kein Zufall, dass ein Mensch eine Depression entwickelt, sondern es gibt immer einen Grund dafür. In der Tiefenpsychologie versucht der Therapeut gemeinsam mit dem Patienten die Ursache für die aktuelle Symptomatik zu finden und deren Sinn zu begreifen.

Konkret bedeutet das, dass sich der Therapeut und sein Patient in der tiefenpsychologisch fundierten Therapie auf ein konkretes Teilziel fokussieren. Im Gegensatz zur Psychoanalyse bzw. analytischen Therapie stehen dabei gegenwärtige Konflikte des Betroffenen, die ihn im Alltag belasten und Schwierigkeiten verursachen, im Vordergrund. Im Dialog mit dem Patienten ergründet der Therapeut – ähnlich wie in der analytischen Psychotherapie – die Ursachen der unbewussten und verdrängten Konflikte und Gefühle. Die Beschäftigung mit einem unbearbeiteten Konflikt bzw. einer traumatischen Erfahrung aus der Vergangenheit soll eine Verringerung der aktuellen Beschwerden in der Gegenwart ermöglichen.

Der Redeanteil des Therapeuten ist im Vergleich zur analytischen

Therapie höher, auch wenn bei der tiefenpsychologisch fundierten Therapie nach der sokratischen Methode, auch Hebammenkunst genannt, agiert wird. Das heißt, der Therapeut antwortet auf die Fragen des Patienten nicht einfach, sondern er stellt viele Gegenfragen, die sich der Patient letztendlich selbst beantworten soll. Die Methode bezieht sich auf den Philosophen Sokrates, der mit dieser Technik „dem Gedanken eines Menschen auf die Welt helfen" wollte, „der in dem Bewusstsein eines jeden schon selbst enthalten ist". Das Unbewusste wird mit Hilfe einer angeleiteten Reflexion an die Oberfläche geholt. Der Patient erkennt im Verlauf der Therapie die Hintergründe seiner Symptomatik immer besser. Anschließend erarbeitet er sich mit Hilfe des Therapeuten den Ansatz eines Lösungsweges. Der Therapeut stellt nicht nur Fragen, er gibt auch konkrete Ratschläge oder bewertet Situationen. Im Vergleich zur analytischen Therapie werden die Herausforderungen strukturierter angegangen. Die Förderung bzw. Reaktivierung der Ressourcen des Patienten wird angestrebt.
Der Vorgang, der hier in ein paar Sätzen beschrieben wird, ist sehr zeitintensiv. Die Krankenkassen bewilligen maximal 100 Stunden, wobei die Sitzungen ein- bis zweimal die Woche stattfinden. Der Verlauf der Therapie dauert etwa zwei Jahre.
Die tiefenpsychologisch fundierte Therapie kann auch in Form einer Gruppentherapie stattfinden.

Die Verhaltenstherapie

Für die Entstehung der Verhaltenstherapie gibt es keinen konkreten Zeitpunkt. Menschen haben schon seit jeher versucht, sich und ihr Verhalten mehr oder weniger systematisch zu verändern. Dafür gibt es einige Beispiele:
In der Antike lebte Demosthenes, der unter einem Sprachfehler litt. Es ist überliefert, dass er oft ans Meer ging, sich Kieselsteine in den Mund legte und lautstark das Reden übte. Jahre später wurde er zu einem der bedeutendsten griechischen Redner.
Der Dichter Johann-Wolfgang von Goethe litt unter Höhenangst, setz-

te sich dieser aber bewusst aus und konnte so durch diverse Übungen sein Leiden verringern.
Ein weiteres Beispiel für Verhaltenstraining, das viele von sich selbst kennen, kann man bei Kindern beobachten, die sich ihren Ängsten durch Mutproben stellen, sie gehen zum Beispiel alleine in den dunklen Keller.
Unser Verhalten in Aktionen sowie Reaktionen ist ein zentrales Merkmal der Menschheit. Im Alltag trainieren wir ständig unser Verhalten, wenn wir uns mit angstauslösenden Situationen konfrontieren oder unsere sozialen Kompetenzen üben.
Es gibt verschiedene Wurzeln der Verhaltenstherapie. Ein wesentlicher Wegbestreiter war der russische Physiologe Iwan P. Pawlow, der mit der 1904 von ihm entwickelten klassischen Konditionierung einen Zusammenhang zwischen äußeren Einflüssen und inneren Prozessen eines Lebewesens entdeckte. Pawlow konditionierte einen Hund auf das Läuten einer Glocke, indem er jedes Mal läutete, wenn er dem Tier das Futter brachte. Nach mehreren Wiederholungen reagierte der Hund alleine auf das Geräusch der Glocke mit Speichelfluss. Damit beweist die Theorie von Pawlow, dass man Verhalten konditionieren, das heißt verändern kann. Dass eine ständige Wiederholung und damit einhergehende Konditionierung das Erleben des Menschen beeinflusst, stellt folgender Witz dar: „Pawlow sitzt in einer Bar und genießt ein Bier. Plötzlich läutet ein Telefon, er springt auf und ruft: Mist, ich habe vergessen, den Hund zu füttern."
In der klassischen Konditionierung werden Reize verknüpft: das Geräusch der Glocke führt beim Hund zu Hunger. Zwar bedeutet die Verknüpfung von Reizen nicht automatisch das Erlernen eines neuen Verhaltens, beides ist aber doch eng miteinander verbunden. Wiederholte Abläufe führen zu einem Reiz bzw. Reflex, der unser Verhalten beeinflusst. Unser ganzes Leben lang sind wir in einen Lernprozess involviert, aus dem sich Verhaltensmuster und Denkmuster ständig entwickeln. Leider auch negative bzw. ungesunde Verhaltensweisen, die eine psychische Erkrankung, wie die Depression, begünstigen.
1967 entwickelten die amerikanischen Psychologen Martin E. P. Seligmann

und Steven F. Maier das Konzept der erlernten Hilflosigkeit im Zusammenhang mit Depressionen. Aufgrund zahlreicher Experimente mit Tieren übertrugen die beiden Wissenschaftler ihre Ergebnisse auf den Menschen. Wenn ein Mensch mehrmals die Erfahrung macht, dass er bei verschiedenen Situationen die Kontrolle verliert und hilflos ist, so kann das dazu führen, dass er „lernt", dass er von Grund auf hilflos ist und sein Verhalten nicht ändern kann. Das zeigt sich sowohl in den Gefühlen als auch im Denken des jeweiligen Menschen: „Ich kann das nicht. Ich konnte das noch nie. Ich werde es sowieso nie schaffen."
Vor allem Erfahrungen aus der Kindheit verstärken diese Überzeugungen und werden tief in der Seele verankert. Der argentinische Autor, Psychiater und Gestalttherapeut Jorge Bucay erklärt dieses Muster sehr anschaulich anhand einer Geschichte:
Ein kleiner Junge war fasziniert von den Tieren im Zirkus, vor allem von einem Elefanten. Der Dickhäuter zeigte in der Manege seinen mächtigen Körper, seine beeindruckende Kraft und Größe. Außerhalb der Manege war das stolze Tier mit einem Fuß an einem Pflock angekettet, einem winzigen Stück Holz, was ein paar Zentimeter in der Erde steckte. Der große, starke Elefant hätte sich mit Leichtigkeit von diesem Pflock befreien können, doch er tat es nicht. Er riss sich nicht von dem kleinen Holzstück los, weil er dressiert war. Der Elefant war überzeugt davon, dass er nicht die Kraft hätte, sich zu befreien. Seit seiner frühesten Kindheit – als kleines Elefantenbaby mit einer geringen Größe und Kraft – war er an den Pflock gefesselt. Viele Tage und Wochen lang hat er versucht, sich aus seiner Gefangenschaft zu befreien. Abends schlief er erschöpft und hoffnungslos mit der Kette um das Bein ein. Bis zu dem Tag, an dem er seine Ohnmacht und Hilflosigkeit akzeptiert hat und nicht mehr versuchte sich zu befreien. Jahre später, der Elefant ist gewachsen und viel stärker, ist er immer noch an diesem winzigen Holzstück angekettet. Die Ohnmachtsgefühle aus seiner Kindheit sind tief in seiner Seele und seinem Gedächtnis eingebrannt, nie wieder hat er diese Erinnerung hinterfragt. Nie hat er wieder versucht sich zu befreien.
Wie der Elefant, fühlen auch wir Menschen uns oft als Opfer und

verharren in der Hilflosigkeit. Die Folgen sind Resignation und oftmals Depressionen. Diese erlernte Hilflosigkeit kann mit der richtigen Unterstützung wieder „umgelernt“ werden. Dann, wenn ich mein Verhalten reflektiere und mir neue Verhaltensweisen antrainiere – und dabei kann die Verhaltenstherapie sehr erfolgreich helfen.

Der Begriff Verhaltenstherapie wird seit den 1970er Jahren verwendet und in verschiedene Methoden unterteilt. Die bekanntesten Verfahren sind die Konfrontationstherapie, die Schema-Therapie und die kognitive Verhaltenstherapie.
Das Wort „kognitiv“ kommt aus dem Lateinischen und bedeutet „erkennen“ – der Patient soll bei der kognitiven Verhaltenstherapie seine Gedanken, Einstellungen und Erwartungen erkennen.
Laut dem US-amerikanischen Psychiater und Psychotherapeuten Aaron Temkin Beck haben Depressionserkrankte gestörte Grundüberzeugungen, die aus Beziehungen und Erfahrungen in der Kindheit resultieren. Klassische Beispiele für solche Grundüberzeugungen, die sowohl unser Selbstwertgefühl als auch unsere Sicht auf das Leben negativ beeinflussen, sind Alles-oder-Nichts-Denken – oder Katastrophen-Denken: „Wenn ich in dieser Prüfung durchfalle, schaffe ich den Rest der Ausbildung auch nicht“ oder „Ich bin heute fünf Minuten zu spät gekommen, sicherlich werde ich gekündigt“. Viele Depressionserkrankte sind außerdem sehr gut im vermeintlichen „Gedankenlesen“: „Ich weiß ganz genau, dass mich meine Kollegen doof finden“ und im voreiligen Schlussfolgern: „Ich habe eine Tasse fallen lassen, ich bin der größte Idiot der Welt.“
In der Verhaltenstherapie konzentrieren sich Therapeut und Patient nicht auf die Vergangenheit, sondern fokussieren sich auf das Hier und Jetzt. Gemeinsam wird ergründet, weshalb in bestimmten Situationen Schwierigkeiten auftauchen. Die Ursachenforschung orientiert sich dabei nicht an Auslösern aus der Kindheit, sondern an Denkmustern in der Gegenwart, die zu depressiven Krisen führen. Die Verhaltenstherapie ist eine lösungsorientierte Therapieform. Der Patient lernt, sich, seine Gedanken und seine Gefühle zu beobachten. Zusammen mit

dem Therapeuten entwickelt er neue gesunde Denkweisen und daraus resultieren im besten Fall neue Verhaltensmuster. Vorhandene positive Konditionierungen werden verstärkt und negative abgebaut. So hilft der Therapeut dem Patienten bei scheinbar einfachen und selbstverständlichen Prozessen, wie zum Beispiel den eigenen Alltag angenehmer zu gestalten, sich für geschaffte Herausforderungen zu belohnen und die eigenen Interessen wahrzunehmen. Belastende und negative Umstände, wie Stress und Einsamkeit, sollen abgebaut werden.
Nach dem US-amerikanischen Psychiater und Psychotherapeuten und Vater der kognitiven Verhaltenstherapie Aarim Temkin Beck sind Therapeut und Patient bei der Verhaltenstherapie gleichberechtigte Partner, weil der Patient als Experte seiner eigenen Denkmuster gilt. Diese Therapieform ist mit ca. 60 Stunden eines der kürzer angesetzten Therapieverfahren.

In der Verhaltenstherapie wird häufig mit Rollenspielen gearbeitet, die in Gruppen und auch in der Einzeltherapie ihre Anwendung finden.
In meinen Tagesklinik- und bei meinem Reha-Aufenthalt wurde ich selbst oft mit Rollenspielen konfrontiert. Wie die meisten anderen Patienten war auch ich anfangs nicht sonderlich begeistert davon. Diese Übung war mir unangenehm und es löste Schamgefühle in mir aus, wenn ich es nicht schaffte, mich so zu verhalten, wie ich es eigentlich wollte. Ich fühlte mich unwohl, wenn man mir die hochkochenden Emotionen ansah.
In einer Gruppentherapiesitzung habe ich ein Erlebnis aus einer realen Situation nachgespielt. Ich war in meiner Bank und wurde von der dortigen Mitarbeiterin geduzt, was ich für den Rahmen einfach nicht in Ordnung fand. Etwas zu sagen, habe ich mich aber auch nicht getraut und stattdessen unter Herzklopfen und Ärger meine Zahlungsgeschäfte abgewickelt und die Bank wütend verlassen. Das Erlebnis war zwar nicht sonderlich schlimm und an und für sich bin ich meistens für ein lockeres „Du", aber der respektlose Umgang der Bankmitarbeiterin wurmte mich noch tagelang. In einem Rollenspiel wurde die Szene dann nachgestellt und ich hatte die Aufgabe, meine Spielpartnerin alias

die Bankmitarbeiterin freundlich darauf hinzuweisen, dass ich von ihr nicht geduzt werden möchte. Konfrontation – ich soll jemandem sagen, dass ich mit seiner Art mit mir umzugehen nicht einverstanden bin und anders behandelt werden möchte. Das führte bei mir regelrecht zu Panikattacken. Im Rollenspiel, in einer geschützten Atmosphäre, konnte ich ausprobieren, wie es sich anfühlt, jemandem seinen Unmut auszudrücken. Wie es ist, mein übliches Verhalten zu ändern. Natürlich ist es nicht einfach, das erprobte Verhalten dann auch in der Realität umzusetzen. Das Rollenspiel bietet jedoch eine gute Möglichkeit der Übung. Ursprünglich wollte ich es bei erwähntem Bankfall dann auch bei der Übung belassen. Irgendwann packte mich aber doch der Ehrgeiz. Ich besuchte erneut die Filiale, hatte das „Glück", wieder auf dieselbe Mitarbeiterin zu treffen und war bemüht ihr einen Satz zu entlocken in dem sie mich erneut „duzte". Daraufhin sagte ich ihr, dass ich in einer Bank, in der es um finanzielle Geschäfte geht, nicht geduzt werden möchte. „Na, wenn Sie das wollen, dann sieze ich sie. Da sind Sie hier aber auch die einzige, die das so will", antwortete sie schnippisch. Woraufhin ich nur mit den Schultern zuckte. Es war ein gutes Gefühl, dass ich meine Grenzen offen geäußert hatte.
Was so einfach klingt, hat mich sehr viel Herzklopfen, verkrampfte Hände und Hitzewallungen gekostet – aber gelohnt hat es sich allemal.
Dies ist nur eine positive Erfahrung von vielen – ich habe gelernt, mich mit Hilfe solcher Rollenspiele auf schwierige (Konflikt-)Gespräche vorzubereiten. Das Sprechen vor größerem Publikum lässt sich ebenfalls sehr gut in Rollenspielen üben. So finden verhaltenstherapeutische Methoden in vielen Coachings außerhalb des therapeutischen Settings, wie beispielsweise Bewerbungstrainings, ihren Platz.

Die systemische Therapie

Eine psychische Erkrankung betrifft nicht nur den einzelnen Menschen, sondern auch sein gesamtes Umfeld. So beeinflussen Eltern, Geschwister, Lebenspartner, Kinder aber auch Freunde, Kollegen und

Bekannte die Entstehung und den Verlauf einer psychischen Störung. Solche Bezugspersonen sind zudem die wichtigsten Ansprechpartner eines Betroffenen.
Das haben auch die professionellen Behandler festgesellt.
Auslöser für die Weiterentwicklung und das Entstehen neuer Behandlungsinitiativen war die Ohnmacht der Behandler in Bezug auf die Rückfälle ihrer Patienten. Sie erkannten, dass Familienmitglieder von Betroffenen stark in die Problematik des Erkrankten involviert waren. Deshalb erhielt das soziale Umfeld eine größere Aufmerksamkeit.
Als eine der bedeutendsten Familientherapeutinnen gilt die US-amerikanische Psychotherapeutin Virginia Satir. Sie hatte in den 1950er Jahren erstmals die Idee, nicht nur Einzelpersonen, sondern ganze Familien zu therapieren.
Ein wesentliches Instrument in diesem Therapieverfahren sind neben den Gesprächen die sogenannten Familienaufstellungen, die verborgene Prozesse innerhalb der Familie, deren Strukturen und Verbindungen sichtbar macht und Verstrickungen löst. Hieraus resultiert auch der Lösungsansatz: Nicht nur die Erkrankung besteht in dem gesamten Familiensystem, sondern auch verschiedene Selbstheilungskräfte sind innerhalb dieser zu finden.
Der Erkrankte ist nicht abgegrenzt in sich, sondern Teil einer Sozialisation, die zur Erkrankung beiträgt – ebenso wie zur Genesung. Dieser systemische Ansatz fand immer mehr Zuspruch, sodass er in verschiedenen therapeutischen sowie auch beratenden Behandlungsfeldern eingesetzt wurde.
Neben der Familientherapie ist auch die Paar-Therapie in den meisten Fällen ein systemischer Ansatz.
Weil die Wirksamkeit dieser Therapieform mittlerweile für Erkrankungen, wie Angststörungen, unipolare depressive Störungen, Schizophrenie, Ess-Störungen sowie Suchterkrankungen belegt ist, hat der Gemeinsame Bundesausschuss die Aufnahme der systemischen Therapieform in den Leistungskatalog der Krankenkassen bewilligt.

Um eine Entscheidung für die richtige Therapie zu treffen, hilft es, sich nochmal die wichtigsten Eckpfeiler der oben vorgestellten vier Verfahren anzusehen:

Die **psychoanalytische Therapieform** dauert etwa 80 bis 300 Stunden und findet ein- bis zweimal pro Woche statt. Häufig genutztes therapeutisches Mittel ist die freie Assoziation. Das heißt, der Patient soll in der Therapie seinen Einfällen zu Ereignissen, Personen oder Symbolen freien Lauf lassen, ohne, dass seine Äußerungen dabei zensiert werden. Der Redeanteil des Therapeuten ist mit 10 bis 20 Prozent relativ gering. Bei dieser Therapieform liegt der Fokus auf verdrängten Ereignissen aus der Kindheit, die zu Problemen in der Gegenwart führen.

Bei der **tiefenpsychologisch fundierten Therapieform** stehen gegenwärtige Konflikte des Patienten im Vordergrund. In diesem aufdeckenden Therapieverfahren ergründen der Therapeut und der Patient die Ursachen dieser Konflikte. Der Redeanteil des Therapeuten liegt bei etwa 30 Prozent. Insgesamt werden 100 Stunden bewilligt, wobei die Sitzungen ein- bis zweimal pro Woche stattfinden können.

Die **kognitive Verhaltenstherapie** ist mit ca. 60 Stunden eines der kürzeren Therapieverfahren. Der Redeanteil des Therapeuten ist gleich dem des Patienten. Bei der kognitiven Verhaltenstherapie handelt es sich um ein lösungsorientiertes Verfahren, das gegenwärtige Probleme mit neu erarbeiteten Denk- und Verhaltensweisen lösen soll.

Im **systemischen Therapieverfahren** wird das gesamte soziale Umfeld des Erkrankten in den Genesungsprozess mit einbezogen. Es ist eine lösungs- und gesprächsorientierte Therapieform. Als Höchstumfang werden hier aktuell 48 Stunden vorgesehen. Voraussichtlich ab Juli 2020 kann dieses Verfahren für Erwachsene bewilligt werden.

In der Realität findet keine allzu strenge Trennung der Therapieverfahren statt. Natürlich hat jeder Therapeut seine Qualifizierung in der jeweiligen Therapieform, doch oft werden Ansätze unterschiedlicher Verfahren gleichzeitig genutzt.
Ich selbst war etwa drei Jahre lang in einer tiefenpsychologisch fundierten Therapie und konnte mit meiner Therapeutin nicht nur die Ursachen für meine Erkrankung aufdecken, sondern auch neue Verhaltensstrategien bei einem gegenwärtigen Konflikt erarbeiten. Umgekehrt erfahre ich von anderen Betroffenen, dass sie mit ihrem Verhaltenstherapeuten auch über schwierige Erfahrungen aus der Kindheit sprechen.
Neben den vorgenannten Therapieverfahren, die von der Krankenkasse finanziert werden, gibt es noch zahlreiche alternative Therapieansätze. Die Kunst- und Musiktherapie oder eine klientenzentrierte Therapie sind meiner Meinung nach ebenfalls hilfreiche Verfahren, müssen aber selbst bezahlt werden.
Welche Therapieform wem hilft, kann niemand pauschal beurteilen – auch kein Psychiater. Es können zwar Empfehlungen aufgrund der Symptomatiken ausgesprochen werden, letzten Endes muss und darf jedoch der Patient selbst entscheiden, welches Therapieverfahren er nutzen möchte. Nicht jeder möchte seine Kindheitsgeschichte aufrollen. Es gibt Betroffene, die nicht die Ursachen für ihre Probleme kennen müssen, um ein krankhaftes Verhalten zu ändern. Und wieder anderen, so auch mir, hilft genau dieser Weg.
Für mich persönlich ist eine fachliche Therapie außerdem nur ein Baustein von vielen im Genesungsprozess. Wie vermutlich viele andere Patienten auch, brauche ich individuelle Genesungsstrategien, die ich mir selbst erarbeitet habe. So helfen mir vor allem das Schreiben, der Besuch von Selbsthilfegruppen und meine Tiere im Umgang mit meiner Depression.

Sobald man sich für eine Therapieform entschieden hat, kann man sich auf die Suche nach dem geeigneten Therapeuten machen, wobei ich auch hier erwähnen möchte, dass die Beziehung zum Therapeuten oftmals wichtiger ist als das Therapieverfahren. Insofern möchte ich nicht sagen, dass erst die Therapieform, dann der Therapeut gewählt werden sollte – es ist, wie so oft, auch hier eine individuelle Entscheidung.

Tipps zur Therapeutensuche

Hat man sich durchgerungen und im Internet Tipps und Hilfestellungen zum Thema Depression gefunden, kommt man meistens zu dem Ergebnis: Such dir einen Therapeuten. Wenn man sich nicht schon aufgrund von Recherchen für eine bestimmte Therapieform entschieden hat, ist für viele Betroffene die erste Anlaufstelle der Hausarzt. Vor allem dann, wenn ein gutes Vertrauensverhältnis besteht.

Unabhängig davon, wie man zu der Entscheidung für eine Therapieform kommt, die Suche nach dem passenden Therapeuten bleibt einem selten erspart. Hat man früher in den „Gelben Seiten" nachgeschlagen, hilft heute Google. Man findet dort unendlich viele Listen. Wenn man sich dann endlich dazu entschieden hat, bei einem passenden Therapeuten anzurufen, erreicht man oft nur den Anrufbeantworter mit folgender Ansage: „Schönen guten Tag, Sie sind verbunden mit der Praxis XY. Sofern Sie bezüglich eines Therapieplatzes anrufen, muss ich Ihnen leider mitteilen, dass ich derzeit keine neuen Patienten annehme. Gerne können Sie sich in 12 Monaten noch einmal bei mir nach einem freien Therapieplatz erkundigen."

Hat man etwas mehr Glück, kann die Ansage schon etwas motivierender klingen: „Schönen guten Tag, Sie sind verbunden mit der Praxis XY. Meine telefonischen Sprechzeiten sind dienstags von 08:15 Uhr bis 08:30 Uhr."

Ungünstig, wenn man sich außerhalb der Sprechzeiten in einer akuten Krise befindet. Nun gut, verbringt man den Rest der Woche eben damit, im Bett zu liegen, die Wand anzustarren oder aus dem Fenster die vorbeifahrenden Autos zu beobachten – auch an Depressionen

Erkrankte brauchen schließlich mal Abwechslung in ihrem Alltag.
Will man etwas gezielter vorgehen, kann man die Krankenkassen um eine Liste mit zugelassenen Therapeuten in der Nähe bitten.
Oder man sucht auf der Internetseite der Kassenärztlichen Vereinigung des jeweiligen Bundeslandes nach Psychotherapeuten im Umfeld. Um zu vermeiden, dass man einen Therapeuten erwischt, der keine neuen Patienten aufnehmen kann, empfehle ich das Online-Portal therapie.de.
Dort kann man mit Hilfe einer Suchmaske nach bestimmten Kriterien filtern. Neben der gezielten Suche nach Ärzten, nach Geschlecht oder nach Therapieform, lässt sich zusätzlich noch nach freien Kapazitäten filtern.
Nachfolgend die für mich persönlich hilfreichsten Online-Portale für die Suche nach einem passenden Arzt:

- therapie.de
- jameda.de
- therapeutenfinder.com
- psychotherapiesuche.de

Auf jameda.de gibt es zusätzlich Bewertungen zu den Therapeuten und Ärzten, die natürlich kritisch zu hinterfragen sind. Es handelt sich bei diesen Beurteilungen schließlich um subjektive Wahrnehmungen. Was der eine Patient schlecht findet, kann der nächste als hilfreich erleben. Trotzdem geben die Berichte vielleicht einen ersten Eindruck über den Therapeuten und seine Therapieform.
Eine Garantie auf Erfolg bietet leider keine der erwähnten Recherchemöglichkeiten.
Der anschließende Anrufmarathon lässt sich daher auf dem Weg zu einem kassenärztlichen Therapieplatz oft nicht vermeiden.
In den vergangenen Jahren gab es aufgrund der Versorgungslücken und wegen unzumutbar langer Wartezeiten auf einen Therapieplatz von mindestens 20 Wochen diverse Reformen: Seit April 2017 müssen sogenannte Terminservicestellen des jeweiligen Bundeslandes

den Patienten innerhalb von vier Wochen einen Termin bei einem kassenärztlichen Psychotherapeuten vermitteln. In diesen ersten Sprechstunden wird der Hilfesuchende beraten, informiert, evtl. diagnostiziert und der Behandlungsbedarf wird festgestellt bzw. eine Behandlungsempfehlung wird ausgesprochen. Eine Garantie auf einen (zeitnahen) Therapieplatz stellt dies jedoch nicht dar, da bei diesen Terminen lediglich eine Beratung mit Handlungsempfehlungen vorgenommen wird.

Innerhalb dieser psychotherapeutischen Sprechstunde, die bis zu dreimal 50 Minuten oder sechsmal á 25 Minuten dauern kann, beurteilt der Psychotherapeut, ob eine psychische Erkrankung vorliegt und eine therapeutische Behandlung notwendig ist. Besteht eine therapeutische Indikation, kann man diese entweder bei dem Psychotherapeuten vornehmen, bei dem man in der Sprechstunde war, sofern er Kapazitäten hat. Alternativ vermittelt er den Patienten an die Terminservicestellen, die sich wiederum um einen geeigneten Therapieplatz kümmern.

Seit April 2018 ist diese Vorgehensweise für alle Patienten verpflichtend, um eine psychotherapeutische Behandlung beginnen zu können. Eine Ausnahme besteht für die Patienten, die in einer voll- oder teilstationären Behandlung sind oder den Therapeuten wechseln wollen – diese können ohne das oben beschriebene Prozedere eine Therapie beginnen.

Im Klartext bedeutet das, ich muss zunächst eine psychotherapeutische Sprechstunde aufsuchen und den Therapeuten von meiner Behandlungsbedürftigkeit überzeugen, die er mir schriftlich bestätigt. Damit kann ich mich daraufhin wieder bei ihm oder bei einem anderen Therapeuten melden, der freie Kapazitäten hat, um die Therapie zu beginnen. Wenn ich die Kosten für einen Therapeuten selbst übernehmen kann oder meiner Krankenkasse einen kassenärztlichen Therapeuten vorschlage, der freie Kapazitäten hat, dann habe ich die freie Wahl. Wenn ich einen Therapieplatz über die Terminservicestellen der kassenärztlichen Vereinigung suche, die dann auch von dieser bezahlt wird, habe ich kein Mitspracherecht. Das kann für einige Patienten

sehr problematisch sein, nicht nur wenn es um das Geschlecht des behandelnden Therapeuten geht oder die Entfernung zum Wohnort. So muss sich eine Frau, die sexuelle Gewalt durch einen Mann erfahren hat, unter Umständen einem wildfremden männlichen Therapeuten öffnen. Aber auch, wenn es um weniger traumatische Erfahrungen geht, Sympathie in der therapeutischen Beziehung ist eine wesentliche Komponente, die den Erfolg stark beeinflusst.
Laut aktuellem Stand in der Psychotherapie-Forschung ist die therapeutische Beziehung zwischen dem Therapeuten und dem Klienten wesentlich wichtiger, als die Therapie-Methode selbst. Dieser Aspekt wurde bei der Psychotherapiereform leider nicht berücksichtigt.
Während ursprünglich die Terminservicestellen nur zu bestimmten Zeiten und je nach Bundesland unter unterschiedlichen Rufnummern zu erreichen waren, gibt es seit Januar 2020 eine neue Reform: Seitdem sind die Terminservicestellen unter der bundesweiten Rufnummer des ärztlichen Bereitschaftsdienstes 116117 sieben Tage rund um die Uhr erreichbar. Mit diesem Ausbau will die Gesetzgebung erreichen, dass Patienten noch schneller einen Termin bei Ärzten und Therapeuten erhalten.

Das Ziel der bisherigen Reform, die Wartezeiten zu verkürzen, wurde nicht zufriedenstellend erreicht: Dietrich Munz, Präsident der Bundespsychotherapeutenkammer sagt, dass vom ersten Anruf bis zum ersten persönlichen Gespräch nur noch 5,7 Wochen vergehen – was immerhin sieben Wochen weniger sind als vor der Reform. Doch bis zum Beginn der eigentlichen Therapie vergehen nach wie vor ca. 20 Wochen. Das sind fünf Monate. Eindeutig viel zu viel Zeit, die verstreicht und dazu führt, dass sich psychische Erkrankungen wie die Depression verschlechtern, manifestieren und chronifizieren können. Im schlimmsten Fall begeht der Patient zwischenzeitlich Suizid.
Das Ärzteblatt schreibt über die Reform: „Die Einführung der Vermittlung der Terminservicestellen in Sprechstunde und Akutbehandlung hat an den Versorgungsproblemen nichts geändert."
Das Problem der langen Wartezeiten lässt sich vermeiden, wenn man

auf einen privaten Therapeuten zurückgreift, der meistens mehr freie Kapazitäten zur Verfügung hat. Wobei das bedeuten kann, dass man die hohen Kosten für die Behandlung aus eigener Tasche bezahlen muss.

Ausnahme bietet das Kostenerstattungsverfahren der Krankenkassen nach §13,3 Sozialgesetzbuch (SSGB) V. Damit die Krankenkassen die Kosten für die private Therapie übernehmen, gibt es allerdings einige Voraussetzungen. Zunächst muss der Kasse schriftlich und detailliert nachgewiesen werden, dass sich innerhalb von drei Monaten kein kassenärztlicher Therapeut gefunden hat, der einen freien Termin in Aussicht stellt. Die Krankenkasse hat anschließend die Möglichkeit innerhalb der zugelassenen Frist von einer Woche nach einem freien Therapieplatz zu suchen, welcher kassenärztlich zugelassen ist. Bleibt dies ebenfalls erfolglos, darf sich der Patient selbst einen approbierten Psychotherapeuten ohne Kassenzulassung suchen. Von dem gewählten Therapeuten benötigt man eine schriftliche Bestätigung über die Notwendigkeit einer Behandlung und die Zusage, dass zeitnah ein Therapieplatz frei ist.

Seit Einführung der Terminservicestellen werden die Anträge auf eine Kostenerstattung von den Krankenkassen leider immer öfter abgelehnt. Das „Ärzteblatt" berichtete im Oktober 2018 von einer Versorgungsstudie von zehn Landespsychotherapeutenkammern, aus der ersichtlich wurde, dass die Bewilligungsquote von Kostenerstattungsverfahren seit der Reform stark abnahm. „'Viele Ablehnungen wurden von den Krankenkassen falsch begründet', kritisieren die Studienautoren Katrin Jeschke, Psychotherapeutenkammer Berlin, und Rüdiger Nübling, Landespsychotherapeutenkammer Baden-Württemberg. So berichten unter anderem 56 Prozent der Befragten, den Patienten sei von den Krankenkassen mitgeteilt worden, Kostenerstattung sei nicht mehr erlaubt. 82 Prozent berichten von Ablehnungen, die mit der Einführung der Vermittlung der Terminservicestellen (TSS) seit April 2017 in die psychotherapeutische Sprechstunde und Akutbehandlung begründet wurden. 'Fakt ist, dass der gesetzliche Anspruch auf Kostenerstattung in § 13 Abs. 3 Sozialgesetzbuch (SGB) V unverändert geblieben ist, wenn der Versicherte keinen Psychotherapieplatz bei einem Vertragspsychotherapeuten findet', sagte Jeschke. Die Vermittlung durch die TSS hat an den Versorgungsproblemen nichts geändert', so Nübling."

Möchte man einen Konflikt oder gar einen Rechtstreit mit den Kassen vermeiden und trotzdem nicht bis zu fünf Monate auf einen Therapieplatz warten, so gibt es noch die Alternative eine stationäre Behandlung anzutreten.

Bei einer Therapie in einer Institutsambulanz in einem Fachkrankenhaus oder einer psychiatrischen Abteilung eines Allgemeinkrankenhauses besteht ein vielfältigeres Angebots- und Leistungsspektrum als bei den niedergelassenen Ärzten und Therapeuten. Es gibt ein festes Team aus Medizinern, Sozialarbeitern, Pflegepersonal und Therapeuten. Das Angebot reicht von den üblichen Therapieformen (Verhaltenstherapie, tiefenpsychologisch fundierte Therapie und Psychoanalyse) bis hin zu Entspannungs-, Kunst- und Sporttherapien.

Häufig arbeiten in PIA´s (Psychotherapeutische Institutsambulanzen) Therapeuten in Ausbildung. Sie haben das Grundstudium in Psychologie bereits absolviert und befinden sich in der Ausbildung im jeweiligen Fachbereich. Das mag vielleicht den einen oder anderen abschrecken, weil man sich nicht vorstellen kann, mit einem jungen Studenten über die eigenen Probleme zu reden. Meiner Meinung nach ist es aber egal, ob die Therapeutin Anfang 30 und in Ausbildung ist oder 55 Jahre alt und kurz vor der Pensionierung steht – die Chemie muss stimmen, man muss miteinander arbeiten und aufeinander eingehen können, nur dann kann eine Therapie effektiv sein.

Ein klarer Vorteil von Institutsambulanzen ist die kurze Wartezeit auf ein Erstgespräch beziehungsweise auf die ersten fünf Kennenlerngespräche. Ich war selbst für etwa drei Jahre in solch einer Ambulanz angebunden und fühlte mich dort sehr gut aufgehoben.

Psychopharmaka

Das Thema Depression ist so schon kaum gesellschaftsfähig, noch heikler wird es, wenn es um das Thema Psychopharmaka geht. Ich selbst hatte lange Zeit Medikamenten gegenüber diverse Vorurteile und war mehr als skeptisch, wenn es um die Behandlung von Depressionen mit Psychopharmaka ging.

Mein erster Therapeut versuchte mir immer wieder Antidepressiva „schmackhaft" zu machen. Damals war ich knapp 20 Jahre alt und der Meinung, dass die Tabletten meine Persönlichkeit verändern könnten. Das war für mich keine akzeptable Lösung. Unter Druck ließ ich mich dann trotzdem überreden. Mein Therapeut stellte mich vor die Wahl: entweder Medikamente oder die Einweisung in die Psychiatrie. Geholfen haben die Medikamente mir damals nicht – entweder habe ich gar keine Wirkung gespürt oder aber ich hatte so starke Nebenwirkungen, dass ich die Tabletten absetzen musste. Nach drei Versuchen mit unterschiedlichen Dosierungen wurde das Thema „Antidepressiva" für mich vorerst ad acta gelegt.

Jahre später suchte ich wegen meiner Panikattacken bei der Hausärztin Rat und war aus eigener Motivation bereit, es noch einmal mit angstlösenden Antidepressiva zu versuchen. Seitdem sind 10 Jahre vergangen, zwischendurch gab es einige Zeit ohne Antidepressiva. In meiner letzten schweren Krise 2016 nahm ich erneut ein angstlösendes Antidepressiva, welches ich aktuell ausschleiche.

Tabletten sind nur äußerst selten die einzige Lösung auf dem Genesungsweg. Eine viel zitierte Metapher trifft meine Meinung dazu recht gut: Antidepressiva sind eine gut unterstützende Gehhilfe, gehen muss und darf jedoch jeder seinen Weg selbst. Und so ist es meistens eine Kombination aus Psychopharmaka, Psychotherapie und individuellen Selbsthilfe-Strategien, die dem Patienten in seinem Genesungsprozess unterstützen. Wie erwähnt, schleiche ich meine Tabletten aktuell aus. Lange Zeit haben sie mich auf meinem Weg unterstützt, nun bin ich bereit, ohne Gehhilfe voranzukommen.

Die Fragen, ob Antidepressiva die Persönlichkeit verändern, abhängig machen oder überhaupt sinnvoll sind, werden kontrovers unter Ärzten und Erkrankten, vor allem auch unter Angehörigen diskutiert. Dazu habe ich meinen Psychiater Gerhard Peters befragt:

Herr Peters, viele Betroffene haben Angst vor der Einnahme von Psychopharmaka und auch Außenstehenden sind solche „Psycho-Pillen" suspekt. Was glauben Sie, woher kommt diese Angst?

Gerhard Peters: *Das habe ich selbst noch nicht so genau herausgefunden. Mir scheint, dass manche Menschen die Psyche als etwas verstehen, das mit dem authentischen Kern der Persönlichkeit zu tun hat. Die vage Vorstellung, dass Medikamente in diesen Bereich hineinwirken könnten, löst großes Unbehagen aus. Vielleicht verbinden andere mit „Psycho-Pillen" Bilder von gedämpften, willenlosen Menschen, die nicht Herr oder Frau ihrer selbst sind, wie im Film „Einer flog übers Kuckucksnest". Oder sie assoziieren die Nebenwirkungen unterschiedlicher Psychopharmaka mit Parkinson-ähnlichen Symptomen oder mit Gewichtszunahme oder Trägheit oder alles in einem. Möglicherweise ist es ein Amalgam an unterschiedlichen Vorstellungen, die bei jedem Menschen anders sein können und im Endeffekt nichts Gutes bedeuten.*

Sind Sie der Meinung, dass Antidepressiva bzw. Psychopharmaka die Persönlichkeit verändern?

Gerhard Peters: *Nein. Die Persönlichkeit als etwas, das über Jahre und Jahrzehnte gewachsen ist, kann kein noch so starkes Medikament kurzfristig und auch nicht langfristig verändern.*

Wie wirken Antidepressiva (AD)? Können Sie kurz erklären, was im Gehirn bei der Einnahme von AD vor sich geht? Wie beeinflussen sie mich bzw. andere Patienten?

Gerhard Peters: *Die Psyche (oder auf Deutsch: Seele) ist ein Organ des Menschen, das zwar keinen spezifischen Ort wie andere Organe im Körper* *hat, sondern das ein komplexes Zusammenspiel vieler Körperfunktionen (Wahrnehmung, Empfindungen, Körpergefühl, Gedanken etc.) beschreibt. Gleichwohl wissen wir, dass in bestimmten Hirnregionen stoffliche Veränderungen eines geistigen Konzepts stattfinden. Letzten Endes sind chemische Signalübertragungsprozesse zwischen Nervenzellen verantwortlich für Vorgänge im Gehirn. Die Endigungen dieser Nervenzellen heißen Synapsen, darin sind Botenstoffe (oder auch Transmitter genannt) gespeichert, die bei einem elektrischen Reiz der Nervenzelle ausgeschüttet werden. Um zur anderen Nervenzelle zu gelangen, muss es den synaptischen Spalt überwinden. An der anderen Nervenzelle gibt es Rezeptoren, die genau auf diesen spezifischen Botenstoff passen. Bindet sich ein Botenstoff an solch einen Rezeptor, löst dies an der Nervenzelle einen elektrischen Impuls aus, der weitergeleitet werden kann. An diesen unterschiedlichen biologischen Strukturen – Speicherung und Produktion des Botenstoffs, Wiederaufnahme des Botenstoffs aus dem synaptischen Spalt, Bindung am Rezeptor – setzen Psychopharmaka an. Vom Grundprinzip unterscheiden sich also Psychopharmaka nicht von allen anderen Medikamenten, die zur Behandlung körperlicher Erkrankungen eingesetzt werden.*

Ob bei Depressiven nun ein chemisches Ungleichgewicht vorliegt oder nicht, wird ja kontrovers diskutiert. Wenn dies noch gar nicht wissenschaftlich eindeutig erwiesen ist, weshalb werden AD verschrieben? Weshalb wirken AD nicht bei allen Betroffenen in gleicher Weise?

Gerhard Peters: *Nun ja, dies ist eine komplexe Frage, die wissenschaftlich unterschiedlich tief beantwortet werden kann. Ich versuche es relativ überschaubar zu halten. Es stimmt, dass die Bedeutung des chemischen Ungleichgewichts für die Entstehung und Aufrechterhaltung von Depressionen diskutiert wird. Das heißt jedoch nicht im Umkehrschluss, dass die bisherigen Befunde, die diese These stützen, komplett falsch oder wissenschaftlich nicht eindeutig erwiesen sind. Wissenschaftliche Thesen sind eben nicht mit Ja oder Nein zu erfassen, schon gar nicht komplexe Systeme wie sie im Gehirn stattfinden. Es kann durchaus sein, dass das Modell des chemischen*

Ungleichgewichts einen Teil des komplexen Zusammenspiels von biologischen, psychologischen und sozialen Faktoren erklärt und andere Modelle einen anderen Beitrag zum Verständnis der Erkrankung beitragen. Antidepressiva (AD) werden eingesetzt, weil es einen nicht unerheblichen Anteil an Menschen gibt, die positiv darauf reagieren, was dafür spricht, dass die These wahrscheinlich doch nicht so falsch sein kann. Andererseits stimmt es auch, dass die Erfolgsquote von Antidepressiva lange nicht so hoch ist wie bei internistischen Medikamenten, wie z.B. Blutdruckmedikamenten. Wie hoch diese Quote ist, wird ebenfalls kontrovers diskutiert und schwankt zwischen 60 und 80 Prozent. Offenbar hängt die Wirksamkeit der Antidepressiva zum einen von der Schwere der Erkrankung ab, d.h. je schwerer die Depression, desto wirksamer die Medikamente und umgekehrt. Zum anderen gibt es offenbar hohe interindividuelle Unterschiede in der Ansprechbarkeit der biochemischen Systeme auf die entsprechenden Medikamente. Einige sprechen extrem gut auf die Medikamente an, andere wiederum gar nicht. Im Übrigen liegen auch dem Einsatz von internistischen Medikamenten Modelle zugrunde, die dem Fluss der Wissenschaft unterliegen, d.h. umstritten sind, revidiert, korrigiert werden müssen.

Laut wissenschaftlichen Erkenntnissen wirkt sich der Botenstoff Serotonin nicht auf die Entstehung einer Depression aus – weshalb werden dann Selective Serotonin Reuptake Inhibitor (kurz SSRI, zu Deutsch Selektive Serotonin-Wiederaufnahmehemmer) verschrieben?

Gerhard Peters: *Wie gesagt, es gibt viele wissenschaftliche Ergebnisse und Erkenntnisse. Die einen postulieren eine These, die anderen postulieren eine andere These. Dies ist die natürliche Fortentwicklung wissenschaftlicher Erkenntnisse. Aus wissenschaftlicher Sicht sind wir vorsichtiger in der Bewertung von falsch oder richtig. In der nicht-wissenschaftlichen Presse werden die Aussagen sicherlich etwas verkürzter wiedergegeben. Um die Frage, warum SSRI „dennoch" verschrieben werden, zu beantworten, kann ich sagen: weil sie dennoch bei einem nicht unbeträchtlichen Teil der Patienten wirken – warum auch immer.*

Vor knapp zwei Jahren haben Sie mir ein AD verschrieben. Erst haben wir es mit einem SSRI, also Serotonin-Wiederaufnahmehemmer, versucht, dann mit einem Selective Serotonin-Noradrenalin-Reuptake-Inhibitor (kurz SNRI, zu Deutsch Serotonin-Noradrenalin-Wiederaufnahmehemmer), welches dann auch gewirkt hat – auch hier wieder die Frage, warum wirkt das eine Medikament und das andere nicht, wie entscheidet sich ein Arzt für ein passendes Medikament?

Gerhard Peters: *Wir Ärzte sind meist nicht Wissenschaftler, sondern empirische Praktiker, die auf der Grundlage wissenschaftlicher Ergebnisse bei jedem einzelnen Menschen nach Erfolg, Misserfolg und/oder nach Verträglichkeit beurteilen müssen, was wir dem Patienten geben können. Manchmal gibt es kleine Unterschiede in der Wirkung, die den Ausschlag geben, z.B. ob begleitende andere Symptome wie körperliche Schmerzzustände oder Ängste eine Rolle spielen. Manchmal spielt das Nebenwirkungsprofil eine Rolle, die den Einsatz des einen Medikaments ungünstig erscheinen lässt und ein anderes günstiger. Nimmt ein Patient andere Medikamente oder hat bestimmte körperliche Erkrankungen, die ein Medikament ausschließen, müssen wir das ebenfalls beachten. Aus diesen Faktoren bilden wir uns eine rationale Überlegung, die oft auch Alternativen hat. Ich persönlich versuche dieses Rationale dem Patienten offenzulegen und diskutiere gern das Für und Wider der Alternativen.*

„Tabletten alleine helfen bei einer Depression nicht", liest man häufig. Gibt es Formen von Depressionen, die allein durch Medikamente behandelt werden können? Ist eine Gesprächstherapie dann überflüssig?

Gerhard Peters: *Ja, es gibt Menschen, bei denen bessert sich die Depression so erstaunlich gut unter einer Medikation, dass sich tatsächlich die Frage der Verhältnismäßigkeit des Einsatzes anderer Behandlungsoptionen stellt. Da es viele Faktoren gibt, die vielleicht nicht jetzt aber in Zukunft wirksam werden könnten, empfehle ich dann doch zusätzlich auf das eine* *oder andere zu achten, um depressive Episoden in Zukunft prophylaktisch besser zu begegnen. Eine Gesprächstherapie ist eine langwierige und aufwändige Behandlungsmethode. Es ist meines Erachtens nicht eine Frage der Überflüssigkeit, sondern der Verhältnismäßigkeit, ob sie angemessen ist oder nicht.*

Wie erkennt man solch eine Depression? Wie unterscheidet sie sich von einer Depression, die nicht allein mit Medikamenten behandelt werden kann?

Gerhard Peters: *Auf den ersten Blick unterscheidet sie sich von der Symptomatik kaum von allen anderen Depressionen, zumal jeder Mensch mit einer Depression irgendwie seine eigenen Charakteristika hat. Um es ein wenig zu vereinfachen, könnte man sagen, es gibt Menschen, die starke genetische Faktoren haben, die wirksam sind und bei anderen spielen die Umweltfaktoren eine größere Rolle. Früher hatte man deshalb unterschieden zwischen endogener und exogener Depression. Dieses Konstrukt lässt sich nicht mehr halten. Dennoch veranschaulicht es immer noch, dass es offenbar Menschen gibt, die aufgrund ihrer „inneren" Ausstattung schneller aus dem Gleichgewicht geraten, während bei anderen eine bestimmte „äußere" Konstellation im Leben zur Depression führt. Psychotherapie wirkt allerdings auch nicht auf das „Äußere", sondern hilft bei unserem Umgang mit den Umweltfaktoren.*

Antidepressiva haben im Vergleich zu Psychopharmaka aus der Klasse der Benzodiazepine kein Suchtpotenzial. Jedoch müssen Antidepressiva aufgrund der Absetzungserscheinungen langsam ausgeschlichen werden – was ist der Unterschied zwischen Entzugs- und Absetzungserscheinungen?

Gerhard Peters: *Entzugserscheinung ist ein Begriff aus der Suchterkrankung und beschreibt das Verlangen eines Körpers nach dem gerade entzogenen Stoff, während Absetzsymptome nicht ein Verlangen nach dem gerade abgesetzten Medikament auslösen. Das Absetzen des Medikaments* *kann zu Schwankungen in dem Transmittersystem führen, das unangenehm sein kann aber ungefährlich ist, während Entzugssymptome teilweise sogar mit gefährlichen Komplikationen einhergehen können.*

Viele Betroffene versuchen ein Antidepressivum abzusetzen und werden aufgrund der starken Absetzungserscheinungen „rückfällig" und nehmen die ursprüngliche Dosis wieder ein - ist es ein Vorurteil, dass Antidepressiva abhängig machen?

Gerhard Peters: *Ja, das ist es. Unglücklicherweise gibt es bei dieser Frage immer wieder Missverständnisse, weil es einen unterschiedlichen Sprachgebrauch zwischen dem alltagsprachlichen „abhängig" im Sinne von „ich kann gar nicht mehr ohne, sonst geht es mir schlecht" und dem medizinischen Fachbegriff der „Abhängigkeitsstörung" gibt. Wenn wir fachlich von Abhängigkeit sprechen, haben wir die Kriterien für diese Störung im Kopf: ein starker Wunsch, die Substanz einzunehmen, Schwierigkeiten, den Konsum zu kontrollieren und anhaltender Substanzgebrauch trotz schädlicher Folgen; dem Substanzgebrauch wird Vorrang vor anderen Aktivitäten und Verpflichtungen gegeben; es entwickelt sich eine Toleranzerhöhung und manchmal ein körperliches Entzugssyndrom. Keines dieser Kriterien für eine Abhängigkeitsstörung trifft für die Einnahme der Antidepressiva zu. Der einzige Aspekt, der an „Abhängigkeit" erinnert, ist die „Entzugssymptomatik". Auf diesen Aspekt meine ich bei der vorangegangenen Frage eingegangen zu sein.*
Die umgangssprachliche Bedeutung von Abhängigkeit beinhaltet auch die Abhängigkeit von Luft zum Atmen, Nahrung für den Körper, soziale Zuwendung für die Seele, aber auch manchmal von Medikamenten. Ein Diabetiker ist „abhängig" von der Insulinzufuhr von außen, sonst geht es ihm ziemlich schlecht, aber er ist nicht „abhängig" im medizinischen Sinne. Doch selbst diese dringende Notwendigkeit wie beim Diabetiker, besteht bei Depressiven nicht. Häufig geht es den Depressiven durch ein Antidepressivum besser. Irgendwann ist es jedoch möglich das Antidepressivum abzusetzen. Manchmal gibt es unangenehme Absetzsymptome. Es sind im engeren Sinne keine Entzugssymptome und schon gar nicht erfolgt eine

Toleranzsteigerung, wenn sie wieder die alte Dosierung einnehmen oder ein Kontrollverlust des Konsums oder andere o.g. Verhaltensweisen, die typisch für die Sucht sind.

Vor mehreren Jahren habe auch ich ein SSRI (Serotonin-Wiederaufnahmehemmer) langsam ausgeschlichen und bei dem letzten Schritt (von 10 mg auf 0 mg) hatte ich extreme Nebenwirkungen – u.a. eine depressive Krise mit starken Suizidgedanken. Nach etwa einer Woche war der Spuk vorbei – können Sie uns erklären, was in meinem Gehirn in dieser Woche passiert ist und wieso mir das Absetzen so schwergefallen ist?

Gerhard Peters: *Es wäre anmaßend, sagen zu können, was genau in Ihrem Gehirn passiert ist. Am wahrscheinlichsten ist, dass die betroffenen Neurotransmittersysteme, die durch die Medikamente in einem bestimmten Gleichgewicht gehalten wurden, vorübergehend entweder überschießend oder unzureichend reagiert haben. Wir machen häufig die Erfahrung, dass das Reduzieren zunächst ganz gut toleriert wird, nur der letzte Schritt – und mag er noch so klein sein – macht verhältnismäßig viele Probleme. Es ist dann wie beim Eindosieren der Medikamente: es kommt zu unerwünschten Wirkungen des Medikaments, aber es ist vorübergehend und geht meist schnell vorbei.*

Die oben beschriebenen Nebenwirkungen erscheinen häufig auch in den ersten Wochen der Einnahme des Medikaments. Wie kann ich als Patient zwischen Symptomen der Depression und Nebenwirkungen des Medikaments unterscheiden?

Gerhard Peters: *Meistens sind die Nebenwirkungen körperlicher Natur (Schwindel, Übelkeit, Durchfall, Kopfschmerzen u.a.) und manchmal sind die Grenzen zum Psychischen fließend (Unruhe, Schlafstörungen, Alpträume, Nervosität, Getriebenheit u.a.). Wenn es eine zeitliche Korrelation zwischen Beginn der Medikation oder Steigerung der Dosis gibt, ist die Wahrscheinlichkeit groß, dass es mit der Medikation zusammenhängt. Viele*

Patienten berichten, dass sich die Nebenwirkungen anders anfühlen, als sie es von der Depression kennen, sich meistens „körperlicher" anfühlen.

Zu Beginn der Einnahme des Antidepressivums ist die Suizidgefahr erhöht, da zunächst die antriebssteigernde Wirkung einsetzt und erst wesentlich später die stimmungsaufhellende Wirkung. Stimmt es, dass ein Arzt seinen Patienten daher gerade am Anfang der Einnahme gut im Auge behalten sollte? Wie kann dies bei dem Zeitmangel und den überfüllten Praxen gewährleistet werden?

Gerhard Peters: *Der Zusammenhang von Einnahme eines Antidepressivums, insbesondere eines SSRI, und Suizidalität wird immer noch kontrovers diskutiert. Ob dies an dem zeitlich verschobenen Wirkungseintritt von antriebssteigernder und stimmungsaufhellender Wirkung liegt, ist ebenfalls noch nicht klar. Bei den älteren Antidepressiva (z.B. trizyklische oder tetrazyklische Antidepressiva) wurde dies wesentlicher stärker beobachtet. Ob ein Arzt das im ambulanten Setting im Auge behalten kann oder nicht, ist noch jenseits der Diskussion der überfüllten Praxen ein Thema. D.h. ein Arzt muss vorab klären, ob es ambulant geht oder von vornherein stationär erfolgen sollte. Eine Rundumüberwachung können wir ambulant so oder so nicht gewährleisten. Dennoch bemühen wir uns verantwortungsvoll, aber auch ressourcengerecht, medikamentöse Einstellungen vorzunehmen. Die allermeisten gehen gut. Zum Glück finden die Worst Cases nur sehr selten statt. Und vor allem vertraue ich auf die Eigenverantwortung meiner Patienten, dass sie sich bei gravierenden Nebenwirkungen oder Veränderung der Stimmung bei mir melden.*

Antidepressiva und auch andere Psychopharmaka beeinflussen oft unser Gewicht, meistens negativ. Worin liegt der Zusammenhang?

Gerhard Peters: *Offenbar greifen manche Psychopharmaka in den zentralen Regulationsmechanismus des Appetitzentrums im Gehirn ein. Es* *wird quasi das Soll der Nahrungszufuhr hoch gesetzt und dem Körper vorgegaukelt, dass er noch mehr Energie braucht, obwohl der Körper diese Energie nicht wirklich nötig hat. Gegen diesen „natürlichen" Appetitmechanismus ist es schwer anzukommen. Im schlimmsten Fall entwickeln Menschen regelrechte Heißhungerattacken auf Hochkalorisches und zu allem Übel auch noch abends vor dem Schlafengehen. Außerdem scheint die Verwertung der Nährstoffe sich zu verändern, d.h. sie werden schneller in Energiespeicher umgewandelt.*

Was raten Sie Betroffenen von Depressionen in Bezug auf die Einnahme von Antidepressiva? Wie ermutigen Sie Ihre kritischen Patienten?

Gerhard Peters: *Zunächst versuche ich mit den Patienten abzuwägen, welche Hilfen insgesamt zur Überwindung der Krise angebracht sind. In Bezug auf die Medikation als eine Hilfsmöglichkeit gebe ich meine Einschätzung und Empfehlung ab. Bestehen Bedenken gegen die Einnahme von Medikamenten, versuche ich die Vorbehalte aufzugreifen. Manche kann ich entkräften, über andere Nebenwirkungen kläre ich auf und versuche mit dem Patienten eine Nutzen-Risiko-Abwägung zu vollziehen. Fällt seine/ihre Abwägung anders aus als meine, kann ich damit leben, verberge aber auch nicht meine Empfehlung und begründe sie.*

Gibt es wirklich therapie-resistente oder austherapierte Patienten, bei denen rein gar nichts mehr hilft bzw. möglich ist?

Gerhard Peters: *Das sind schrecklich klingende Begriffe für ein Problem in der Behandlung, dass uns wohl bekannt ist und uns vor Herausforderungen stellt. Wir müssen zum einen herausfinden, ob es ein Ungleichgewicht biochemischer Natur ist, dass wir medikamentös beeinflussen können oder ob es psychologischer Natur ist, das sich eher psychotherapeutisch lösen lässt. Wenn wir medikamentös schon viele Versuche gestartet haben, aber bislang keinen Erfolg hatten, sprechen wir von therapieresistenter Depression – wobei nur die medikamentöse Erfolglosigkeit damit gemeint ist. Es gibt* *jedoch rationale Strategien beim Vorgehen in solchen schwierigen Situationen: zunächst Monotherapie mit einem Antidepressivum aus unterschiedlichen Subgruppen, dann Kombinationen von zwei Medikamenten, entweder zwei Antidepressiva, die sich in ihrem Wirkmechanismus ergänzen oder ein Antidepressivum und ein Vertreter aus einer anderen Klasse (z.B. Lithium oder Medikamente aus der Gruppe der Antiepileptika). Wenn das nicht hilft, dann ggf. eine Dreierkombination. Meine Erfahrung – und auch die anderer Kollegen – ist, dass wir irgendwann doch einen Weg mit den Patienten aus der Depression finden. Es dauert nur unterschiedlich lange.*

Zum Schluss noch einige Fragen außerhalb des Themas Psychopharmaka, die mich interessieren: In Ihrer Arbeit als Psychiater haben Sie mit vielen (schwer) Depressiven zu tun – wie ermutigen Sie Ihre Patienten, weiter für ihr Leben zu kämpfen, wenn diese längst ihren Lebensmut verloren haben?

Gerhard Peters: *In solchen Situationen finde ich es wichtig, sich von dem depressiven Sog nicht herunterziehen oder sich nicht anstecken zu lassen. Meist sind es nicht die inhaltlichen Kommentare, schon gar nicht die Ratschläge, die helfen, sondern die Zuversicht, die authentisch gelebte Lebensfreude, die scheinbar „weichen" Aspekte, wie Akzeptanz und Respekt, die den Menschen helfen wieder selbst Zuversicht und Hoffnung zu finden. Inhaltlich helfen allgemeine Tipps und Ratschläge (z.B. Sport machen, Hobbies nachgehen, soziale Kontakte halten etc.) erstmal nur wenig, es sei denn sie werden in ein persönliches Behandlungskonzept eingebunden. Deshalb versuche ich die ganz individuellen Bedingungen und Zusammenhänge des Menschen zu erfassen, die ihn depressiv machen, und versuche den individuellen Weg gemeinsam mit dem Patienten zu erarbeiten.*

Was raten Sie Angehörigen, wie sie ihren betroffenen Mitmenschen helfen können?

Gerhard Peters: *Hier kann ich wohl nur allgemein antworten: Sie helfen ihm, wenn sie sich ihm nicht verschließen, wenn Sie „da sind", hören Sie* *zu. Versuchen Sie nicht unbedingt sich so viel Spezialwissen anzueignen, dass sie wie ein Experte auftreten. Seien sie authentisch in Ihrer Funktion als Verwandter oder Freund. Dies ist eine andere Rolle als eine Expertenrolle. Binden Sie die Betroffenen in soziale Kontakte ein. Ermutigen Sie viel, versuchen Sie den Blick weg von den Defiziten zu bekommen, fokussieren Sie auf das Positive.*

Was gibt Ihnen selbst Kraft und Lebensfreude, wenn Sie tagtäglich mit Menschen zu tun haben, welche unter Depressionen und Suizidgedanken leiden? Wie schaffen Sie es, sich von dem Leid Ihrer Patienten abzugrenzen?

Gerhard Peters: *Wenn ich meine Praxis verlasse, strampele ich auf meinem Fahrrad, ackere in meinem Garten, bewege mich gern, tobe mit meinen Kindern, mache Faxen, blödel rum – kurzum, ich versuche normal zu sein. Ich koche auch gern oder gebe mich anderen Genüssen hin, das macht mir tatsächlich Appetit auf Leben. Wie ich mich gegenüber dem Leid der Anderen abgrenze? Indem es mir, glaube ich, ganz gut gelingt, mich gegenüber dem was Außen ist, abzugrenzen. Die Frage ist so einfach und dennoch kann ich sie nur schwer beantworten. Ich denke darüber nicht nach, wie ich es mache, es passiert. Wenn ich nach Hause fahre, weiß ich, das ist jetzt mein Leben.*

Wegweiser durch den Dschungel von stationären und ambulanten Therapien

Genau wie bei körperlichen Erkrankungen, gibt es auch bei psychischen Krankheiten Fälle, bei denen eine ambulante Behandlung den Betroffenen nicht mehr weiterbringt. Dann kann ein Aufenthalt in einer stationären Einrichtung nötig und hilfreich sein.
Die Landschaft psychiatrischer Anlaufstellen ist vielfältig. Neben der

Psychiatrie und der ambulanten Psychotherapie gibt es Psychosomatische Kliniken und Reha-Kliniken, Tageskliniken und Krisenpensionen. Dieses Kapitel gibt einen groben Überblick über die Gemeinsamkeiten und Unterschiede der jeweiligen Einrichtungen. Dabei erzähle ich auch von meinen persönlichen Erfahrungen mit voll- und teilstationären Therapien.

Die **Psychiatrie** oder **psychiatrische Klinik** als Aufenthaltsort für eine vollstationäre Therapie ist wohl die bekannteste Einrichtung und Ursprung aller weiteren Klinikvarianten. Häufig finden sich in Krankenhäusern auch psychiatrische Abteilungen. Hier werden alle Arten von psychischen Erkrankungen behandelt, Depressionen und Angststörungen ebenso wie Psychosen oder auch Suchterkrankungen. Wird ein Betroffener zwangseingewiesen, weil eine Eigen- oder Fremdgefährdung besteht, ist die Psychiatrie die passende Anlaufstelle. Sie ist zur Aufnahme der Patienten verpflichtet. Doch auch ohne Einweisung kann man im Notfall die Ambulanz der psychiatrischen Klinik aufsuchen. Als Notfall gelten akute Suizidgedanken und/oder Suizidversuche und der Umstand, dass sich Betroffene aufgrund der Schwere ihrer Depression nicht mehr selbst versorgen können.
Hauptsächlich geht es beim Aufenthalt in einer psychiatrischen Klinik um eine genaue Diagnostik und um eine medikamentöse Therapie. Zusätzlich werden psychotherapeutische Gespräche, Bewegungs- und Ergotherapien angeboten.
In der Psychiatrie wird zwischen „offenen" und „geschlossenen" Stationen unterschieden. Auf den offenen Stationen können sich die Patienten frei und alleine auf dem Krankenhausgelände bewegen und in Absprache mit dem Klinikpersonal das Gelände auch verlassen. Sind Betroffene akut suizidgefährdet oder stellen für andere Menschen eine Gefahr dar, ist ein Aufenthalt auf einer geschlossenen Station nötig. Hier findet eine sehr engmaschige Beobachtung statt. Das Verlassen des Geländes darf nur in Begleitung von Klinikpersonal erfolgen.

Egal, ob geschlossene oder offene Station, in einer Psychiatrie kann man erstmal zur Ruhe kommen. Für viele Betroffene ist es eine große Erleichterung, dass sich jemand um sie kümmert, sie weder funktionieren noch Erwartungen erfüllen müssen. Das Wichtigste ist außerdem die Ansprache, die in einer stationären Einrichtung ausreichend vorhanden ist. Entweder man kommt mit seinen Mitpatienten ins Gespräch oder hat die Möglichkeit, mit Ärzten, Therapeuten und jemandem vom Pflegepersonal über seine Ängste und Sorgen zu sprechen. Die Aufenthaltsdauer in vollstationären Kliniken kann je nach Therapiegrund und Station stark variieren.

An vielen **psychiatrischen Krankenhäusern** bzw. Fachabteilungen allgemeiner Krankenhäuser gibt es außerdem psychiatrische Institutsambulanzen (PIA). Hier werden Erkrankte ambulant betreut, die mittels niedergelassener psychiatrischer Versorgung nicht ausreichend versorgt werden können. Betroffene, die aufgrund der Art, Schwere und Dauer ihrer Erkrankung ein besonders intensives, krankenhausnahes Versorgungsangebot brauchen, z.B. in Form von Unterstützung durch Sozialarbeiter und Ergotherapeuten. Ziel ist es, einen stationären Krankenhausaufenthalt zu vermeiden. In den PIA´s erhält man multiprofessionelle Hilfe, d.h. sowohl die Diagnostik als auch die Verordnung von Medikamenten und sozial unterstützende therapeutische Maßnahmen durch Sozialarbeiter können an einem Ort durchgeführt werden. Der Erstkontakt erfolgt über die Einweisung des behandelnden Arztes bzw. Ärztin, wobei auch bei Psychiatrischen Institutsambulanzen mit einer längeren Wartezeit zu rechnen ist. Die Dauer der Behandlung in einer PIA ist unterschiedlich und nicht begrenzt.

In den **psychotherapeutischen Kliniken** bzw. Stationen wird nach einem tiefenpsychologischen oder verhaltenstherapeutischen Konzept gearbeitet. Wenn ein Konflikt oder eine traumatische Erfahrung eine besonders intensive psychotherapeutische Behandlung erfordert, ist eine stationäre Psychotherapie angezeigt. Voraussetzung ist, dass man ausreichend belastungsfähig ist, um mit der Aufarbeitung zu beginnen. Ähnlich wie auf der psychiatrischen Station finden hier Einzel- und Gruppengespräche statt, zudem werden Entspannungsverfahren, Musik-, Kunst-, Ergo- und Sporttherapien angeboten. Die Behandlungsdauer erstreckt sich auf mindestens sechs bis maximal zwölf Wochen. Eine Aufnahme erfolgt durch die Einweisung des behandelnden Arztes bzw. einer Ärztin. Ähnlich wie bei ambulanten Psychotherapien ist mit einer Wartezeit von mehreren Monaten zu rechnen.

Zusätzlich gibt es, vor allem in größeren Städten, **psychotherapeutische Institutsambulanzen**. Das sind Forschungs- und Lehreinrichtungen, die eine oder mehrere psychotherapeutische Richtungen vertreten. Wenn man sich über psychotherapeutische Institutsambulanzen informiert, liest man häufig die Abkürzung „PiA“. Während bei der Abkürzung für die psychiatrischen Institutsambulanz, die ich im vorherigen Absatz erklärt habe, alle Buchstaben großgeschrieben werden (PIA) so steht PiA für Psychotherapeuten in Ausbildung. Bei diesen Auszubildenden kann man ebenfalls eine Therapie antreten. Der große Vorteil sind die kürzeren Wartezeiten. Die Qualität der Therapie durch Auszubildende ist dadurch sichergestellt, dass sie regelmäßig und häufiger zu einer Supervision müssen als Psychotherapeuten mit abgeschlossener Ausbildung.

Auf **psychosomatischen Stationen** werden neben Depressionen auch chronische Schmerzerkrankungen, Angst-, Zwangs- und Ess-Störungen sowie Burnout-Erkrankungen behandelt. Unter Psychosomatik versteht man die Wechselwirkung von Körper und Seele, bei der man die Erkrankung im Gesamtkontext des Menschen sieht. Ebenso wie in der psychotherapeutischen Klinik wird auch hier hauptsächlich mit verhaltens- oder tiefenpsychologischen Therapiekonzepten gearbeitet und weniger mit Medikamenten. Als therapeutische Einheiten kommen Einzel- und Gruppenpsychotherapien, Entspannungsverfahren, Musik-, Kunst-, Ergo- und Bewegungstherapien zum Einsatz. Die

Aufnahme erfolgt über die Einweisung eines Arztes bzw. einer Ärztin. Akut suizidale Patienten werden auf psychosomatischen Stationen selten aufgenommen, da die Belastungsfähigkeit für die jeweiligen therapeutischen Einheiten nicht gegeben ist. Die Dauer der Behandlung beträgt etwa sechs bis acht Wochen. Auch hier ist mit einer Wartezeit von mehreren Wochen zu rechnen.

In manchen Kliniken gibt es spezielle Stationen für Depressionen. Die sogenannte **Depressionsfachstation**, auf welcher ausschließlich depressive Menschen behandelt werden. Neben medikamentösen Therapien kommen hier Entspannungsverfahren, Einzel- und Gruppengespräche, Musik-, Kunst-, Ergo- und Bewegungstherapien zum Einsatz. Die Aufnahme erfolgt über die Einweisung des behandelnden Arztes bzw. Ärztin, wobei man auch hier mit Wartezeiten von mehreren Wochen zu rechnen hat. Möglich ist zudem eine Aufnahme, die durch die Verlegung von einer psychiatrischen Akutstation erfolgt.

Die eingangs erwähnten **Krisenpensionen** sind außerstationäre Begleitungen in Krisen. Für viele Betroffene ist die Einweisung in eine Klinik oftmals ein Rückschritt. Manchmal ist es auch „zu viel" Hilfe, eine ambulante Therapie jedoch zu wenig. Krisenpensionen bieten einen alternativen Mittelweg an – in Krisen findet man dort hauptsächlich eine betreute Übernachtungsmöglichkeit. Eine Versorgung durch psychotherapeutische oder ärztliche Gespräche ist hier weniger gegeben. Das Besondere an dem Setting ist, dass viel mehr das Umfeld des erkrankten Menschen mit einbezogen wird. Es bleibt nicht beim Dialog zwischen Sozialarbeiter und Betroffenem, sondern es entsteht ein Trialog mit dem sozialen Umfeld des Erkrankten.

Neben den vollstationären und ambulanten Therapiemöglichkeiten gibt es teilstationäre Einrichtungen, sogenannte **Tageskliniken**. Häufig sind sie an psychiatrische oder psychosomatische Kliniken angegliedert. Vereinzelt gibt es auch reine Tageskliniken in eigener Trägerschaft. Solche Einrichtungen verfolgen den verhaltenstherapeutischen oder den tiefenpsychologisch fundierten Ansatz. Der Tagesablauf unterscheidet sich kaum von einer vollstationären Therapie – Bewegungstherapien finden ebenso wie Ergo-, Kunst-, Einzel- und Gruppentherapien statt. Meistens endet der Tag gegen 16 Uhr, die Patienten verbringen die Nacht zu Hause und sind am nächsten Morgen wieder in der Tagesklinik. Der Aufenthalt dauert etwa acht Wochen, wobei auch hier mit einer längeren Wartezeit gerechnet werden muss. Die Einweisung erfolgt über den Psychiater und ist für Patienten geeignet, die nicht komplett von ihrer familiären und gewohnten Umgebung getrennt werden wollen oder können. Für Patienten, die Unterstützung in ihrer Alltagsstruktur benötigen, jedoch über Nacht alleine sein können, ist eine Tagesklinik eine passende Therapiemöglichkeit.

Viele Betroffene schließen an eine vollstationäre Therapie einen Aufenthalt in der Tagesklinik an. Es erleichtert einerseits den Übergang in den selbstständigen Alltag. Andererseits ist die Tagesklinik vor allem für Menschen geeignet, die intensivere psychotherapeutische Unterstützung benötigen, die ambulant nicht gewährleistet werden kann.

Wenn es um die Wiederherstellung der Arbeitsfähigkeit nach längerer Erkrankung geht, findet oftmals eine medizinische Reha-Maßnahme in einer **psychosomatischen Rehaklinik** statt, was früher als Kur bezeichnet wurde. Der Schwerpunkt liegt hier neben psychotherapeutischen Settings auf Entspannungsverfahren, Sport- und Kreativtherapien. Da Stress bei psychischen Störungen eine wesentliche Komponente einnimmt, sind Entspannungsverfahren und Sporttherapien in nahezu allen Bereichen Bestandteil des Behandlungskonzeptes. Kreativangebote können therapeutisch wirksam sein, wenn ich ein Thema zum Beispiel besser visuell bearbeiten kann als in einer klassischen Gesprächstherapie. Oder die Angebote verfolgen einen ressourcenorientierten Ansatz und versuchen herauszufinden was dem Betroffenen Freude macht oder wie er seine Konzentrationsfähigkeit ausbauen kann. Da das Ziel der medizinischen Reha die

Wiederherstellung der Erwerbsfähigkeit ist, ist sie als Anlaufstelle für akut oder schwer depressive Menschen nicht geeignet. Je nach Zuständigkeit wird der Reha-Aufenthalt bei der Rentenversicherung, dem Arbeitsamt oder der Krankenkasse beantragt. Die Zuständigkeit richtet sich u.a. nach der Anzahl der Jahre, in denen bereits in die Rentenkasse eingezahlt wurde und nach der möglichen wiederhergestellten Arbeitsfähigkeit.
Bis zur Klinikaufnahme können mehrere Monate vergehen. Es besteht eine sogenannte Kann-Regelung bei der Wahl der Klinik, das heißt, ich darf eine Wunschklinik angeben, habe jedoch kein Recht darauf, in diese überwiesen zu werden. Sofern es sich die Lage betreffend anbietet, kann man die Reha auch als Tagespatient besuchen. Die Dauer beträgt etwa fünf Wochen und kann bei Bedarf verlängert werden. Am Ende der medizinischen Reha erfolgt eine Beurteilung der Erwerbsfähigkeit durch die behandelnden Ärzte und Therapeuten.

Die hier beschriebenen Fakten können zwar bei der Orientierung helfen, welche Anlaufstelle die richtige ist, kann man letztendlich aber nur durch eigene Erfahrungen feststellen. Hilfreich können dabei auch die Erfahrungsberichte anderer Betroffener sein.

Meine voll- und teilstationären psychiatrischen Erfahrungen

Im Sommer 2010 erlebte ich einen persönlichen Tiefpunkt. Wegen extremer Panikattacken konnte ich für etwa fünf Wochen die Wohnung nur selten verlassen. Immer tiefer geriet ich in eine depressive Krise. Therapeutische oder psychiatrische Unterstützung hatte ich damals nicht. Die einzige Hilfe und Anlaufstelle war meine Hausärztin, deren Praxis sich glücklicherweise in der Nähe befand. Die Strecke zu ihr konnte ich noch relativ gut meistern. Einkaufen oder mit den öffentlichen Verkehrsmitteln fahren war damals nicht möglich. Schon gar nicht allein.
Mein Zimmer in einer WG war mein Rückzugsort und zugleich mein Gefängnis. Die Gefangene war ich – ebenso wie die Wärterin. Nur leider

hatte ich keinen Schlüssel! Das Gefängnis der Angst machte mich zunehmend depressiver. Meine Hausärztin verschrieb mir schon ein Jahr zuvor angstlösende Antidepressiva gegen die Panikattacken, die zunächst etwas halfen, aber zu dem Zeitpunkt leider nicht mehr die gewünschte Wirkung erzielten. So sah ich als einzigen Ausweg aus meiner Haft die Einweisung in eine psychiatrische vollstationäre Klinik. Damals konnte ich noch nicht so offen wie heute mit meiner psychischen Erkrankung umgehen. So brachte der Entschluss für die Klinik neue Ängste mit sich: Was werden meine Familie und meine Freunde dazu sagen? Wie werden mein Partner und seine Familie über mich denken? Meinen Mitbewohnern waren meine psychischen Probleme zwar bekannt, aber ich war mir nicht sicher, wie sich unser Zusammenwohnen nach der Entlassung gestalten würde? Halten sie mich womöglich alle für komplett unzurechnungsfähig, weil ich in der Psychiatrie war?
Die Zeit vor den jeweiligen Aufnahmen, sei es in die Tagesklinik oder in die Psychiatrie, war gekennzeichnet von Hoffnungslosigkeit, Überforderung mit meinem eigenen Leben und der zermarternden Frage „Was ist eigentlich mein Problem?".
In diesen Krisenzeiten bestand für mich kaum Hoffnung meine familiären Probleme zu lösen. Belastende Situationen aus der Vergangenheit, die eigentlich temporär abgeschlossen waren, zogen sich immer wieder in meine Gegenwart. Mich plagten Schlafprobleme und eine ständige Angespanntheit. Ich fühlte mich erschöpft und konnte mich kaum auf eine Sache konzentrieren, wie z. B. ein Buch lesen.
Ich fühlte mich leer, hoffnungslos, sehr verzweifelt, unsagbar traurig und nahezu permanent niedergeschlagen. Mit meinen Gedanken war ich in einen Strudel geraten, an dessen Ende häufig der Tod als einzige Erlösung aus meinem Chaos stand.
Vor dem bevorstehenden Klinikaufenthalt habe ich mir viele Gedanken gemacht. Ich hatte große Angst vor der Entscheidung, die ich getroffen hatte, davor die Verantwortung für mich zu übernehmen. Letzten Endes bestand ein großer Teil der Angst darin, dass ich mir eingestehen musste, dass ich Hilfe benötige – intensivere Hilfe, als eine ambulante Therapie leisten kann.

Wie bereits erwähnt, sind Grübeln und Katastrophisieren Hauptsymptome einer Depression. Und so verging viel Zeit, in der ich mir das Hirn zermarterte, auf der Suche nach einer gesellschaftsfähigeren Lösung als dem Schritt mich selbst in die Psychiatrie einzuweisen. Nachdem mir aber weder Bücher noch diverse Online-Foren effektiv weiterhalfen, sah ich keine andere Möglichkeit. Die Angst, was andere über mich denken könnten, war längst nicht mehr so groß wie der Leidensdruck, den meine Panikattacken verursachten.
Drei Wochen lang verbrachte ich also in der offenen Station einer Psychiatrie. Es bestand keine akute Eigen- oder Fremdgefährdung, weshalb ich keine Rund-um-die-Uhr-Beaufsichtigung benötigte. Mein Partner besuchte mich regelmäßig, wir spazierten im Klinik-Garten oder unternahmen an den Wochenenden Ausflüge außerhalb der Klinik. Die mussten allerdings beantragt werden.
In der Psychiatrie wurde ich medikamentös neu eingestellt, nahm an einer Psycho-Edukationsgruppe teil, in der wir vom Therapeuten-Team über unsere Erkrankungen und deren Symptome informiert wurden. Außerdem standen Bewegungs- und Gesprächstherapien auf dem Tagesplan. Um mich meinen angstauslösenden Situationen zu stellen, trainierte meine Bezugstherapeutin mit mir das Bahnfahren – eine sogenannte Konfrontationstherapie. So sollte ich lernen mit den Panikattacken in den öffentlichen Verkehrsmitteln umzugehen.
Im Nachhinein betrachtet war der Aufenthalt in der Psychiatrie für mich hilfreich, weil ich aus meiner gewohnten Umgebung herauskam und so Abstand vom negativ belastenden Alltag erlangte. Ich hatte viel Zeit, über mich und mein Leben nachzudenken. Ich war vollstationär untergebracht und so brauchte ich mich weder um meine Verpflegung noch um den Haushalt kümmern, was in einer depressiven Phase eine große Unterstützung bedeutet. In meinen persönlichen Themen und bei der Frage wieso ich Panikattacken und depressive Krisen hatte, kam ich in der Klinik jedoch nicht wirklich weiter. Somit war die psychiatrische Klinik akut zwar hilfreich, hatte aber keine positiven langfristigen Auswirkungen auf meine Probleme. Eine Ausnahme stellte dabei die Empfehlung dar, mir ein Haustier zuzulegen, das mich in

meinem Alltag unterstützt. Der positive Effekt meiner Fellschnauzen auf meine Gesundheit hält bis heute an, weshalb ihnen ein eigenes Kapitel gewidmet wird.

Nachdem der Aufenthalt in der Psychiatrie also nicht den gewünschten Erfolg brachte, wollte ich versuchen, meine Probleme mit Hilfe einer Tagesklinik anzugehen. Bei meinem ersten Aufenthalt stellte sich heraus, dass der verhaltenstherapeutische Ansatz für mich und meine Symptomatik nicht zielführend ist. Mir wurde ein trauma-orientierter bzw. tiefenpsychologisch-fundierter Ansatz nahegelegt, weshalb ich die Klinik wechselte. In der neuen Tagesklinik in Pankow war ich innerhalb von fünf Jahren dreimal für acht Wochen. Vor allem die beiden letzten Aufenthalte haben mir enorm weitergeholfen.

Weshalb ich mehrmals in dieser Klinik war? Es hat einfach mehrere Anläufe gebraucht, bis ich die speziellen Therapieangebote der Tagesklinik für mich nutzen konnte und ihren Sinn erkannte.

Meinen ersten Aufenthalt würde ich im Nachhinein als Krisenintervention und Stabilisierungsmaßnahme bewerten. Ich erhielt einen Einblick in die einzelnen Therapieeinheiten, auf die ich nachfolgend intensiver eingehen werde. Zudem lernte ich einige Skills (Fertigkeiten) kennen, um mit meinen intensiven Gefühlen umzugehen. Langfristig und intensiv habe ich jedoch eher wenig in meinen Alltag integrieren können, da ich nicht an den Kern, an die Ursachen meiner Problematik gelangte. Ich erkannte nicht, weshalb ich immer wieder in Krisen rutschte. So nahm ich zwar Methoden und Handwerkszeug im Umgang mit meinen Gefühlen mit, konnte jedoch nicht verhindern, dass ich die Wochen und Monate nach meiner Entlassung immer wieder in meine Depression fiel. Zudem hatte ich nach meinem ersten Tagesklinikaufenthalt keine therapeutische Unterstützung, was sicherlich ebenso dazu beitrug, dass ich meine emotionalen Achterbahnfahrten nicht auffangen konnte.

Und so fiel ich im Frühjahr 2014 erneut in eine suizidale Krise. Es folgte der nächste Aufenthalt in der Tagesklinik, an dessen Ende bereits über eine erneute Aufnahme sechs Monate später gesprochen wurde, um meine Trauerproblematik intensiver anzugehen.

Mein zweiter Aufenthalt fühlte sich zunächst ein bisschen so an, als ob ich sitzengeblieben wäre – schließlich war ich in dieser Tagesklinik vor zwei Jahren schon einmal.
Obwohl ich wusste, dass ich intensive Unterstützung benötigte, war ich aufgrund der wenig langanhaltenden Wirkung meines letzten Tagesklinikaufenthaltes recht unmotiviert. Die Therapieangebote, wie Malen oder Ergotherapie, fand ich zunächst affig und wenig hilfreich. Wie sollte ein gemaltes Bild oder ein gefeilter Speckstein mich dabei unterstützen gesund zu werden? Und weshalb muss es zweimal die Woche eine Gemeinschaftsaktivität geben? Ich bin doch nicht in der Klinik, um mit anderen Menschen einen Kaffee zu trinken oder ein Museum zu besuchen. Ich möchte an mir und an meiner Traurigkeit und Verzweiflung arbeiten. Meine einzige Hoffnung galt den Einzelgesprächen mit der Psychotherapeutin. Gegenüber allen anderen Therapieeinheiten nahm ich zunächst eine Abwehrhaltung ein.
Dennoch fand ich nach und nach immer mehr Gefallen an bestimmten Vorgängen in der Klinik. Auch, wenn sie mich zunächst erst einmal verunsicherten.
Jeden Morgen trafen sich die Patienten und einige Mitarbeiter der Klinik im Gruppenraum zur sogenannten Morgenrunde.
Angespannt und nervös saß ich jedes Mal da - vor etwa 30 Leuten sollten drei Standardfragen beantwortet werden: In welcher Stimmung bin ich heute? Wie habe ich meinen gestrigen Abend verbracht? Was ist mir heute Schönes aufgefallen? – Puh, wie kann ich das, was ich nicht fühle, in Worte packen?
In diesen Morgenrunden ging es darum, in sich reinzuhören: Sich bewusst machen was in einem vorgeht. Und zugleich auch den Blick für positive Erfahrungen zu schärfen. Sei es das Zwitschern der Vögel am Morgen nach dem Aufstehen oder der freundliche Busfahrer auf dem Weg in die Klinik.
Das mag banal klingen, aber wenn man depressiv ist, dann ist der Blick von den Problemen und Ängsten stark getrübt. Betroffene lernen, den Fokus wieder neu zu setzen. Auch wenn die Seele im dunklen Tunnel feststeckt, geschehen schöne Dinge – diese Erkenntnis nahm ich mit

aus den Morgenrunden und sie war ein wichtiger Genesungsschritt. Ich lernte, in mich hineinzuhören, versuchte Worte für das vermeintlich Unaussprechbare zu finden, durfte die Erfahrung machen, dass ich sagen darf, dass es mir schlecht geht. In der Klinik brauchte ich meine Gefühle nicht zu verstecken. Nach und nach fiel meine Maske und ich konnte immer mehr ich selbst sein! Die anfängliche Skepsis gegenüber den Therapieeinheiten in der Tagesklinik ließ ich nach und nach hinter mir.

Bevor ich in die Klinik kam, wusste ich nicht, wer ich war und was ich fühlte. Ich befand mich im Chaos mit mir und mit meinem Umfeld. Unstrukturiert verliefen meine Tage. Wie oft hatte ich nicht die Kraft und den Antrieb überhaupt aufzustehen, geschweige denn den Haushalt in Ordnung zu halten, mich zu konzentrieren oder den Mut aufzubringen, mich mit etwas Neuem zu beschäftigen.

In der Tagesklinik erhielt ich durch die einzelnen Therapieeinheiten eine Struktur.

In der Ergotherapie, die wöchentlich stattfand, lernte ich, mich auf ein bestimmtes Projekt zu konzentrieren und gleichzeitig Neues auszuprobieren. Ob es nun die Arbeit mit Ton, Speckstein oder das Stricken war – in der Ergotherapie fokussierte ich mich einzig und allein auf mein Projekt.

Ich habe noch nie mit Ton gearbeitet? Ich traue es mir nicht zu? Dann gibt es nun Zeit und Raum dafür. Wenn das eigene Projekt nicht ganz so hübsch aussieht, wie man es sich vorgestellt hat, lernt man dabei gleich noch den Umgang mit Selbstzweifeln. Und wenn das Werk fertig ist, dann habe ich etwas geschafft, ganz allein! Es sind genau diese kleinen Erfolgserlebnisse, die zählen und wichtig sind. Die künstlerische Arbeit als Therapie ist außerdem oft sehr aufschlussreich. So ging es zumindest mir mit meinem Speckstein, an dem ich zunächst lustlos viele Stunden werkelte. Zuerst fand ich ihn hässlich und unbedeutend. Ich verglich ihn mit meinem Leben, das ich in mancher dunklen Stunde gerne gegen die Wand geschmissen hätte. So wie diesen Stein. Erst nach vielen Stunden Arbeit, entdeckte ich eine leichte Maserung auf meinem Stein, die mir zeigte, dass Einzigartigkeit im Detail

steckt. Und so fand ich nach und nach auch in meinem Leben ein paar Details, die mich ansprachen, die man aber auf den ersten Blick leicht übersehen konnte.
Außerdem hat mir die Ergotherapie geholfen, mich mit meiner Trauer auseinander zu setzen. Für zwei geliebte Menschen, die ich verloren hatte, formte ich Tonsterne. Auf diese Weise konnte ich meine Trauergefühle, die ich lange Zeit verdrängt hatte, endlich zulassen und damit beginnen, Abschied zu nehmen. Frei nach dem Motto „Die Zeit heilt alle Wunden" hatte ich gehofft, der Abschiedsschmerz würde mit der Zeit von selbst verschwinden. Doch das Motto ist unvollständig – nur wenn wir mit der Zeit etwas anfangen, können die Wunden heilen. Das hat mir die Ergotherapie gezeigt. Durch die kreative Arbeit und das indirekte Beschäftigen mit dem Thema konnte ich meine Sehnsucht nach den Verstorbenen ans Tageslicht holen und bearbeiten.
Ähnlich intensiv war es in der Kunsttherapie. Non-verbal versuchte ich hier, einen Zugang zu meinen Gefühlen, meinem Unbewussten, meinem Inneren zu finden. Es ging nicht darum, das schönste Bild zu malen, sondern darum, etwas aus meinem Inneren herauszulassen. Ich dachte, nur wenn ich über meine Probleme rede, können sie gelöst werden – aber doch nicht durch malen.
Doch unseren Gefühlen können wir in den wenigsten Fällen durch unser Denken begegnen. Beispielsweise kann ich über meine Wut reden, aber rauslassen kann ich sie erst, wenn ich mal richtig auf den Tisch haue oder auf einen Box-Sack einprügele. Und so ist das in der Kunsttherapie – nicht das Denken steht im Vordergrund, sondern das Fühlen! Und dabei helfen kreative Prozesse, wie Malen, eben doch.
Mein Verlauf in der Kunsttherapie war im Nachhinein interessant. Anhand einer Collage, die zum Ausdruck brachte, wie ich mich als Kind gefühlt hatte, konnte ich meine Gefühle auf Papier bringen. Und in diesem Bild stecken mehr Gefühle als ich es je hätte aussprechen können.
Auch wenn es befreiend war, so ist es doch auch ein schmerzhafter Prozess gewesen. Die Gefühle sind aus dem tiefsten Keller meiner Seele ans Tageslicht gerückt – sie waren auf Papier. Beim Anblick

meines Bildes konfrontierte ich mich mit den sichtbaren Gefühlen: Schmerz, Trauer, Hilflosigkeit. Das überforderte mich zunächst und wirkte noch lange in mir nach, auch wenn die Kunststunde schon längst vorbei war. Die schwarze Wolke über mir erschien wie frisch gemalt und begleitete mich den Rest des Tages oder sogar die ganze Woche. Weil so eine Reaktion normal ist und niemand sich rund um die Uhr mit seiner Schlechtwetterfront konfrontieren möchte, gab es Therapieeinheiten, in denen man einfach mal die Seele baumeln lassen konnte. Wöchentliche Ausflüge und „bunte Nachmittage" sollten dabei helfen, sich von den schweren Gedanken abzulenken.
Auch diesen Maßnahmen war ich erst einmal äußerst kritisch gegenübergestanden.
Da ich jedoch keine Wahl hatte, fuhr ich gezwungenermaßen mit den anderen Patienten und dem Klinik-Team zu einem Museum, spazierte durch einen Park oder wir spielten Karten. Ja, es war ab und zu lustig und es lenkte mich auch ab, doch erst ein paar Wochen später verstand ich wirklich, was diese Nachmittage in mir auslösten: Depressive neigen gerne zum Grübeln. Permanent ist diese Gedankenschleife im Kopf auf der Suche nach einer Antwort. Das ist mehr als erschöpfend, zumal das Grübeln in den seltensten Fällen ein Ergebnis hervorbringt. Auch ein depressiver Kopf braucht mal eine Pause, um Kraft zu tanken. Doch ein „Denk doch nicht so viel nach" ist viel leichter gesagt als getan.
Und genau dafür waren die bunten Nachmittage und die Ausflüge da. Sich mit etwas Schönem ablenken, den Blick auf die Umgebung richten. Sich von den (inneren) Konflikten ablenken und mal nicht über Probleme nachdenken oder in der Vergangenheit graben.
Weitere Therapieeinheiten in der Klinik waren Sport, Phantasiereisen und Entspannungsübungen. Wie den meisten Angeboten der Klinik, stand ich auch diesen anfangs misstrauisch gegenüber. Wenn man depressiv ist, fehlt oft die Kraft und die Motivation, sich zu etwas aufzuraffen. Man spürt dann den eigenen Körper nicht, fühlt sich in den Gedanken und Gefühlen gefangen. Bewegung soll da helfen. Es gehört leider zu meinem Naturell, dass ich jegliche sportliche

Betätigung überhaupt nicht mag. So war es für mich unglaublich ernüchternd, wenn Yoga oder Rückenschule auf dem Programm standen. Im Nachhinein muss ich zugeben, dass mir die Bewegung guttat, teilweise fand ich sogar Gefallen daran. Manchmal war ich so sehr mit den Übungen beschäftigt, dass ich keine Zeit und Kraft für negative Gedanken über mich und mein Leben hatte. Nach der Sporteinheit war ich ausgepowert. Ich spürte meinen Körper, den Muskelkater und fühlte mich zumindest körperlich lebendig. Neben solchen aktivierenden Therapieeinheiten standen Phantasiereisen und Entspannungsübungen ebenfalls auf dem Wochenplan der Tagesklinik. Was nach schönen Stunden der Ruhe klingt, kann für Depressive oder Angsterkrankte jedoch weniger entspannend sein. Mit anderen Menschen ruhig in einem Raum zu liegen, sich der Stille oder Naturklängen hingeben, dabei entspannt ein- und ausatmen, die Gedanken ziehen lassen, ganz im Hier und Jetzt zu sein – das war zu der Zeit alles andere als entspannend für mich. Mit mir war ich durchaus gerne allein, hatte hierbei auch kein Problem mit Stille. Doch sobald andere Menschen mit im Raum waren, stieg die Anspannung. So stark, dass die Nervosität oftmals in Panikattacken ausartete und ich die Situation verlassen musste. Während ich die Imaginationsübungen aufgrund der phantasievollen Inhalte mochte und mich auf diese auch bedingt einlassen konnte, bekam ich zu der progressiven Muskelentspannung oder der NADA-Ohrakupunktur nur sehr schwer einen entspannten Zugang.

Phantasiereisen werden im klinischen Kontext auch Imaginationsübungen genannt. Hierbei träumen wir uns bewusst an Orte, in denen wir uns sicher fühlen, erschaffen uns einen inneren Helfer für herausfordernde Situationen oder stellen uns vor, wie wir all unsere Probleme und Sorgen in einem Tresor fest wegschließen. Ziel ist es, dabei Abstand zu schwierige Gefühlen und Gedanken zu bekommen, sich selbst emotional zu stabilisieren und zumindest in der Phantasie eine heile Welt zu erschaffen. Häufig kam es bei mir nach intensiven Therapiesitzungen zu Gefühls- und Gedankenüberflutungen, Erfahrungen und Erlebnisse aus der Vergangenheit waren so präsent, als

seien sie eben gerade erst geschehen. Teilweise stand ich völlig neben mir, überflutet von Angst. Die Übung des „sicheren Ortes" half vielen meiner Mitpatienten, während ich bis heute noch einen eher schwierigen Zugang zu dieser Übung habe, auch wenn ich sie grundsätzlich gut finde. Dieser sichere Ort kann alles sein – sei es nun eine mit Beton ummauerte Insel auf einer grünen Wolke oder ein schlichter Garten, mit blühenden Sonnenblumen am Ende der Stadt. Hauptsache, es ist ein Ort, der Sicherheit vermittelt. Ich lernte einige Mitpatienten kennen, denen diese Übung enorm half. Manche kannten sie schon länger und haben sie schon häufiger geübt, sodass sie diese in nahezu jedem Moment abrufen konnten. Das ist ein langer Prozess. Viele Imaginationen wirken erst nach mehrmaliger Übung. Auch bei mir funktionieren sie noch immer nicht perfekt. Dennoch kann ich sagen, dass diese Imaginationsübungen mir in vielen Situationen ein angenehmes Gefühl vermitteln.
Ein Beispiel für eine Entspannungsübung ist die Technik der Progressiven Muskelrelaxation nach Jacobsen, kurz PMR. Hierbei spannt man nach und nach verschiedene Muskeln an, spürt in die Anspannung hinein und nimmt das Gefühl dazu wahr. Nach ein paar Sekunden wird die Anspannung gelöst und die anschließende Entspannung bewusst wahrgenommen. Diese Übung ist prima in den Alltag integrierbar, beispielsweise, wenn man im Bus sitzt, an der Kasse wartet oder abends zur Entspannung im Bett. Vielen hilft diese Form der Entspannung, ich selbst habe dazu leider nie so recht den Zugang gefunden. Mich intensiv auf meinen Körper zu konzentrieren, führt bei mir zu innerer Unruhe, weshalb ich mich von der PMR mehr distanzierte und andere Entspannungsübungen suchte, wie z.B. das autogene Training. Hierbei arbeite ich mit Autosuggestionen, also positiv besetzten Affirmationen, die mich stärken und beruhigen. Je nach Situation und Anlass sage ich mir beispielsweise „Ich bin ruhig. Ich schaffe das. Wenn ich die Situation verlasse, ist dies völlig in Ordnung. Ich darf meine Meinung sagen. Ich darf nein sagen. Alle Gefühle haben ihre Berechtigung. Ich darf traurig sein".

Meine Erfahrungen mit der ambulanten Therapie

Nachdem ich jeweils aus den Tageskliniken entlassen wurde, wurde ich von Außenstehenden damit konfrontiert, dass ich doch jetzt wieder funktionieren müsse. Um nicht zu sagen, dass ich nun gesund sein müsse, immerhin war ich acht Wochen lang in einer intensiven Therapie. Aber ich war nicht gesund, und ich funktionierte noch nicht so wie andere es erwarteten. Andere. Aber vielleicht auch ich selbst.

Nehmen wir als Beispiel einen Beinbruch – wenn ich mit einem zertrümmerten Knie ins Krankenhaus eingeliefert werde, mich dort einer OP unterziehe, nach zwei Wochen mit einem Gipsbein entlassen werde, kann ich anschließend nicht sofort an einem Marathon teilnehmen. Auch nicht an einem Halb-Marathon. Genauso ist es mit unserer Psyche, die gebrochen in die Klinik eingeliefert wird. Der Unterschied ist, dass man der kaputten Seele nicht ansieht, dass sie womöglich noch einen Gips trägt. Der Aufenthalt in einem Krankenhaus oder in einer Tagesklinik ist nur der Beginn der Therapie und der Genesung. Es fiel mir anfangs selbst sehr schwer, das zu akzeptieren. Ich hoffte, möglichst viel in der Tagesklinik „abzuarbeiten" und zu „verarbeiten", um dann gesund in mein Leben zurückzukehren. Es gab und gibt aber kein „Zurück in mein Leben" – ich war bereits in diesem, meinem Leben. Meine Aufgabe bestand darin, die erlernten Bewältigungsstrategien in meinen Alltag einzubauen.

Mit ambulanter Hilfe, mit den Gehhilfen, die ich in der Tagesklinik erhalten hatte, übte ich weiter das Laufen. So lange, bis ich ohne Unterstützung auf eigenen Beinen stehen konnte.

Auch wenn sich mir der Sinn mancher Therapieeinheiten oftmals erst im Nachhinein erschloss, einige Erkenntnisse erst Wochen oder Monate nach meiner Entlassung klar wurden, so wurde der Grundstein meiner Genesung in der Tagesklinik gelegt. Anschließend arbeitete ich mit meiner ambulanten Therapeutin weiter an meinen Problemen.

Mit ihrer Unterstützung stellte ich mich noch tiefergehender meinen

Gefühlen und Gedanken. Ich erforschte meine inneren Konflikte, durchlief Trauer, Schmerz und Verzweiflung. Zugleich erarbeitete ich mir neue Verhaltensstrategien, wie ich gesünder mit belastenden Erlebnissen umgehen kann. Wenn eine schwierige Situation bevorstand, habe ich zusammen mit der Therapeutin nicht nur über die Auslöser der unangenehmen Situation gesprochen. Wir konzentrierten uns in einem weiteren Schritt darauf, wie ich mein Verhalten positiv ändern kann, um mit der Herausforderung konstruktiv umzugehen.

Sicherlich klingt das sehr theoretisch. Daher möchte ich anhand eines Beispiels praktisch auf die Vorteile der ambulanten Therapiearbeit eingehen.
Mein persönlicher großer Themenkomplex war die Trauer über zwei Menschen, die 2012 verstarben. Für mich brach damals eine Welt zusammen und wann immer ich anschließend mit einem Trauer-Thema konfrontiert war, wirkte das triggernd. Todestage wie auch Geburtstage von Verstorbenen wiederholen sich. Und so verfiel ich jährlich nahezu pünktlich immer wieder in emotionale Krisen, in denen ich sehr anfällig für depressive Schübe war. In meinem letzten Tagesklinik-Aufenthalt 2015 wollte ich dieses Thema bearbeiten. Am besten innerhalb der acht Wochen, sodass ich danach keine größeren Probleme mehr damit haben sollte. Leider ging mein Plan nicht auf – in einem voll- oder teilstationären Klinikaufenthalt kann ich zwar komprimiert und mittels der verschiedenen Therapie-Angebote an einem schwierigen Thema arbeiten, doch eben nur zeitlich begrenzt. Die jeweiligen Therapieeinheiten sind wichtig, keine Frage – die eigentliche Therapie findet jedoch oftmals zwischen den Therapiegesprächen statt. Und genau das ist der Vorteil der ambulanten Therapie. Hier setze ich mich über einen langen Zeitraum mit meinen Gefühlen auseinander und lerne diese zuzulassen. Und das alles passiert in meinem Alltag und nicht während einer sehr begrenzten Zeit unter außergewöhnlichen Umständen in einer Klinik.

So erkannte ich nach und nach in der tiefenpsychologischen Therapie zwar die Ursachen und Zusammenhänge meiner Trauerproblematik, fand jedoch keine Lösung, mit dieser richtig umzugehen. Und so jährten sich die Todes- oder Geburtstage, die ich mit meiner Therapeutin Frau S. verhaltenstherapeutisch etwas vor- oder nachbereitete. Wie kann ich diese Tage begehen, verleben und wie kann ich in diesen schweren Momenten etwas für mich selbst tun? Mit der Zeit lernte ich, meine Gefühle mehr zu akzeptieren und auf gesunde Weise zu kanalisieren. Zeit – das ist der wesentliche Vorteil einer ambulanten gegenüber einer (teil-)stationären Therapie. Zwischen den einzelnen ambulanten Therapiegesprächen lebte ich meinen Alltag, hatte Zeit, das Besprochene zu reflektieren und neue Verhaltensweise auszuprobieren. Während die tagesklinischen Aufenthalte auf acht Wochen begrenzt waren, in denen ich diverse Ziele erreichen wollte, so war meine ambulante Therapie wöchentlich über ca. drei Jahre verteilt. Eine viel angemessenere Zeit, um mit gewissen Gefühlen, Umständen und Verhaltensweisen zu arbeiten. So war es vor allem für meine Trauerproblematik wichtig, dass ich ausreichend Zeit hatte, um mich damit zu beschäftigen.

Im Januar 2019 hatte ich meine 100. und zugleich letzte Therapiestunde. Vieles habe ich für mich gelernt, verstanden und annehmen können, sowohl in der stationären als auch in der ambulanten Therapie. Manches nicht. So bin ich in dem Themenkomplex „Trauer" nicht so weit gekommen, wie ich es gerne wollte. Noch immer habe ich mit den Todestagen meine Probleme, noch immer kann und möchte ich die beiden Todesfälle nicht akzeptieren.
Hier zeigt sich, dass auch mit therapeutischer Unterstützung nicht zwangsweise alle Probleme verarbeitet und gelöst sind. Es gibt immer noch offene Wunden, die längst nicht verheilt sind.
Zugleich zeigt dieses Beispiel, dass man trotz bestehender Problemfelder genesen kann. Und so fühle ich mich. Genesen, in mir und meinem Leben angekommen. Ob ich mich auch für gesund halte, darauf gehe ich in dem Kapitel „Ende der Therapie – Bin ich jetzt gesund?" ein.

Medizinische Rehabilitation (Reha) oder Psychosomatische Klinik?

Bei nahezu allen Erkrankungen äußern sich die Symptome sowohl auf psychischer Ebene als auch auf körperlicher. Es besteht eine wechselseitige Beziehung. Krebspatienten sind häufig mit depressiven Episoden konfrontiert, während Depressionspatienten zum Beispiel oft unter Kopfschmerzen oder Magen-Darm-Problemen leiden.

In **psychosomatischen Kliniken** werden die seelischen, sozialen sowie auch die körperlichen Aspekte einer Erkrankung berücksichtigt und im Ganzen behandelt. Wobei die psychischen Symptome im Vordergrund stehen. Im Gegensatz zur Psychiatrie richtet sich der Fokus in einer psychosomatischen Klinik auf die psychotherapeutischen Angebote und weniger auf medikamentöse Therapien. Unter anderem ein Grund dafür, dass in der Psychosomatik keine Akutfälle, wie etwa Patienten mit Suizidgefahr, behandelt werden.
Depressiv Erkrankte erkennen oft den Zusammenhang zwischen körperlichen und seelischen Beschwerden nicht. Der Hausarzt rät ihnen bei Schmerzen die Einnahme von Tabletten, bei Schlafstörungen ein Schlafmittel. Die zugrundeliegende Ursache, z.B. eine Depression, wird oft von den Betroffenen nicht benannt oder aber auch gar nicht erkannt. In psychosomatischen Kliniken wird die komplexe Symptomatik im Gesamten betrachtet, sodass auch auf seelischer Ebene eine Veränderung angestrebt wird.

Behandlungsziele einer psychosomatischen Therapie können folgende sein:

- Stabilisierung des emotionalen Befindens
- Stärkung von Selbstwertgefühl und Selbstbewusstsein
- Ausbau von Handlungskompetenzen
- Entwicklung von Selbstfürsorge
- Aufbau sozialer und sportlicher Aktivitäten

Dabei wird der Patient von Anfang an in den Therapieprozess mit eingebunden. Die Behandlungsziele, an denen der Patient im Verlauf seines Aufenthaltes arbeiten möchte, werden gemeinsam mit dem Fachpersonal festgelegt.

Ebenso wie bei den bereits vorgestellten Therapiesettings einer psychosomatischen Klinik geht es auch bei der **medizinischen Reha** um die Linderung von Beschwerden und die Reaktivierung von selbstfürsorglichem Verhalten. Ziele der medizinischen Reha sind für Berufstätige die Wiederherstellung und/oder Aufrechterhaltung der Arbeitsfähigkeit nach einer längeren Krise und Arbeitsunfähigkeit. Für nicht Berufstätige kann es die Teilhabe am sozialen Leben sein und bei älteren Menschen wird eine Abwendung von Pflegebedürftigkeit angestrebt. Im Bereich psychischer Erkrankungen dauert die medizinische Reha fünf Wochen, wobei vereinzelt auch Verlängerungen möglich sind. Meistens ist man während der Reha vollstationär aufgenommen und fährt nur über das Wochenende nach Hause. Alternativ kann man einen Antrag beim Kostenträger und der Klinik stellen, dass man die Reha als Tagespatient besucht.

Meine persönlichen Erfahrungen mit einer medizinischen Rehabilitation

Auch ich durchlief eine Reha. In meinem Fall ging es um die Wiedereingliederung ins Arbeitsleben: Nachdem ich mehrere Monate eine ambulante Psychotherapie besuchte, war ich noch nicht in der Lage wieder eine Arbeit aufzunehmen. Von der Krankenkasse war ich bereits ausgesteuert, was bedeutet, dass ich bereits 78 Wochen Krankengeld erhalten hatte. Nach dem Restbezug von ALG I bin ich in den Bezug von Hartz IV abgestiegen. Infolgedessen forderte die Bundesagentur für Arbeit mich auf, einen Antrag auf eine medizinische Reha zu stellen, um mich dort gezielt auf einen Wiedereinstieg in den Arbeitsmarkt vorzubereiten. Gemeinsam mit dem Antrag auf die Reha

wurde bei mir automatisch eine Erwerbsminderungsrente beantragt. Es ist aber auch möglich, einen Antrag zu stellen während man seiner Arbeit noch nachgeht. In so einem Fall besteht eine positive Prognose, dass die Arbeitsfähigkeit erhalten und ggf. verbessert wird.
Bei mir bestand das Risiko, dass die Rentenversicherung aufgrund meiner Krankengeschichte und aktuellem Gesundheitszustand den Antrag für die medizinische Reha ablehnt. Von daher musste ich zugleich die Erwerbsminderungsrente beantragen. Ob ich wollte oder nicht. Und ich wollte nicht – das war mein Konflikt damals. Mit Anfang 30 wollte ich keine Erwerbsminderungsrente beantragen, ich wollte die Chance haben und ergreifen, wieder Fuß in der Arbeitswelt zu fassen. So meldete ich mich für die medizinische Reha an, in der Hoffnung, dass mir die Rentenversicherung diese bewilligte und ich nicht in den Bezug von Erwerbsminderung falle.
Ein weiterer Aspekt, der mir großes Unwohlsein bei dem Gedanken an eine Reha verursachte, war die Vorstellung die gesamte Woche von meinem Partner und meinen Haustieren getrennt zu leben. Im schlimmsten Fall an einem Ort weit weg von zu Hause. Zum Glück gibt es die Möglichkeit einen Antrag auf eine teilstationäre Behandlung zu stellten und sogar den Wunschort für die Klinik anzugeben.
So stellte ich den Antrag und hoffte inständig, nicht an das andere Ende von Deutschland geschickt zu werden. Das Glück stand auf meiner Seite und ich bekam eine Zusage für eine Reha am Rande von Berlin als Tagespatientin. So konnte ich jeden Abend wieder nach Hause zu meiner kleinen Familie.
Ähnlich wie in der Tagesklinik wurden die Patienten in der Reha in Gruppen eingeteilt, die störungs- und symptomspezifisch zusammenpassten. Jeden Montag gab es einen neuen Wochenplan für die bevorstehenden Therapieeinheiten. Vieles erinnerte mich an die Zeit in der Tagesklinik: der bestehende Stundenplan, die gemeinsamen Mahlzeiten. Und auch die Therapie-Angebote waren ähnlich. In der Reha standen ebenfalls Sport und Ergotherapie, Gruppentherapie und Einzelgesprächen auf dem Plan. Der wesentliche Unterschied einer medizinischen Reha zu anderen psychiatrischen Angeboten

liegt im Fokus auf die Wiederherstellung der Arbeitsfähigkeit. Der Therapierahmen ist hauptsächlich verhaltenstherapeutisch ausgelegt, es werden Skills trainiert und Bewältigungsmechanismen erlernt, die im Berufsalltag hilfreich sind.
In der Ergotherapie sollte ich beispielsweise eine Freizeit-Checkliste ausfüllen. Es standen 30 verschiedene Aktivitäten zur Auswahl. Ich sollte ankreuzen, welchen Freizeitaktivitäten ich wie oft in den vergangenen 12 Monaten nachgegangen bin. Außerdem, ob ich vorhatte sie weiterhin auszuüben. Zusätzlich sollte ich angeben, ob ich sie gerne mache. Ich war sehr überrascht, wie viele Hobbies ich eigentlich hatte und wie vielen schönen Aktivitäten ich früher in depressionsfreien Zeiten nachging. Die Checkliste motivierte mich dazu, wieder regelmäßiger Konzerte zu besuchen oder ins Theater zu gehen, Ausflüge mit Freunden zu unternehmen, mich in einer Bar oder zum Tanzen zu verabreden. All das hatte ich seit Monaten nicht mehr getan. Meine Depression, meine Angst und die Panikattacken hinderten mich daran.
Voraussetzungen für die medizinische Reha sind die Motivation und auch die Fähigkeit, etwas an der bestehenden Lage zu verändern. Und ich war zu diesem Zeitpunkt dazu fähig, da ich nicht in einer akuten Krise steckte, sondern latent depressiv und ängstlich war. So erhoffte ich mir von den bevorstehenden Wochen, Bewältigungsmechanismen für meine Panikattacken zu erlernen, um meine psychosoziale und berufliche Leistungsfähigkeit wiederherzustellen. Letzteres bedeutete für mich vor allem den Ausbau meiner Konzentrationsfähigkeit.
Wie auch in der Tagesklinik passierte in der Reha sehr viel „nebenbei" oder besser gesagt unbewusst. So überwand ich mich zu einem Konfliktgespräch mit einem Mitpatienten oder lernte Grenzen zu setzen. Vor allem Abgrenzung stand immer wieder auf meiner „Lern-Liste". Es waren bereits zwei Wochen und fünf Einzelgespräche vergangen und meine Therapeutin und ich waren immer noch mit meiner Anamnese beschäftigt. Viele ihrer Fragen waren für mich nachvollziehbar und ich wollte sie auch gerne beantworten. Die Therapeutin erkundigte sich nach meinem sozialen Umfeld, nach dem gesundheitlichen,

beruflichen und allgemeinen Lebenslauf und nach den Themen, die ich in der ambulanten Therapie bearbeitet hatte. Als sie aber nach schwierigen bis traumatischen Erfahrungen fragte, wollte ich eine Grenze setzen. Mittlerweile kann ich meine traumatischen Erlebnisse in kurzen Stichworten benennen, doch auf bestimmte Erfahrungen kann und möchte ich nicht tiefer eingehen. Unzählige Male habe ich in der Tagesklinik oder bei meiner ambulanten Therapeutin über solche Erfahrungen gesprochen und bin dabei „zusammengebrochen". Das war aber für mich insofern in Ordnung, weil es in der ambulanten Therapie mein Ziel war, traumatische Erlebnisse zu verarbeiten. In den Gesprächen in der Reha sollte ich diese Erfahrungen aber zu reinen Informationszwecken schildern. Schließlich stand dort nicht die Aufarbeitung von schwierigen Erlebnissen aus der Vergangenheit im Vordergrund. Und so zog ich eine Grenze für mich und entschied, dass ich diverse Fragen aus Gründen des Selbstschutzes nicht beantworte. Das Setzen von Grenzen ist in der Berufswelt besonders für psychisch vorbelastete Personen ein wichtiges Werkzeug.
Letzten Endes war ich neun statt der geplanten fünf Wochen in der Einrichtung. Ich nahm außerdem den Rat meiner Bezugstherapeutin an und ließ mich nach drei Wochen auf eine vollstationäre Behandlung ein. Am Ende des Aufenthaltes stand die große Frage im Raum, mit welchem Status ich entlassen werde. Arbeitsfähig oder arbeitsunfähig? Zudem sollte seitens der Ärzte und Therapeuten eine Entscheidung getroffen werden, ob sie eine Rückkehr in meinen zuletzt ausgeübten versicherungspflichtigen Beruf befürworten. Das war etwas, was ich partout nicht wollte, denn das hätte die Rückkehr in ein Callcenter bedeutet. Die Arbeit unter extremem Zeit- und Bewertungsdruck in einem Großraumbüro war schrecklich für mich und führte in der Vergangenheit unter anderem zu schweren Krisen. Umso wichtiger war es mir, dass die Ärzte mich in ihrem Entlassungsschreiben in meinem Berufswunsch zur Genesungsbegleiterin (Ex-In) unterstützen würden.
Tage vor dem Abschlussgespräch war ich sehr nervös. Und anstatt mich auf erlernte Atem- oder Achtsamkeitsübungen zur Entspannung

zu konzentrieren, malte ich mir im Kopf mögliche Gesprächsverläufe und Szenarien aus. An und für sich ist so ein negatives bzw. pessimistisches Denken eher destruktiv. Es verstärkt meine Anspannung, demotiviert und entmutigt mich. Doch es gibt auch Ausnahmen, in denen ein Was-könnte-passieren-Denken ganz hilfreich ist. Dann nämlich, wenn es konstruktiv als Gesprächsvorbereitung eingesetzt wird. Zu all den Worst-Case-Szenarien hatte ich mir Strategien überlegt. Neben all den Fragen, dem Kopfchaos und der Angst schwirrte in meinem Kopf ein ganz wesentlicher Punkt herum: Entschlossenheit. Denn inzwischen wusste ich, was ich wollte und das konnte ich dann im Abschlussgespräch auch klar darlegen. Nach einem kurzen, eher belanglosen, Austausch fragte der Chefarzt, wie es denn beruflich weitergehen soll. Ich erklärte ihm, dass ich im Oktober eine vom Arbeitsamt bezahlte erweiterte Arbeits- und Berufserprobung (EBA-Maßnahme) antreten werde, die der Berufsorientierung dient. Da ich inzwischen aber sicher weiß, dass ich eine Ausbildung zur Genesungsbegleiterin abschließen möchte, sehe ich die EBA-Maßnahme eher als Belastungstraining denn als Berufsorientierungsmaßnahme. Direkt sagte ich ihm, dass ich nicht in die vom Arbeitsamt vorgeschlagenen Berufe, wie z.B. Steuerfachangestellte, umschulen möchte.

Nein, einfach war das Gespräch nicht, aber es war gut. Denn ich war ICH und bin für meine Pläne und Ziele eingestanden. Ich war bei mir! Dank diesem Gespräch wurde mir einmal mehr klar: Ich möchte einen Beruf, bei dem ich ICH sein kann.

In den letzten Jahren, in denen ich mich im Bereich der Betroffenenarbeit ausprobiert hatte, konnte ich meine Abgrenzungsfähigkeit entwickeln und ausbauen. In den ehrenamtlichen Tätigkeiten kann ich so sein wie ich bin. Meine Krisenerfahrung ist dort eine Ressource und kein Manko, die ich auf dem „klassischen" Arbeitsmarkt verstecken müsste. Für meinen Berufswunsch der Genesungsbegleitung ist es Voraussetzung, dass man psychiatrie- bzw. krisenerfahren ist. Ich wollte mich in Zukunft nicht mehr für meine Erkrankung schämen und verstecken müssen.

Auch durch dieses Gespräch wurde mir immer mehr klar, was ich wollte und was nicht. Und ich wollte einfach nicht mehr, dass mir irgendjemand sagt, ob studiert oder nicht, was ich zu tun oder zu lassen habe. Es ist mein Leben! Ich muss es leben! Ich war dabei zu lernen, auf mein Herz zu hören. Auf meine Wünsche, Hoffnungen, Sehnsüchte. Und ich wollte sie auch ausleben. Beruflich wie privat wollte ich mich nicht mehr verstecken und andauernd eine Maske tragen und allen Leuten etwas vorspielen. Ich wusste zunächst nicht, was alles zu diesem neuen ICH gehört, das ich gerne sein wollte. Doch wollte ich es näher kennenlernen und meine Kraft dort hinein investieren, anstatt zu funktionieren, nur um es anderen Menschen recht zu machen. Von nun an wollte ich es nicht anderen, sondern mir recht machen! Das ist einer der wesentlichen Punkte, die ich aus der medizinischen Reha mitgenommen habe, ohne dass ich das vorher als Behandlungsziel definiert hatte.

Ende der Therapie – Bin ich jetzt gesund?

Anhand welcher Kriterien die Diagnose Depression gestellt wird, wurde in den vorherigen Kapiteln bearbeitet. Nur wodurch kennzeichnet sich, dass ein Mensch psychisch (wieder) gesund ist? Ist man nach der Entlassung aus der Psychiatrie oder der Tagesklinik geheilt? Oder nach einer zweijährigen ambulanten Therapie? Kann man nach einer Depression überhaupt wieder psychisch gesund werden? Was bedeutet psychische Gesundheit? Und mal ehrlich – ist überhaupt irgendein Mensch so „richtig" psychisch gesund?

Die Weltgesundheitsorganisation (WHO) definiert Gesundheit als einen „Zustand vollständigen physischen, geistigen und sozialen Wohlbefindens". Körper, Seele und Sozialisation stehen mit Gesundheit in einem Zusammenhang. Nur wenn es uns seelisch, körperlich und sozial gut geht, sind wir gesund. Drei Anteile – eine Gesundheit? Solange ich mich wohl fühle, weder mein Umfeld noch ich selbst unter einer Symptomatik leiden, bin ich gesund. Oder zumindest nicht krank. Insofern kann über psychische Gesundheit nicht pauschal, sondern nur individuell gesprochen werden. Des Weiteren sind im Kontext psychischer Gesundheit die Begriffe Heilung und Genesung differenziert zu betrachten.

Ob ich mich gesund im Sinne von wohl fühle, kann nur ich selbst empfinden und beurteilen. Angst, Freude, Zufriedenheit – Gefühle im Allgemeinen – lassen sich nicht vergleichen. Genau das passiert jedoch häufig. Wurde dir nicht auch schonmal gesagt, als es dir emotional schlecht ging, dass du nicht traurig zu sein brauchst? Oder dass du davor keine Angst haben musst? Oder dass du mal zufriedener sein solltest, weil es anderen schlimmer geht?
Mir passierte das häufig. Während ich unter Verzweiflung, Leere, Trauer, während ich unter der Depression litt, meinten andere, dass es mir gut gehen müsste. Ich wurde mit anderen Menschen verglichen. Andere Menschen, die schwer körperlich erkrankt sind oder im Krieg leben müssen. Diese Menschen dürfen leiden. Aber meine Gefühle sollen zu meiner vermeintlich besseren Lebenslage passen.
Durch solche Aussagen entscheiden andere Menschen, ob ich leiden darf oder nicht. Es wird ein scheinbar allgemeiner Bewertungsmaßstab verwendet. Auf meine subjektiven Empfindungen wird dabei nicht eingegangen. Dass ich mich schlecht fühle, wird missachtet.
Nach meiner Entlassung aus der Tagesklinik hat ein Teil meines Umfelds erwartet, ich sei nach der langen Behandlung nun geheilt, hätte keine Probleme mehr und wäre ein lebensfroher, gesunder Mensch. „Bist du jetzt gesund?“, wurde ich oft gefragt und irritiert schaute mich mein Gegenüber an, wenn ich mit „Nein“ entgegnete. Obwohl ich mich über Wochen hinweg intensiv mit mir und meiner Vergangenheit, mit den Konflikten und Herausforderungen meines Lebens beschäftigt hatte, war und fühlte ich mich noch nicht gesund. Ich war nicht in der Lage, einen Beruf auszuüben oder strukturiert meinen Alltag zu bewältigen. Es dauerte noch einige Jahre und viele ambulante

Therapiestunden, ehe ich mich selbst als gesund bezeichnen konnte. Mittlerweile fühle ich mich also genesen – viele meiner Symptome sind seit etwa drei Jahren verschwunden. Ich bin weder panisch, lebensmüde noch leide ich unter selbstverletzendem Verhalten. Im Großen und Ganzen halte ich mich für gesund, obwohl vereinzelt manchmal mir bekannte Symptome „aufmucken". Zum Beispiel länger anhaltende Traurigkeit oder stärkere innere Angespanntheit und Gereiztheit. Auch Selbstzweifel oder Antriebslosigkeit begegnen mir noch ab und zu. Aber ich leide nicht mehr darunter. Natürlich freue ich mich nicht über solche Phasen oder Zustände, ich habe jedoch gelernt, dass derartige Gefühle durchaus „gesunde" Reaktionen sein können, die nicht gleich pathologisch eingestuft werden müssen.

Wenn ich über längere Zeit viel Stress und Arbeit habe, dann ist es ganz normal, dass ich erschöpft bin und eine Pause brauche. An besonders emotionalen Tagen, die ich noch nicht akzeptieren kann, wie die Todestage meiner Oma und meines ungeborenen Kindes, ist es völlig verständlich, dass ich sensibler und trauriger bin als sonst.

Es gibt Themen und Erfahrungen, die für mich noch nicht ausreichend verarbeitet sind. Fachlich ausgedrückt heißt das, ich habe bestimmte traumatische Erlebnisse noch nicht akzeptiert und in meine Biografie integriert. Dazu zählen auch die zwei vorgenannten Todesfälle. Und obwohl dies noch schwierige Themen in meinem Leben sind, fühle ich mich gesund – aufgrund meiner erlernten Bewältigungsstrategien kann ich mit diesen Herausforderungen umgehen und fühle mich dabei trotzdem wohl in meinem Leben.

Für andere Menschen wären solche emotionaleren Tage erst gar keine Herausforderung, wiederum andere würden stärker darunter leiden und wären krank – ich in meinem Leben kann mittlerweile damit umgehen. Psychische Gesundheit und der Umgang mit schweren Erlebnissen lassen sich eben nicht vergleichen, sondern sind eine Frage der Individualität.

Bin ich also *wieder* gesund, gar geheilt?

Eine Depression kann nicht wie eine Grippe heilen. Ich habe nicht das Gefühl, wieder gesund oder geheilt zu sein. Jedoch fühle ich mich genesen. Man könnte meinen, gesund und genesen, das ist doch dasselbe.

Dass ich wieder gesund bin, impliziert, dass es einen Zustand gab, als ich noch nicht krank war. Das mag bei einigen Menschen zutreffend sein. Dann zum Beispiel, wenn der Auslöser für ihr Leiden ein bestimmter Vorfall, wie beispielsweise ein Unfall oder ein Überfall war. Ist die Therapie erfolgreich abgeschlossen und das Opfer in der Lage, das Leben mit allen Herausforderungen auf konstruktive Weise zu bewältigen – so wie vor dem traumatischen Erlebnis auch – kann man davon sprechen, dass es wieder gesund ist. Ich in meinem Fall kann das nicht behaupten – weil ich mich nicht an den Zustand erinnere, an dem ich gesund war.

Wie in den vorherigen Kapiteln erwähnt, sind die Auslöser von Depressionen bei den meisten Menschen multifaktoriell, so auch bei mir. Die Erkrankung entwickelte sich seit der Kindheit, sodass ich mich später fragte, zu welchem Zeitpunkt ich in meinem Leben eigentlich psychisch gesund war.

Mit den Aussagen, dass es schon wieder wird oder ich wieder gesund werde, konnte ich also nichts anfangen. Es gab in meinem Leben keinen Moment, auf das sich das „wieder" hätte beziehen können. Irgendwann wurde es besser und ich fühlte mich gesund. Nur nicht wieder.

Warum fühle ich mich dann nicht geheilt? Nun, „Heilung" wird sehr unterschiedlich definiert, so ist es in der Medizin „Wiederherstellung der Gesundheit unter Erreichen des Ausgangszustandes durch den Körper", während man in der Psychologie von einer Wiederherstellung der psychischen Gesundheit ausgeht. Wieder-herstellung. Erneut wird von „wieder" gesprochen. Wenn ich mit einer Grippe erkrankt bin und all die Viren in mir habe, bin ich nach Absterben der Viren geheilt. Sie befinden sich nicht mehr in meinem Körper, haben (in den meis-

ten Fällen) keine bleibenden Schäden hinterlassen. Meine körperliche Gesundheit wurde somit wiederhergestellt, ich habe den (gesunden) Ausgangszustand erreicht.
Für mich gibt es bei psychischen Erschütterungen mit psychosozialen Ursachen jedoch keine „Wieder"-herstellung in den gesunden Zustand. Insofern kann ich nicht geheilt werden. Meine negativen Erfahrungen – die Auslöser für meine Erkrankung – sind in meiner Seele gespeichert. Sie sind ein Teil meines Lebens und können nicht einfach aus meinem Gedächtnis gelöscht werden.
All unsere Erfahrungen, positive wie negative, prägen uns. Manche mehr, manche weniger. Die Erfahrung einer psychischen Erkrankung wird immer zu mir und meinem Leben gehören, sie hat mich zu dem Menschen werden lassen, der ich heute bin. Auch wenn ich mit den schlimmen Lebenserfahrungen inzwischen umgehen kann, so bestehen sie weiterhin in mir. Daher fühle ich mich genesen und durchaus gesund, nicht aber geheilt.

Depression – eine gesunde Reaktion auf einen kranken Zustand!?

Die Erfahrung einer Krise verändert jeden Menschen nachhaltig – oft auch zum Positiven. Durch die depressiven Krisen, durch die Therapien und durch all die Gefühlsachterbahnen habe ich zu mir gefunden. Während ich früher nicht wusste, wohin ich will und was ich möchte, während ich mich selbst und mein Leben hasste, so habe ich jetzt meinen Platz und meine Aufgabe gefunden. Ich lebe ein Leben, das mich erfüllt. Durch die Depression habe ich mich verändert. Zum Positiven.
Die äußeren Einflüsse und Umstände, unter denen ich aufwuchs, trugen zu meiner Erkrankung bei. Die Depression war dabei eine durchaus gesunde Reaktion auf die ungesunden Lebensumstände. Sie hatte eine Schutzfunktion.
Der indische Philosoph Jiddu Krishnamurti hat es so ausgedrückt: „Es ist kein Zeichen geistiger Gesundheit, gut angepasst an eine zu-

tiefst kranke Gesellschaft zu sein." Die kranke Gesellschaft kann die eigene Familie, der Freundeskreis oder ein anderes soziales Umfeld wie Schule oder Arbeit sein. Wie oft wurde ich als „verrückt" bezeichnet, wegen meiner psychischen Erkrankung. Dabei ist die Depression eine natürliche Reaktion auf die „verrückten" Lebensumstände. Die depressiven Krisen halfen mir zu erkennen, in was für einer kranken Gesellschaft ich aufwuchs und welchen ungesunden Beziehungen ich ausgesetzt war. Meine Zusammenbrüche zwangen mich förmlich, mein Leben und mich zu reflektieren. Heute läuft mein Alltag zum Großteil in geordneten Bahnen. Es gibt hier und da noch Baustellen, die mich beschäftigen. Aber ich weiß, dass ich im Notfall erneut therapeutische Unterstützung in Anspruch nehmen kann oder mir auf andere Weise Unterstützung holen. In jedem Fall werde ich weiter daran arbeiten zu genesen, mit und ohne therapeutische Hilfe.
Jeder Mensch ist mit Herausforderungen in seinem Leben konfrontiert. Diese Schwierigkeiten sind, wie die dazugehörigen Gefühle, eine subjektive Wahrnehmung. Deshalb bedürfen sie einer individuellen Behandlung. Während Symptome sich ähneln, lässt sich Hilfe nicht pauschalisieren. Und so ist das Wohlbefinden im Kontext psychischer Gesundheit für mich letzten Endes eine individuelle Frage, die eine individuelle Antwort einfordern darf. So habe ich für mich passende Lösungen geschaffen, krankmachende Beziehungen beendet und mir ein Umfeld geschaffen, in dem ich mich wohlfühle. Erst dadurch konnte ich anfangen, mehr auf mich und meine Gefühle zu hören. Was sich auf den ersten Blick vielleicht egoistisch anhört, ist eine Form von Selbstfürsorge. Ein individueller Weg, der mich genesen ließ.

Arbeit & Depression

Der Beruf gibt dem Menschen eine Alltagsstruktur, stellt die Existenzgrundlage dar und macht im Idealfall auch noch Freude. Der Beruf kann aber auch Auslöser für Depressionen sein.
Während es für manchen Betroffenen hilfreich ist, trotz depressiver Symptomatik weiter zu arbeiten, benötigen andere in einer depressiven Phase eine längere Pause von der Arbeit. Nicht nur die Symptome einer Depression zeigen sich bei jedem Menschen anders, eine depressive Phase kann bei ein und derselben Person ganz anders ablaufen, als eine vorherige Phase. Je nachdem, welche Symptome in der jeweiligen Krise in den Vordergrund treten. So individuell das jeweilige Depressionserleben ist, so einzigartig sind die Wege die Depression beruflich zu integrieren.
Während des letzten Jahres meiner Berufsausbildung zeigte sich meine Depression vermehrt in meinen Gedanken – ich war traurig und fühlte mich leer, verspürte Selbsthass, dachte viel über Suizid nach. Ein Ventil für die schweren Gedanken war das selbstverletzende Verhalten, das wöchentlich, manchmal sogar mehrmals täglich vorkam. Die für eine Depression typische Antriebslosigkeit hielt sich im Hintergrund. Weil ich in meinem Handeln nicht so sehr eingeschränkt war, brauchte ich mich in dieser Phase nicht einmal aufgrund psychischer Probleme krankmelden. Die Arbeit im Büro konnte ich gut leisten, was wohl auch daran lag, dass ich die Aufgaben relativ routiniert bewältigt habe. Meine Leistungen in der Berufsschule ließen hingegen zu wünschen übrig. Meinen Abschluss habe ich dann aber trotz und mit Depression geschafft.
Auch während meines Freiwilligen Sozialen Jahres in einem Kinderheim war ich mit depressiven Phasen und selbstverletzendem Verhalten konfrontiert – fehlte jedoch kein einziges Mal bei der Arbeit. Die Arbeit im Kinderheim machte mir trotz der schwierigen Hintergründe

der Kinder sehr viel Freude. In meinem Team fühlte ich mich wohl und wertgeschätzt, sodass ich auch meine Freizeit oft dort verbrachte. Ich konnte mich dann ablenken, hatte etwas zu tun und war meinem Grübeln und meinen Gefühlen nicht so stark ausgesetzt wie abends, wenn ich alleine im Bett lag.

Ein paar Jahre später zeigte sich die Depression dann ganz anders. Die schwierige Gefühle, verbunden mit der Todessehnsucht, waren in den Hintergrund gerückt, dafür hatte ich diesmal mit starker Antriebslosigkeit zu kämpfen. Ich schaffte es morgens einfach nicht aufzustehen. In der Früh klingelte der Wecker, ich war halbwegs wach und wusste, dass meine Projektgruppe in der Fachhochschule auf mich wartet. Obwohl es ein interessantes Projekt war und ich den Großteil der Mitwirkenden mochte, konnte ich mich nicht aufraffen. Kraft- und antriebslos blieb ich im Bett liegen und meldete mich nicht mal ab. Es ging nichts mehr. Einfach nichts, außer stundenlang im Bett liegen und die Wand anstarren, während sich meine Gedanken von einer Grübelschleife in die nächste verfransten.

In manchen Depressions-Ratgebern steht, dass Betroffene in einer Krise unbedingt zur Arbeit gehen sollten. An eine Krankschreibung solle man nur dann denken, wenn man in seiner Antriebslosigkeit festgefahren oder akut suizidal ist. Für mich gehören solche Ratschläge in die Kategorie „Zusammenreißen und sich einfach ganz lange ganz viel Mühe geben". Meiner Meinung nach sind solche Empfehlungen wenig hilfreich, wenn nicht gar schädlich. Leider herrscht in der Gesellschaft bezüglich der Arbeitsunfähigkeit aufgrund von psychischen Erkrankungen immer noch ein großes Unverständnis, weshalb viele Betroffene sich in depressiven Phasen nicht trauen, zu Hause zu bleiben.

Das Problem ist, dass man eine psychische Krankheit nicht unbedingt sehen oder mit einem Thermometer messen kann. Bei permanenter Traurigkeit, Antriebslosigkeit und Verzweiflung hat man nichts, was schwarz auf weiß deutlich macht, dass man krank und arbeitsunfähig, oft sogar lebensunfähig ist. Unsichtbare Symptome einer unsichtbaren Erkrankung veranlassen leider noch viel zu oft zu dem Glauben,

es sei kein Leid bei den Betroffenen vorhanden. Frei nach dem Motto, was ich nicht sehe, das gibt es auch nicht.
Das führt zu Unsicherheit bei den Betroffenen, wenn es darum geht, in Krisen das zu tun, was der Gesundheit in dem Moment guttut. Wenn sich ein Erkrankter in einer akuten depressiven Phase durchringt und von der Arbeit abmeldet, so kämpft er oft mit Schuldgefühlen, wenn er anschließend nicht das Bett hütet. Bei einer depressiven Krise ist im Gegensatz zu den meisten physischen Krankheiten Bettruhe nicht zwangsweise die beste Medizin. Natürlich gibt es hier auch Ausnahmen, mich eingeschlossen. Für viele Erkrankte sind Aktivitäten heilsam: Spazieren gehen, sich mit Freunden treffen oder „einfach" mal etwas Schönes für sich tun.
Gerade bei Außenaktivitäten und vor allem in kleineren Städten läuft man dabei Gefahr, dem Chef oder den Kollegen über den Weg zu laufen – und schon ist das Getuschel groß. Eine Depression sieht man einem betroffenen Menschen mit gepflegtem Äußeren und einer gesunden Haut nicht an. Während einer depressiven Krise hat man keinen sichtbaren Gips um das Herz – die Depression ist eine unsichtbare Erkrankung, mit unsichtbaren Symptomen, deswegen aber nicht weniger ernst zunehmen als eine Grippe oder eine Schilddrüsenerkrankung.

Zurück in den alten Beruf

Eine Erkrankung, ganz egal ob psychisch oder physisch, braucht eine bestimmte Genesungszeit. Es kann ratsam sein, sich eine Auszeit von der Arbeit zu nehmen, um sich vollends auf die Genesung zu konzentrieren. Doch dabei gibt es zunächst einige Hürden zu überwinden. Vor allem fällt es vielen Menschen schwer, nach einer längeren Auszeit wieder zurück in das Berufsleben zu finden.
Im vorliegenden Kapitel gehe ich darauf ein, was es zu beachten gilt, wenn man sich für eine längere Zeit aus der Arbeitswelt zurückziehen

möchte oder muss. Außerdem beschreibe ich zwei Angebote der Krankenkassen, die den anschließenden Berufseinstieg erleichtern können.

Das Hamburger Modell

Wird man für mehr als sechs Wochen von einem Arzt als arbeitsunfähig geschrieben, so wird ab der siebten Woche das Gehalt von der Krankenkasse und nicht mehr vom Arbeitgeber gezahlt. Man erhält dann ein um etwa 30 Prozent von seinem Gehalt verringertes Krankengeld für die nächsten 78 Wochen. Innerhalb dieser 78 Wochen kann man im Rahmen des Hamburger Modells schrittweise an seine alte Arbeitsstelle zurückkehren. Diese stufenweise Wiedereingliederung, die nicht nur bei psychisch kranken, sondern auch bei physisch Erkrankten möglich ist, kann vom Arzt, vom Arbeitgeber sowie auch vom Patienten selbst vorgeschlagen werden. Sie erfolgt in Abstimmung mit dem Patienten. Gemeinsam mit seinem Psychiater erstellt der Patient einen Eingliederungsplan (Stufenplan), dem der Arbeitgeber zustimmen muss.
Laut Stiftung Warentest müssen in dem Stufenplan folgende Punkte enthalten sein:

Laufzeit: Beginn und voraussichtliches Ende der Maßnahme, wobei „Ende" bedeutet, dass der Arbeitnehmer wieder vollständig in die Arbeitsstelle integriert ist.

Stundenzahl: Arbeitsstunden pro Tag zum Beginn des Wiedereinstiegs.

Stufen: Zeitpunkte für die Erhöhung der Anzahl der Arbeitsstunden.

Aufgaben: Zumutbare und unzumutbare Aufgaben während der Wiedereingliederung sowie gegebenenfalls besondere notwendige Maßnahmen für den Betroffenen am Arbeitsplatz. Beispiel: Ein Malermeister kann wegen Schwindelgefühlen zunächst auf keine Leiter steigen. Er übernimmt nur Lackierarbeiten. Oder: Aufgrund der psychischen Belastung und des erhöhten Stresspegels wird ein Mitarbeiter vom Telefondienst freigestellt und übernimmt dafür mehr Aufgaben in der schriftlichen Kundenkommunikation.

Vertrag: Mögliche Abänderungen des Arbeitsvertrags während der Wiedereingliederungsphase.
Lohn: Eventuell freiwillig vom Arbeitgeber zusätzlich zum Krankengeld gezahltes Entgelt, zum Beispiel Fahrtkosten oder sonstige Pauschalen.
Rahmenbedingungen: Parallele Rehabilitationsmaßnahmen während der Rückkehrphase., beispielsweise Psychotherapie mit erforderlichem Zeitplan.
Ende: Rücktrittsrecht vom Modell und Gründe für einen Abbruch.

Diese Form der medizinischen Rehabilitation kann wenige Wochen bis zu sechs Monate dauern. Während dieser Zeit gilt der Patient als arbeitsunfähig, weshalb der Arbeitgeber keinen Anspruch auf volle Arbeitsleistung hat. Im Gegenzug dazu ist er nicht verpflichtet, Gehalt bzw. Lohn zu zahlen, da die erkrankte Person weiterhin das Krankengeld oder Übergangsgeld von der Rentenversicherung erhält.
Für viele Betroffene ist dieser Weg zurück in den Beruf sehr hilfreich, da sie nicht plötzlich „von Null auf Hundert" funktionieren müssen und sich so langsam wieder an die steigenden Anforderungen gewöhnen können. Bevor man sich aber für das Hamburger Model entscheidet, sollte geprüft werden, ob die Arbeitsinhalte mit den gesundheitlichen Einschränkungen des Erkrankten konform gehen. Das bedeutet, es muss abgeklärt werden, ob der Arbeitnehmer den vollen Belastungen am ursprünglichen Arbeitsplatz auch noch nach der Wiedereingliederungsphase gewachsen ist. Nicht selten stellt sich leider heraus, dass der Betroffene aufgrund seiner Krankheit keine Aussichten hat, jemals wieder in seinem alten Beruf zu arbeiten, obwohl er offiziell als arbeitsfähig gilt. In diesem Fall gibt es die Möglichkeit einer beruflichen Reha-Maßnahme (umgangssprachlich Umschulung aus gesundheitlichen Gründen), um wieder in das Berufsleben einzusteigen.

Berufliche Reha – neue Perspektiven

Die Voraussetzungen, um beim jeweiligen Rehabilitationsträger (Deutsche Rentenversicherung, Agentur für Arbeit, JobCenter oder Berufsgenossenschaften) einen Antrag auf eine berufliche Reha zu stellen, sind etwas schärfer als beim Hamburger Modell.
Eine Umschulung ist vergleichsweise teurer und wird daher eher ungern finanziert, um einer drohenden Arbeitslosigkeit vorzubeugen. Voraussetzung für solch eine Umschulung ist ein Mindestalter von 18 Jahren und eine abgeschlossene Berufsausbildung. Da die Umschulung aus Krankheitsgründen eine Kann-Leistung ist, über die jeder Sachbearbeiter individuell entscheidet, besteht keine gesetzliche Verpflichtung seitens des Trägers und kein allgemeiner Anspruch auf diese Förderung. Erst wenn man aus Krankheitsgründen nicht in den alten Beruf zurückkehren kann und auch eine Fortbildung nicht zum Erfolg beiträgt, um einer Arbeitslosigkeit vorzubeugen, wird über eine berufliche Reha entschieden.
Nach genehmigter Antragstellung erfolgt eine sechswöchige erweiterte Berufs- und Arbeitserprobung (EBA-Maßnahme) in einem Berufsförderungswerk. In diesem Zeitraum werden die eigenen Belastungsgrenzen getestet und Kenntnisse in den jeweiligen Berufszweigen erlernt (z.B. Mathe, Daten- und Textverarbeitung oder technisches Zeichnen). Sie dient vor allem der Orientierung. Man erhält die Möglichkeit sich über verschiedene Umschulungsberufe zu informieren. In der ersten Woche dauert die Maßnahme sechs Stunden pro Tag, die Anwesenheit wird von Woche zu Woche gesteigert, sodass man in den letzten vier Wochen täglich acht Stunden anwesend ist. Am Ende dieser Maßnahme findet ein Abschlussgespräch statt, in dem der Verlauf und die Resultate der vergangenen Wochen besprochen werden. Anschließend wird mit Hilfe von Sozialarbeiter und den medizinischen Angestellten des Berufsförderungswerkes ein passender Betrieb für die Umschulung gesucht. Die Auswahl an Umschulungsberufen ist grundsätzlich recht groß und vielfältig. Deutschlandweit gibt es 28 Berufsförderungswerke an 100 Standorten mit insgesamt 250

Qualifizierungsangeboten. So bestehen Ausbildungsmöglichkeiten im Bereich Metall, Elektro, kaufmännische Verwaltung, Medien-/Druckindustrie, Informationstechnik, Garten-/Landschaftsbau, im Gastrogewerbe, Gesundheits- und Sozialwesen. Diese vielfältige Auswahl besteht jedoch nicht an allen Standorten und so empfand ich meine Entscheidungsmöglichkeit als eher gering. In Berlin kann man lediglich im Bereich Verwaltung, IT, Medien-/Drucktechnik, Metall oder Elektro eine berufliche Rehabilitation anfangen. Es ist somit in Berlin nicht möglich, in einen sozialen Beruf umzuschulen.
In Köln hingegen gibt es das vielfältigste Angebot im sozialen Bereich. Neben den gängigen Umschulungsmöglichkeiten (Verwaltung, IT, Elektro), gibt es vier Ausbildungsberufe im sozialen Bereich. In Heidelberg ist es sogar möglich, über die berufliche Reha den Bachelor of Arts in Sozialer Arbeit zu erreichen. Laut dem Bundesverband „Deutsche Berufsförderungswerke" ist das Bildungsangebot an den aktuellen Anforderungen des Arbeitsmarktes und der Unternehmen in Deutschland ausgerichtet.

Die Bereiche, die man mir vorschlug – IT, Elektro, Metall sowie kaufmännische Verwaltung – interessierten mich nicht und ich konnte mir nicht vorstellen mich täglich damit zu beschäftigen. Eine Umschulung in einen Beruf anzutreten, für den ich mich nicht begeistern kann, schadet mir und meiner psychischen Gesundheit, so meine Überzeugung. Weil ich aber laut der EBA-Maßnahme den Leistungsanforderungen einer kaufmännischen Ausbildung standhalten kann und vor allem wegen meiner vorherigen Berufsausbildung zur Bürokauffrau, auf die ich hätte aufbauen können, wurde mir eine Umschulung in den sozialen Bereich verwehrt. Nun, ich sah das Ganze als Challenge und startete die EBA-Maßnahme trotzdem – und scheiterte. Binnen nur einer Woche verschlimmerten sich meine Panikattacken so stark, dass ich immer mehr in eine depressive Krise rutschte und das Ganze abbrechen musste. Sowohl für den dortigen Psychiater als auch die Sozialarbeiter war dies ein Indiz dafür, dass ich noch nicht bereit für die Rückkehr in einen Beruf war. Erst recht nicht, in einen sozialen. Dafür ist man schließlich viel zu labil – eines von vielen

Vorurteilen und zwiespältigen Reaktionen, wenn man die Entscheidung äußert, dass man als Mensch mit einer psychischen Erkrankung in einem sozialen Beruf arbeiten möchte. Wenn man also nicht weiß, in welchen Bereich man umschulen möchte oder kann, dann kann die EBA-Maßnahme sicherlich hilfreich sein. Sie bietet eine berufliche Orientierung, kann einen Anhaltspunkt und neue Motivation liefern. Für mich passte sie nicht, denn obwohl ich mit einer psychischen Erkrankung konfrontiert war, wollte ich zurück in einen sozialen Beruf.

„Psychisch Erkrankte sollten nicht in sozialen Berufen arbeiten."

„Wer mit einer psychischen Erkrankung zu kämpfen hat, sollte nicht mit psychisch kranken Menschen arbeiten."
„Für die Gesundheit psychisch Erkrankter ist es besser, wenn sie in einem Büro arbeiten."
„Psychisch Kranke haben in sozialen Berufen nichts zu suchen. Das ist verantwortungslos und unprofessionell."
Solche und andere Aussagen bekam ich häufig zu hören, von ärztlichen Gutachtern, Mitarbeitern des Arbeitsamtes und der Rentenversicherung, von Ärzten und Therapeuten in psychiatrischen Einrichtungen, von Freunden und Familienmitgliedern und sogar von Betroffenen psychischer Erkrankungen. Meistens hörte ich solche Behauptungen von Personen, die mich nicht genauer kannten. Aber auch von solchen, die die pauschale Meinung vertraten, dass psychisch Erkrankte viel zu labil seien, um im sozialen Bereich zu arbeiten.
Die richtige Alternative zu einem sozialen Beruf lag für mein Umfeld klar auf der Hand – ich solle eine Umschulung zur Steuerfachfrau oder Blumenhändlerin machen. Dadurch hätte ich es vorwiegend mit „gesunden" Menschen zu tun, was sich gut auf meine Erkrankung und meine Genesungserhaltung auswirken würde. Dieser pauschale

Lösungsansatz überzeugte mich glücklicherweise keineswegs und ich bin ein gutes Beispiel dafür, dass solche Ansichten nicht zwingend stimmen. Aus meinen eigenen Erfahrungen wusste ich, dass mir die Arbeit mit psychisch kranken Menschen guttut und mich sogar stärkt. Andererseits hatte ich erlebt, dass mich ein Job in einem nicht-sozialen Bereich nicht vor einer depressiven Krise bewahrt.
So ging es mir während der Arbeit in einem Kinderheim sehr gut. Ich fühlte mich dort wohl, geschätzt und akzeptiert. Die Gruppe nahm mich freundlich auf, ich mochte sowohl die Kinder und Jugendlichen als auch meine Teamkollegen.
Natürlich war es oft auch schwierig, weil mich die Hintergründe und Schicksale der Kinder sehr mitnahmen. Abgrenzung war damals noch ein Fremdwort für mich. Helfersyndrom dafür meine „Leidenschaft".
Doch die Schicksale der Kinder schafften nicht nur Leiden. Weil ich für sie da sein konnte, vermittelten sie mir ein Gefühl davon, dass ich wertvoll bin und gebraucht werde.
Nach diesem positiven Jahr im Kinderheim war ich also zunächst davon überzeugt, dass ich trotz meiner Erkrankung langfristig im sozialen Bereich tätig sein kann. Also zog ich nach Berlin und begann mein Studium der Sozialen Arbeit. Am Ende des vierten Semesters, nach einem fünfmonatigen Praktikum in einer Sucht- und Drogenberatungsstelle wies ich mich aufgrund extremer Panikattacken und Depressionen selbst in die Psychiatrie ein. Ein Jahr später ließ ich mich exmatrikulieren, in der Überzeugung, dass ich wohl doch zu labil für die Arbeit in einem sozialen Beruf sei. Ich beschloss nach einer längeren Auszeit an meine abgeschlossene Bürokauffrau-Ausbildung anzuknüpfen und mir einen Job in einem Bereich zu suchen, der sich nicht mit sozialen Themen beschäftigt. Es folgten knapp drei Jahre Bürotätigkeit in drei verschiedenen Einrichtungen, in denen ich schriftliche und telefonische Anliegen von Kunden bearbeitete und Interviews mit Probanden eines Marktforschungsinstituts führte.
Die Arbeit im Callcenter zeigte mir, dass ich durchaus lernfähig, ehrgeizig und in meinem Job auch gut sein kann. Doch plötzlich ging gar nichts mehr. Zusammenbruch. Panikattacken. Depression.

Es folgte eine lange Zeit der Arbeitsunfähigkeit: drei Aufenthalte in der Tagesklinik, neun Wochen in einer Reha-Klinik und insgesamt über drei Jahre, in denen ich arbeitssuchend war. In dieser Zeit quälte mich immer wieder die Frage nach dem beruflichen Wiedereinstieg. Die Ärzte, Therapeuten und auch Sozialarbeiter der Einrichtungen und ich waren uns zwar einig, dass ich nicht weiter einer klassischen Callcenter-Tätigkeit nachgehen könne – doch welche Alternativen es für mich geben könnte, wusste ich lange Zeit auch nicht.
Die Sachbearbeiter des Arbeitsamtes wiederum waren wegen meiner bisherigen beruflichen Laufbahn weiterhin davon überzeugt, dass ich einer kaufmännischen Tätigkeit nachgehen solle. Die Ämter beurteilten mich und meine berufliche Zukunft hauptsächlich aufgrund von Akten und kurzen Gesprächen. Was all diese Menschen nicht sahen: Mich. Mich als Mensch mit meinen individuellen Problemen und Umständen. Man war sich zwar sicher, dass ich zu labil für den sozialen Bereich sei. Niemand erkannte aber, in welcher Situation ich mich tatsächlich befand und durch welche Umstände ich in Krisen geriet. Über ein Ehrenamt bin ich dann endlich zu meinem Berufswunsch gekommen.
Vier Jahre lebte ich ohne ein sozialversicherungspflichtiges Arbeitsverhältnis – und arbeitete dennoch. Ehrenamtlich. Und so kam ich letztendlich doch wieder zurück in den sozialen Bereich – über meine freiwillige Tätigkeit im Offenen Treff für Angst und Depression in der KIS Kontakt- und Informationsstelle für Selbsthilfe Pankow.
Im Offenen Treff, auch OT genannt, besteht für Interessierte die Möglichkeit, erst einmal zu testen, ob eine Selbsthilfegruppe zusätzlich zum fachlichen Hilfesystem hilfreich sein kann. Auf Wunsch vermitteln wir, die sogenannten Gastgeber, die Ratsuchenden in feste bestehende Gruppen, geben Tipps zur Therapeutensuche und tauschen uns ebenso wie in festen Gruppen untereinander aus.
Ab und zu stellen wir Gastgeber vom Offenen Treff uns auch Besuchern aus Tageskliniken vor. Wir erzählen, wie wir zur Selbsthilfe kamen, wie die Treffen ablaufen und warum uns der Besuch einer Selbsthilfegruppe guttut.

Eine weitere ehrenamtliche Tätigkeit im sozialen Bereich begann ich als Mail-Beraterin bei der Deutschen Depressionsliga e.V., eine aktive Patientenvertretung und reine Betroffenenorganisation. In meinen ehrenamtlichen Engagements erreichten mich immer wieder Fragen, mit denen ich persönlich schon konfrontiert war: Was kann ich in einer Krise tun? Zu welchem Arzt, welcher Ärztin soll ich gehen? Wie können Angehörige helfen? Fragen und Probleme, die ich aufgrund meiner eigenen Erfahrung gut nachempfinden konnte, was mir enorm dabei half, die Ratsuchenden zu unterstützen. Angehörigen konnte ich aufgrund meiner persönlichen Hintergründe ebenfalls authentisch weiterhelfen. Sie können mir sensible Fragen stellen, die sie vielleicht dem Betroffenen aufgrund der emotionalen Nähe nicht stellen möchten.

Meine Erfahrungen mit der Arbeit in Selbsthilfegruppen konnte ich nicht nur an andere Betroffene weitergeben, sondern auch an Studierende der Sozialen Arbeit oder der Heilpädagogik. Zusammen mit anderen Erkrankten bzw. Selbsthilfegruppen-Erfahrenen und einer Mitarbeiterin der „Junge Selbsthilfe Berlin" besuchen wir Fachhochschulen in Berlin und bringen den angehenden Sozialarbeitern bzw. Heilpädagogen das Konzept der Selbsthilfe näher.

Mittlerweile bin ich zudem in mehreren Projekten als Expertin aus Erfahrung beziehungsweise als sogenannte Peer-Beraterin tätig. Hierfür gibt es eine eigene anerkannte Qualifizierung. Aber dazu mehr im nachfolgenden Kapitel.

Ehe es zu meiner hauptamtlichen Tätigkeit im psychosozialen Bereich kam, waren meine Ehrenämter eine wichtige Erfahrung für mich. Mehr – sie waren wesentliche Bausteine in meinem Genesungsprozess, auf die ich aufbauen konnte. Ich, „die Kranke", die zuvor nirgends so richtig durchgehalten hatte und beruflich immer wieder auf die Nase fiel, hatte für mich einen wertvollen, sinnvollen Arbeitsbereich gefunden, der mich erfüllt und mir Freude bereitet.

Vor allem kann, darf und muss ich in dieser Arbeit authentisch sein. Ich brauche mich nicht zu verstellen, meine Erkrankung und Krisenerfahrung nicht verstecken – im Gegenteil: Meine Krisenerfahrung und vor allem meine Genesungserfahrung ist meine Qualifikation, die mich für diese Tätigkeit erst befähigt. Durch die Arbeit im sozialen Bereich habe ich erkannt, dass ich mich wegen meiner Erkrankung nicht verstecken muss. Ich bin ein wertvoller Mensch und werde akzeptiert – auch mit meiner Krankheit. Eine wesentliche Erkenntnis aus den letzten Jahren, die mir dabei geholfen hat, mich selbst anzunehmen. Vor allem hat mich diese Erfahrung in meiner Entscheidung bestärkt, auch hauptberuflich im sozialen Bereich tätig zu werden.

Eine Arbeit im Büro, in einem Blumenladen oder an der Kasse eines Lebensmittelgeschäfts kann ich nicht ausführen. Und dieses „Kann-ich-nicht" wohnt nicht in der „Ich-will-nicht-Straße", sondern höchstens zufällig daneben.

Ich kann nicht in einem Job arbeiten, bei dem ich nicht ich selbst sein darf und bei dem ich einen Teil von mir verstecken muss, einen wichtigen Teil, der zu mir gehört – meine Erkrankung. Gerade weil ich psychisch erkrankt bin und in besonderer Form auf meine Belastungsgrenze achten sollte und inzwischen auch möchte, ist es wichtig für mich, einen Beruf auszuüben, der mich nicht noch kränker macht.

Und so höre ich endlich mehr auf mich, mehr auf mein Herz. Die ehrenamtlichen Tätigkeiten ließen mich wachsen. Weil ich etwas gefunden habe, dass ich gut kann, etwas, das mir Freude bereitet, was mich nicht überfordert, eine Aufgabe, bei der ich mich selbst verwirklichen und ICH sein kann, darf und muss.

Bei der Frage, ob psychisch Kranke in sozialen Berufen arbeiten sollen und können, ist es vor allem wichtig zu berücksichtigen, dass sich die Arbeit im sozialen Bereich über viele Bereiche erstreckt. Man kann die verschiedenen Tätigkeitsfelder und Einsatzorte nicht pauschalisieren. Es macht einen großen Unterschied, ob man im Krisendienst mit akut Suizidgefährdeten arbeitet, mit Kindern etwas bastelt oder an Schulen über die psychische Erkrankung informiert.

Bei der Entscheidung für oder gegen die Arbeit in einem sozialen Beruf sollte außerdem die Individualität des Menschen berücksichtigt werden: der Charakter, die Stressfähigkeit und vor allem die Talente und Interessen. Manche Menschen mit Depressionserfahrungen finden eine Arbeit im Kindergarten entspannend und erfüllend, während anderen dies viel zu laut und zu stressig ist. Wieder andere gehen in der Betroffenenberatung auf und manche sind aufgrund ihrer eigenen Krisenerfahrung besonders gut darin, mit akut Suizidgefährdeten zu arbeiten.

Betroffene sollten ebenso wie Nicht-Betroffene für sich selbst entscheiden dürfen, welchem Beruf sie nachgehen wollen – Meiner Meinung nach kann man pauschal nicht beurteilen, welcher Mensch für welche Arbeit geeignet ist oder nicht.

In meiner Qualifizierung zur Ex-In-Genesungsbegleiterin wurde die Abgrenzungsfähigkeit immer wieder thematisiert. Denn natürlich ist es nicht von der Hand zu weisen, dass für Betroffene die Arbeit mit anderen erkrankten Menschen eine gewisse Gefährdung darstellen kann. Deshalb ist es umso wichtiger, auf sich und Anzeichen von Überforderung zu achten und wenn nötig, selbst Hilfe in Anspruch zu nehmen. Was jedoch ohnehin ein wichtiger Aspekt für Betroffene ist, ob im sozialen Beruf oder in einer nicht-sozialen Tätigkeit. Und meistens haben Betroffene aufgrund ihrer persönlichen Therapieerfahrung gelernt, auf solche Signale besonders gut zu achten. Was wiederum dafür spricht, dass die Arbeit in sozialen Berufen für sie durchaus geeignet sein kann.

Zugleich beinhaltet die soziale Arbeit ein großes Potenzial – psychisch Erkrankte sind oft sensibler, empathischer und können sich vor allem in die Gefühlswelt und Situation anderer gut einfühlen. Zugleich fühlen sich erkrankte Menschen von „Gleichgesinnten" besser verstanden. Es ist sowohl ein Mehrwert als auch eine Brücke im Gespräch, wenn die ratsuchende Person weiß, dass das Gegenüber die Symptome der Erkrankung aus eigener Erfahrung kennt.

Meine Qualifikation ist „nur" meine Erfahrung und kein Studium oder eine staatlich anerkannte Ausbildung. Ich weiß wovon ich rede, wenn Depressionen, Ängste, Krisen und Suizidgedanken das Thema sind. Ich weiß, wie der Alltag in einer Psychiatrie oder Tagesklinik aussieht und wie sich stigmatisierende Aussagen anfühlen. Das alles weiß ich aus Erfahrung. Und so stellt meine Arbeit im sozialen Bereich für

Betroffene eine Ergänzung zum therapeutischen und psychiatrischen Hilfesystem dar, nicht aber einen Ersatz.
Die Frage nach dem Traumberuf ist einer der wichtigsten und zugleich schwierigsten. Mein Psychiater würde jetzt empfehlen, „einfach" mal ganz in Ruhe auf das Bauchgefühl zu hören.
Ich wünsche jedem Menschen den Mut, auf seinen Bauch zu hören und das zu machen, was er von Herzen machen möchte. Denn eine Arbeit, egal welche, die keine Freude macht oder die nicht sinnstiftend ist, kann schädlich sein.
Daher – egal, wo du beruflich hingehst – versuche dabei auf dich und deine Grenzen zu achten, auf deine Interessen und deine Werte.
Ja, das ist einfacher gesagt als getan. Ich selbst habe lange Zeit gebraucht, für mich zu erkennen, was ich wirklich möchte. Doch genau das war ein wesentlicher Teil meiner Genesung – mir zuzuhören, statt den anderen. Das zu machen, was ich mir wünsche, anstatt das, was andere von mir erwarten. Es hat einige Zeit gedauert bis ich zu dieser Erkenntnis und damit zu meinem Wunschberuf gekommen bin, aber es hat sich gelohnt.

Peer-Beratung – Ich weiß, wie es sich anfühlt

Immer häufiger liest man von Peer-Beratung oder auch Peer-Counseling. Peer kommt aus dem Englischen und bedeutet „gleichartig", „gleichrangig". Ein Konzept, bei dem Menschen, die sich in derselben Lebenssituation befinden und/oder die gleichen Diagnosen erhalten haben, einander unterstützen. In meinem Fall heißt es, dass ich mit meiner Krisenerfahrung andere Menschen in psychischen Krisen berate.
In der KIS Pankow, in der ich den Offenen Treff für Angst und Depression mitbegleite, entstand die Idee, das Konzept der Peer-Beratung als zusätzliches Angebot zu integrieren und zu verankern. Seit Juni 2018 arbeite ich dort in einem Team als Peer-Beraterin mit inzwischen 25 Wochenstunden.

Peer-Beratung in einer Kontakt- und Informationsstelle für Selbsthilfe kann sowohl eine Unterstützung als auch eine Brücke zu bestehenden Angebotsstrukturen im Gesundheitswesen sein. Dort, wo jemand die Hoffnung auf eine verbesserte Lebensqualität verloren hat und Mut sowie Zuspruch braucht, um sich Hilfe zu suchen, setzt die Peer-Beratung an.
Auch Angehörige nutzen dieses Angebot. Ihnen fällt es leichter mit Menschen in einer ähnlichen Situation über sensible Fragen zu sprechen als mit ihrem betroffenen Mitmenschen selbst. Denn durch die emotionale Nähe ist der Austausch häufig gehemmt. Peer-Beratung leistet hier also zusätzlich eine Art Dolmetscher-Funktion zwischen Erkrankten und Angehörigen.
Meine Krisenerfahrungen werden sowohl vom Ratsuchenden als auch von meinen „gesunden" Kollegen als Ressource gesehen. Hilfesuchende können anhand meiner eigenen Erfahrung erkennen, dass Lösungsansätze auch in schwierigen Lebensumständen gefunden werden.
Ebenfalls durch meine persönliche Krisen- und Genesungserfahrung erschlossen sich mir weitere Arbeitsfelder: Ich bin selbstständig und in verschiedenen Projekten als freie Mitarbeiterin tätig. Alleine oder gemeinsam mit Fachpersonal gebe ich Seminare zu den Themen „Seelische Erste Hilfe leisten", „Abgrenzung/Eigenschutz" und „Suizidprävention". Diese Seminare richten sich an Privatpersonen und an Unternehmen. Zudem biete ich die Peer-Beratung in Berlin persönlich oder bundesweit via Zoom an. Ich halte Vorträge und bin Gastreferentin in Fachschulen und Universitäten. Aktuell konzipiere ich ein Selbsthilfe-Training zu den Themen Resilienz und Emotionsregulation. Bei all diesen Tätigkeiten, die ich mittlerweile professionell ausübe, hilft mir meine Erfahrung. Weil ich aus eigener Erfahrung weiß, wie es anderen Betroffenen geht, kann ich ihnen helfen.
Deshalb habe ich mich vor einiger Zeit dafür entschieden, eine Fortbildung eigens für Menschen mit Krisenerfahrung zu absolvieren. Die sogenannte Ex-In-Fortbildung.

Ex-In – ein Berufsbild für Krisenerfahrene

Ex-In steht für „Experienced Involvement" und bezeichnet die Einbeziehung Erfahrener.
Die Fortbildung richtet sich an Psychiatrie- und Krisenerfahrene. Die Idee dahinter ist, dass psychisch kranke Menschen aus ihrem Erfahrungswissen Kompetenzen entwickeln, die anderen Erkrankten helfen. Dieselbe Qualifizierung gibt es auch für Angehörige von Betroffenen, die anderen Angehörigen mit ihren Erfahrungen zur Seite stehen wollen.
In beiden Fortbildungsvarianten wird aus Erfahrungen ein Wissen entwickelt – ein wesentlicher Leitsatz lautet „Aus dem Ich-Wissen wird ein Wir-Wissen". Klingt erstmal kompliziert, oder? Nun, bleiben wir einfach mal bei Menschen mit einer psychischen Erkrankung. Diese haben ihre persönlichen Erlebnisse mit Therapien, Kliniken und individuellen Selbsthilfestrategien gemacht. Diese Erfahrungen werden in der Ex-In-Fortbildung reflektiert und strukturiert: aus persönlichen Erfahrungen wird zunächst Ich-Wissen. Das bedeutet, dass ich allein ein Bewusstsein für meine Erkrankung entwickle, diese stärker in meine Lebensgeschichte einordnen und auch einen Sinn darin erkennen kann. Vor allem wird herausgearbeitet, welche Strategien einem persönlich geholfen haben, diese Krisen zu bewältigen. Im nächsten Schritt teilte ich mein Erfahrungswissen mit den anderen aus der Gruppe. Auf dieser sogenannten Du-Ebene reflektierten wir, was für den anderen verstehbar ist und was nicht. Daraus entwickelt sich das Wir-Wissen: Welche gemeinsamen Erfahrungen gibt es? Wie kann ich für andere Situationen ein Verständnis entwickeln, auch wenn ich sie selbst nicht erlebt habe?
Des Weiteren thematisierten wir die Rechte von Patienten im Krankenhaus, erforschten unsere eigene Lebensgeschichte intensiver. Wir erfuhren, welche auslösenden Faktoren es für eine Krise gibt. Anschließend lernten wir Methoden und Werkzeuge für das Führen von Krisengesprächen kennen, so beispielsweise die Erstellung von Krisen- und Genesungsplänen.

Neben fachlichem Input gab es sehr viele praktische Ich- und Gruppenübungen.
Innerhalb eines Jahres sind wir diesen ganzen Themen auf den Grund gegangen. An drei Tagen im Monat besuchte ich die unterschiedlichen Seminare. 12 Module sind dabei unterteilt in einen Basis- und einen Aufbaukurs:

Basismodule:
- Salutogenese (Gesundheit und Wohlbefinden)
- Empowerment (Wiedererstärken)
- Erfahrung und Teilhabe
- Trialog (Gespräch dreier gleichberechtigter Gruppen, z.B. Betroffene, Angehörige und psychiatrische Fachleute)
- Recovery (Wiederherstellung)

Aufbaumodule:
- Betroffenenfürsprecher
- Selbsterforschung
- Beratung und Begleitung Teil 1
- Beratung und Begleitung Teil 2
- Assessment (Zukunftsplanung)
- Lehren und Lernen
- Abschluss

Zum Fortbildungsinhalt zählen unter anderem zwei Praktika, die in psychiatrischen Einrichtungen oder Beratungsstellen absolviert werden können.
Für die erfolgreiche Qualifizierung zur Ex-In-Genesungsbegleitung gibt es keine klassische Abschlussprüfung. Um das Zertifikat zu erhalten, musste ich einen Abschlussvortrag vor meiner Seminargruppe halten und ein Portfolio, also eine Reflektion über das vergangene Jahr und die erlernten Inhalte, schreiben.
Für mich war die Ex-In-Fortbildung eine sehr spannende Reise mit interessanten Menschen, impulsgebenden Inputs und anregenden

Gedanken. Ein Teilnehmer benannte es als „Saat-Charakter", der wachsen und gedeihen darf. Das trifft es auf den Punkt. Bedeutet für mich jedoch auch, dass einiges für mein Empfinden nicht ausreichend thematisiert wurde. Vieles wurde nur oberflächlich angeschnitten. So hätte ich mir bei einigen Themen, wie beispielsweise dem Umgang mit Suizidalität, eine intensivere Bearbeitung gewünscht.
Die Fortbildung ist durchaus eine geeignete Möglichkeit für Menschen, die ihre Krisen- und Genesungserfahrung beruflich nutzen und dadurch einen (Wieder-)Einstieg in die Arbeitswelt finden wollen. Sie bietet vielfältige Einsatzmöglichkeiten, sei es in einer psychiatrischen (Tages-)Klinik, im Bereich des betreuten Wohnens oder in Beratungsstellen.
Auch wenn ich es bis vor wenigen Jahren nicht geglaubt hätte – ich habe meinen Platz in der Berufswelt gefunden. Gerade durch die Arbeit im sozialen Bereich habe ich gelernt, dass ich mich wegen meiner Erkrankung nicht verstecken brauche. Ich bin mit meiner Krankheit ein wertvoller Mensch und werde akzeptiert. Meine Kompetenzen kann ich in meinem Beruf aufgrund meiner ganz persönlichen Erfahrungen einsetzen und anderen Menschen dadurch helfen. Eine wesentliche Erkenntnis aus den letzten Jahren, die mir half, mich selbst mehr anzunehmen. Und mehr noch – allen Zweifeln zum Trotz, musste ich mich in den letzten zwei Jahren nicht einmal aufgrund psychischer Erkrankungen arbeitsunfähig melden. Und das, obwohl ich mit meiner psychischen Vorbelastung im sozialen Bereich arbeite.

Selbst- und Fremdfürsorge im Kontext von Beruf und Arbeit

In meiner Arbeit stoße ich gelegentlich an meine Grenzen. Abgrenzung war seit jeher ein Thema, das ausbaufähig war und ist. Ich habe meine Fortschritte und Entwicklungen gemacht, sonst könnte ich gar

nicht so arbeiten wie ich es zurzeit tue. Und zugleich mach(t)e ich die Erfahrung, dass es völlig in Ordnung ist, sich auch mal nicht abgrenzen zu können. Es ist okay und absolut menschlich, wenn mich eine Situation berührt, eine Lebensgeschichte mitnimmt oder ein Gefühl übermannt. Das bin ich. Mit dem Unterschied, dass ich es mir inzwischen erlauben kann, ich zu sein. Auch in schwierigen Momenten.
In den letzten Monaten hatte ich mit vielen Menschen telefonischen als auch persönlichen Kontakt, die in meiner Gegenwart Gefühle der Trauer zeigten. So schauten mich verweinte, hilflose Augen an. Blicke voller Sehnsucht und Verzweiflung. Genau DAS sind die schwierigen Momente in meiner Arbeit. Es berührt und trifft mich, wenn jemand von Missbrauch, Gewalt und anderen traumatischen Erfahrungen erzählt, doch davon kann ich mich – inzwischen – ziemlich gut abgrenzen.
Die Herausforderung ist es, Gefühle anderer Menschen mit auszuhalten. In diesem Zusammenhang ist es – für mich – eine Form der Selbstfürsorge, meine Gefühle nicht wie früher „runterzuschlucken" und zu verdrängen, sondern sie auf gesunde Weise rauszulassen. Sei es, dass ich mit einer Kollegin, einer Freundin oder meinem Partner darüber spreche, dass ich mit meinen Haustieren spiele oder mir alles aus dem Kopf und Herzen schreibe.
Ich darf Gefühle haben, traurig und auch wütend sein. Und wenn ich das mal bin, auch wegen einer Situation in meiner Arbeit, dann heißt das nicht, dass ich fehl am Platz bin oder mich nicht abgrenzen kann. Es bedeutet, dass ich das rauslasse, was ich reingelassen und aufgenommen habe.
Es ist gesund, auch mal traurig zu sein. Es ist für mich richtig, über Dinge zu weinen, die mich belasten. Es ist völlig in Ordnung und „normal", nicht jeden Tag lachend voller Leichtigkeit aus dem Bett zu springen. It´s okay not to be okay.

Hilfe zur Selbsthilfe

Wenn ich mit Bauchschmerzen zu meiner Hausärztin gehe, verschreibt sie mir entsprechende Tabletten, sagt mir, was ich essen und trinken darf, vielleicht verordnet sie mir noch ein paar Tage Bettruhe und eine Wärmeflasche. Nach ein paar Tagen bin ich wieder gesund. Eine Zeit lang hatte ich von meiner Therapeutin ähnlich konkrete Handlungsempfehlungen bei meiner Depression erwartet. Es wäre schön gewesen, wenn sie oder auch mein Psychiater hätten erkennen können, dass mir Person A sehr gut tut und ich deshalb den Kontakt intensivieren soll oder dass ich zu Person B besser auf Abstand gehen sollte, weil die Beziehung mich negativ beeinflusst. Hinzu käme vielleicht noch die Verordnung, Sport zu meiden und in Krisen besser ein paar Tage im Bett liegen zu bleiben.
So klare Empfehlungen mit Garantie auf Besserung kann uns aber leider kein Therapeut geben, nicht einmal bei physischen Leiden ist das immer so einfach. Es reicht nicht aus, einmal die Woche zur Therapie zu gehen und täglich die verordneten Medikamente zu nehmen. Das sind zwar wesentliche Pfeiler im Genesungsprozess, doch das, was „zwischen" den Sitzungen passiert, ist mindestens ebenso wichtig. Neben all der psychotherapeutischen und psychiatrischen Hilfe liegt in der Selbsthilfe ein existenzielles Potential, welches uns befähigt, zu genesen. Jeder erkrankte Mensch muss und vor allem darf auf seine individuelle Weise herausfinden, was ihm guttut. Viele Menschen suchen sich sportliche Aktivitäten, denen sie allein oder in Gruppen nachgehen. Andere entdecken Achtsamkeits- und Meditationsübungen für sich, um mit Stress, Anspannung und schwierigen Gefühlen umzugehen. Auch kreative oder handwerkliche Arbeiten können Formen der Selbsthilfe sein, wenn man damit sich selbst etwas Gutes tut und/oder Gefühle auf gesunde Weise kanalisiert. Sich um ein Haustier zu kümmern ist ebenfalls eine Form von Selbsthilfe. Oftmals

sind Erkrankte allein, fühlen sich einsam – ein tierischer Wegbegleiter spendet Liebe und Geborgenheit. Mehr noch, er fordert die erkrankte Person heraus, schließlich braucht ein Tier regelmäßig Pflege, Futter und Zuwendung. Selbsthilfegruppen sind ein weiterer Bereich der Selbstfürsorge und haben sich in den letzten Jahren immer weiterentwickelt. Zu sämtlichen Themen findet man solche Gruppen. Dabei gleichen diese in ihrem Konzept nicht immer dem klassischen Stuhlkreis, sondern variieren in ihrer Methodik. Es gibt Gruppen, die sich in Rollenspielen mit schwierigen Herausforderungen konfrontieren, andere musizieren gemeinsam, während wieder andere Außenaktivitäten nachgehen. Die Formen von Selbsthilfe sind genauso individuell wie die erkrankte Person selbst. Für jeden sind andere Maßnahmen hilfreich und das darf auch so sein. Auf den kommenden Seiten stelle ich meine ganz persönlichen Selbsthilfe-Strategien vor. Eine davon ist das Jammern, welches viel zu negativ konnotiert ist. Für mich ist diese spezielle Form der Selbsthilfe total hilfreich und enorm wichtig, weshalb ich dafür ein kleines Plädoyer geschrieben habe.

Ein Plädoyer fürs Jammern

Früher, als Kind, als Jugendliche und als junge Erwachsene habe ich viele Probleme für mich behalten. Ich wollte nicht negativ auffallen, nicht „Jammern" und niemandem zur Last fallen – bis ich mir selbst immer mehr zur Last fiel.

Alle meine verdrängten und runtergeschluckten Gedanken und Gefühle verstärkten meine Depression. Ich brauchte ein Ventil für meinen inneren Schmerz. Und so verletzte ich mich über mehrere Jahre mehrmals am Tag selbst. Denn „Jammern" durfte ich nicht, im Gegenteil, ich sollte mich zusammenreißen.

„Nun hör doch endlich auf zu jammern und blick nach vorn!" Es gibt nur wenige depressive oder psychisch kranke Menschen, die so etwas noch nie gehört haben. Selbst gesunden Menschen, die ihren Kummer mal loswerden möchten, wird dieser Satz an den Kopf geworfen. Dabei brauchen wir alle jemanden, der uns bedingungslos zuhört und unseren Schmerz, egal ob physisch oder psychisch, ernst nimmt. Jemanden, dem wir vertrauen können.

Wenn ich einem Menschen mein Leid klage oder mich über meine Situation beschwere, bedeutet dies, dass ich mich ihm anvertraue. Ich erzähle dieser Person, was mich bedrückt und belastet. Ich lasse sie teilhaben an meinen Sorgen, Problemen und Nöten. Ich spreche mich aus und befreie mich so ein wenig von meinem Schmerz. Ganz nach dem Motto: „Geteiltes Leid ist halbes Leid".

Ich habe für mich einen anschaulichen Vergleich gefunden, der verdeutlicht, wie wichtig es ist, sich auch mal auszujammern und dadurch alten Ballast abzuwerfen: Jeder Mensch bekommt zu Beginn seines Lebens einen Rucksack. Darin sammelt er all seine Erfahrungen, positive wie negative. In diesem Rucksack sind Erinnerungen enthalten, die uns ein Leben lang begleiten können. Die schönen Erlebnisse schenken uns Mut, Hoffnung und Kraft, um mit den negativen leichter umgehen zu können.

Die schlechten Erfahrungen sind wie schwere Ziegelsteine in unserem Lebensrucksack. Sie drücken auf den Rücken, ziehen uns herunter, erschweren uns das Weitergehen. Und nicht selten kommt es vor, dass ein Mensch von seiner Last so geschwächt ist, dass er nicht mehr voranschreiten, nicht mehr weiterleben mag.

Mit anderen Menschen in schönen Erinnerungen zu schwelgen ist einfach, es macht Freude und wir spüren den Sonnenschein in unserem Herzen mit einem Lächeln auf dem Gesicht. Gerne zeigen wir dann unsere schönen gesammelten Muscheln, die sich ebenfalls im Rucksack befinden. Damals, als ich einen besonders tollen Urlaub erlebte oder mit der Theatergruppe einen besonderen Erfolg hatte, daran erinnere ich mich gerne und thematisiere das in passenden Momenten mit einer Leichtigkeit.

Doch man braucht auch jemanden, dem man die schweren Steine zeigen darf. Dafür benötigt man Raum und Zeit, denn die schweren Brocken sind meist im tiefsten Innern des Rucksacks vergraben. Mir

persönlich hilft es, die negativen Erlebnisse gemeinsam mit einem Menschen, dem ich vertraue, anzusehen, darüber zu sprechen, und mich so zumindest für einen Moment ein bisschen leichter zu fühlen.
Über viele Jahre hinweg habe ich eine Mauer um mich herum gebaut, die niemand überschreiten konnte. Eine Mauer, die mich in mir selbst gefangen hielt. Ich war nicht frei. Diese Mauer war gebaut aus den Ziegelsteinen meines Rucksacks. Über Jahre hinweg hat sich dort Stein für Stein angesammelt, weil ich mich nicht getraut hatte, mich mit der Last aus meinem Lebensgepäck zu beschäftigen.
Allein habe ich es einfach nicht geschafft, mich mit meinem negativen Gepäck zu befassen. Zum Glück hatte ich eine sehr einfühlsame Therapeutin gefunden. Sie hat mich über meine Mauer geführt. In der wöchentlichen Stunde bei ihr grabe ich tief in meinem Rucksack und packe Stein für Stein aus. Sie liegen dann förmlich auf dem Boden vor mir. Gemeinsam mit der Therapeutin betrachten wir die Brocken aus der Vergangenheit und sehen uns an, welche Wunden sie in mir hinterlassen haben. Wir überlegen dann lösungsorientiert, wie ich es schaffe, den Stein an einen Platz in meinen Rucksack zu packen, an dem er mich nicht mehr so sehr drückt.
Dass meine Therapeutin mir bestätigt, dass das wahrlich sehr schwere Brocken sind, hilft mir, sie anzunehmen anstatt sie nur wegzustoßen und noch tiefer in meinem Rucksack zu vergraben. Wie oft habe ich gedacht, dass das, was ich erlebte, gar nicht so schlimm gewesen sei. Dass ich mich nur zusammenreißen und endlich mal „normal" werden müsse. Dass ich nicht so sensibel sein und mich glücklich schätzen sollte für das, was ich habe. Wie viele Menschen sagten mir, ich müsse meine Probleme loslassen, die Ärmel hochkrempeln und nach vorne schauen.
Doch woher soll ich wissen, was ich loslassen soll, wenn ich nicht in mich hinein höre, um zu erfahren, was mich daran hindert glücklich zu sein? Entweder ich verdränge meine negativen Erlebnisse aus der Vergangenheit und es entstehen neue Steine, auf denen Selbsthass, Suizidgedanken, Selbstverletzung, Depressionen und Angst steht. Oder aber ich lasse sie los.

Nur kann ich Dinge nicht loslassen, wenn sie tief in meinem Rucksack vergraben sind. Um etwas loszulassen, muss man es erst einmal in die Hand nehmen. Man muss sich damit beschäftigen.
Oft dauerte es einige Therapiestunden, ehe wir uns soweit durch den Rucksack gegraben haben, dass wir auf einen Stein stoßen. Und oftmals sind es besonders diese tiefliegenden Brocken, die von anderen Steinen verdeckt und verdrängt sind, die besonders spitz und schmerzhaft sind.
Sehr oft packe ich meine Probleme am Ende der Stunde wieder in meinen Rucksack. Natürlich wäre es besser die Steine und damit meine Probleme komplett loszulassen – aber das ist ein sehr langer und schmerzhafter Prozess. Man kann sich Erinnerungen und Seelenwunden nicht mal eben entledigen. Und schließlich sind meine Erlebnisse und Erfahrungen ein Teil von mir und meinem Leben, die man nicht einfach so wegpacken und vergessen kann. Doch schon allein das Neuordnen der Steine, so dass sie vielleicht nicht mehr direkt an einer besonders empfindlichen Stelle drücken, kann sehr befreiend für Körper und Seele sein.
Wenn ich also meine Problemsteine aus dem Rucksack heraushole, sie jemand anderem zeige und über sie spreche, dann könnte man das Jammern nennen. Man könnte aber auch sagen, dass ich mich meinen Problemen stelle. Dass ich meinem Gegenüber vollkommen vertraue!
Jammern ist nichts anderes, als sich etwas von der Seele zu reden, eine Art Seelenhygiene. Es befreit mich, wenn auch oft erstmal nur kurzfristig, von einer Last, die mich bedrückt.
Dieses „Jammern" ist sowohl in der Depression als auch in anderen Krisen unglaublich wichtig und heilsam. Wenn ich jemandem erzähle, was mich stört, bedeutet das, dass ich etwas fühle. Und dass ich etwas fühle, ist ein kleiner erster Schritt heraus aus der Depression.
Denn in einer depressiven Phase spüre ich oft nichts außer einer immensen Leere. Insofern ist es für mich ein Fortschritt, wenn ich etwas in mir empfinde, auch wenn es eher negativ-behaftete Gefühle, wie Trauer oder Wut sind.

In Momenten, in denen ich in mir gefangen bin, mich kaum regen und zu nichts aufraffen kann, ist das „Jammern" eine Befreiung. Eine Befreiung meiner tiefen Gefühle, die mich sonst so sehr bremsen.
Ähnlich beschreibt es die Mediatorin Christina Wenz: „Das Jammern hilft mir dabei zu erspüren, was die Bedürfnisse der Beteiligten sind, was das Problem ist, das hinter dem ganzen Konflikt steckt. Nur wenn wir das gemeinsam herausgefunden haben, können wir eine Lösung finden, die diese Bedürfnisse auch berücksichtigt – Eine Lösung, mit der die Beteiligten dann auch dauerhaft zufrieden sind."
Würden wir Menschen also nicht „jammern", kämen viele unserer Bedürfnisse und Wünsche gar nicht zutage. Natürlich ist es für den Zuhörer nicht immer angenehm, sich mit dem „Gejammer" seines Gegenübers zu beschäftigen. Aber man sollte sich dann klarmachen, dass es dem Betroffenen auf dem Weg zu einer Lösung helfen kann. Zu wissen, dass man einen Menschen, den man gerne hat, allein durchs Zuhören unterstützt, kann ein sehr befriedigendes Gefühl sein.
Dabei können dem Betroffenen Freunde, eine Selbsthilfegruppe oder eine Therapie behilflich sein. Indem man mich in dem Moment so sein lässt, wie ich bin und mir bedingungslos zuhört, hilft man mir, die dahinterliegenden Bedürfnisse und Lösungswege selbst aufzudecken, sobald ich dazu bereit bin!
Um es noch einmal mit Christina Wenzs Worten zu sagen: „Das Jammern, Leidklagen, Meckern usw. ist also ganz wichtig auf dem Weg zu einer Lösung, die zufrieden und glücklich macht – mit der man entspannt leben kann."
Johann-Wolfgang von Goethe sagte einmal: „Mit Steinen, die einem in den Weg gelegt werden, kann man was Schönes bauen!" Und genau das mache ich in der Therapie. Aus schweren Erlebnissen etwas Schönes zu bauen, war für mich lange Zeit unvorstellbar. „Wege in die Steine legen", so formulierte es mal jemand treffend auf Twitter und ich finde es für meinen Werdegang sehr passend. Mittlerweile glaube ich fest daran, dass mich meine schlechten Erfahrungen stärken können.
Also, eine Runde „Jammern" und sich dabei mitfühlend um sich selbst kümmern, ist völlig okay! Es hilft dabei, die Krankheit ohne Druck zu

akzeptieren. Man reicht sich selbst die Hand und lernt sich so anzunehmen wie man ist.

Denk doch mal nicht positiv!

Welcher Betroffene kennt es nicht: Da erzählst du jemandem, dass du unter einer Depression leidest und schon weiß jeder Zweite, was dir hilft und was du machen solltest, um dich besser zu fühlen: mehr an die frische Luft gehen, öfter mit anderen Menschen etwas unternehmen und natürlich positiver denken.
Vor allem der Ratschlag zum Thema „positives Denken" wird immer wieder gerne genutzt.
Ein klassisches Beispiel für so eine „Denk doch mal positiv"-Situation: Mir geht's heute nicht so gut, aber hey, die Sonne scheint, gehe ich also an die frische Luft spazieren, vielleicht mit der Freundin noch einen Kaffee trinken und ein wenig durch die Stadt bummeln!? Dann müsste meine Laune ja automatisch steigen und meine Zweifel verschwinden bestimmt. Am Abend treffe ich zu Hause meinen Freund und meine Tiere, doch fühle ich nicht wie sonst Liebe und Freude in mir, sondern nichts. Leere.
Aber hey, die Sonne schien heute, ich war unterwegs. Denke ich also, dass es doch ein schöner Tag war und dass ich immerhin eine Wohnung, ein warmes Bett und zu Essen habe. Das ist doch alles toll ...
Am Abend liege ich trotzdem schlaflos im Bett. Kaputt. Matt. Kraftlos. So mein Empfinden. Aber hey, morgen soll das Wetter wieder schön werden. Sehe ich es doch einfach mal positiv.
Ich fühle mich unter Druck gesetzt. Ein Stück weit auch von mir selbst. Ich MUSS positiv denken. Während ich eher unangenehme bzw. keine Gefühle habe, versuche ich mit positivem Denken entgegenzusteuern. Ich kämpfe gegen mich selber.
Ich denke, ich darf keine schwierigen Gefühle haben, ich muss dankbar für mein gutes Leben sein. Mir fällt ein, wie oft in diesem

Zusammenhang die armen Kinder aus Afrika als Argument missbraucht werden. Infolge dessen fühle ich mich schuldig, undankbar und vor allem schlecht. Denn obwohl es mir objektiv gesehen gut geht, fühle ich mich nicht gut.

„Gesunde" Menschen verurteilen andere Betroffene aufgrund solcher Situationen sehr oft, weil sie nicht sehen können, wie es tatsächlich in der Seele eines Depressiven aussieht. Kaum jemand fragt, wie es in mir drinnen aussieht, wenn ich mich in einer akuten Krise befinde. Weil es keinen sichtbaren Grund für die schlechte Stimmung gibt, darf es sie nicht geben.

Also verstecke ich mich und meine depressiven Gefühle und Gedanken und lächele nach außen, während ich innerlich zerbreche. Ich reiße mich zusammen und genau das fördert meine Depression, ich verstelle mich und kämpfe gegen mich selbst. Aber hey, sieh mal, die Sonne scheint!

Die Nebenwirkungen des positiven Denkens entstehen, wenn andere und damit einhergehend wir selbst, uns unter Druck setzen. Wenn andere und wir selbst uns verbieten, die wahren Gefühle zu äußern. Im Worst-Case-Fall kann das zum Suizid führen. Und dann ist das Warum groß: Wieso, hat er/sie denn nicht gesagt, wie schlecht es ihm/ihr tatsächlich ging?

Nur positiv zu denken ist Realitätsverweigerung!

Natürlich gibt es auch solche RatSCHLÄGER, die ganz verständnisvoll meinen: „Natürlich darf man sich auch mal schlecht fühlen. Das ist doch völlig menschlich und normal." Doch genau dieselben Menschen haben gleichzeitig ganz einfache Lösungsvorschläge, um mit den Schicksalsschlägen easy klarzukommen:

- Die Beziehung ist vorbei – „Ach Mensch, andere Mütter haben doch auch hübsche Töchter/Söhne."
- Man hatte einen Auto-Unfall – „Hab dich nicht so, du lebst noch."
- Die Lieblingsoma ist verstorben – „Was trauerst du so lange, sie hatte doch ein schönes und langes Leben."

- Es gab eine sexuelle Belästigung – „Es hätte schlimmer kommen können, immerhin wurdest du nicht vergewaltigt."
- Eine Erinnerung aus der Vergangenheit macht einem immer noch zu schaffen – „Mensch, es ist doch schon so lange her. Das kann man jetzt eh nicht mehr ändern."

Wie weit ließe sich diese Liste wohl weiterführen? Wie lange darf sich ein Mensch schlecht fühlen, nach solchen schweren seelischen Verletzungen wie oben beschrieben?
Betroffene von Depressionen bekommen häufig zu hören, dass sie froh sein sollen, körperlich gesund zu sein. Wie oft wurde mir gesagt, ich solle froh sein, dass ich keinen Krebs habe.
Genauso könnte man dem Krebskranken sagen, dass er sich glücklich schätzen kann, in einem Land wie Deutschland mit guter medizinischer Versorgung zu leben. Ein Mensch, dessen Bein amputiert wurde, kann sich glücklich schätzen, dass er von der Krankenkasse eine Gehhilfe finanziert bekommt.
Sollen die Obdachlosen in Deutschland froh sein, dass sie nicht in einem Kriegsgebiet auf der Straße sitzen? Und die Menschen in einem Kriegsgebiet glücklich sein, weil ihre Familie im Gegensatz zu der Familie der Nachbarn überlebt hat?
Solche Aussagen ließen sich noch unendlich fortsetzen. Ab wann wird es geschmacklos? Wer setzt die Grenzen?
Leid ist subjektiv. Mein Erlebtes werde ich keineswegs mit dem eines Kriegsopfers vergleichen. Doch unabhängig davon, was ich alles nicht erfahren musste und was ich bereits erlebt habe: Ich darf mich schlecht fühlen und negative Gedanken und unangenehme Gefühle haben und diese auch äußern.
Wer vermag zu beurteilen, ob eine Krebserkrankung schlimmere Gefühle als eine sexuelle Belästigung hervorrufen? Zwei Menschen, die dasselbe Schicksal erlebt haben, können ganz unterschiedliche Gefühle dazu entwickeln.
Ich muss und möchte die Dinge so sehen und fühlen dürfen, wie sie FÜR MICH RICHTIG SIND! Permanentes positives Denken kann mir

schaden. Wie oft habe ich versucht, mir selbst einzureden, dass es mir gut geht. Wenn das gestimmt hätte, woher stammen dann die vielen Narben auf meiner Seele und die blauen Flecken auf dem Herzen? Warum bin ich in Therapie, wenn mir „nichts" passiert ist?
Es hat lange gedauert bis ich mir eingestehen konnte, dass ich schon als Kind Dinge erlebt hatte, die meine Seele nicht bewältigen konnte und die noch heute zu schwierigen Gefühlen führen. Auch, wenn man mir diese Erlebnisse nicht ansieht.
Man sieht mir nicht an, dass ich über Jahre in der Schule gemobbt wurde. Man sieht mir nicht an, dass ich mich weder in meiner Familie noch in der Schule angenommen fühlte. Man sieht mir nicht an, dass meine Grenzen überschritten wurden, weil man mich als Kind mit Erwachsenen-Problemen belastete. Man sieht mir auch nicht an, was die Angst vor den Suizidäußerungen einer erwachsenen Bezugsperson in mir auslösten. Es gibt keine sichtbaren Spuren, die zeigen, wie der Samen für Verlustangst in mir gesät wurde. Man sieht mir nicht an, wie ich als junge Frau einem sexuellen Übergriff entkam. Und sieht mir auch nicht an, wie ein Teil in meinem Herzen zerbrach, als andere starben.
Und doch ist das alles passiert und hat zu meinen negativen Gedanken geführt! Lange wollte ich all diese Dinge selbst nicht sehen, nicht wahrhaben, mich stattdessen in Harmonie und rosablaue Wolken flüchten. Doch ich habe gelernt, dass ich mir mit so einem Verhalten langfristig schade. Meine Narben und Wunden brauchen Pflege, damit sie heilen können. Und dafür sehe ich sie mir an – und, wenn ich mich mit diesen schmerzhaften unsichtbaren Gedanken aus der Vergangenheit beschäftige, dann fühle ich mich dabei eben nicht unbedingt positiv gestimmt – Sonnenschein hin oder her.
Zwischen positivem und negativem Denken gibt es so viele Abstufungen. In den Tagesklinik-Aufenthalten habe ich gelernt, dass all diese Abstufungen richtig sind. Ich lernte, dass es keine schlechten Gefühle gibt und dass jedes Gefühl einen Ursprung, einen Grund hat. Dieser Lernprozess hält bis heute an.
Auch wenn andere nicht verstehen, dass ich nach acht Jahren immer noch wegen des Verlusts meines ungeborenen Kindes und dem Tod

meiner Oma in mehr oder weniger tiefe Löcher falle oder mich alte Kindheitserlebnisse manchmal noch völlig überrollen. Die anderen müssen das auch nicht verstehen. Mich und meine negative Stimmung in dem Moment zu akzeptieren, reicht schon völlig aus.
Wenn alte traumatische Erlebnisse plötzlich wieder gegenwärtig sind und zu einer depressiven Phase werden, ist es hilfreich, mir meine Gefühle anzusehen – lange genug habe ich weggesehen.
Für tiefe körperliche Wunden reicht kein buntes Pflaster oder ein wenig Sonnenschein. Es gibt Verletzungen, die bedürfen einer intensiveren Pflege. Weil sie immer wieder anfangen zu bluten, bedürfen sie einer längeren Überwachung, häufige Kontrolluntersuchungen sind notwendig.
Diese Pflege meiner Wunden besteht vor allem darin, dass ich meine dazugehörigen Gefühle akzeptiere. Ich mache mir bewusst, dass diese Gefühle sein dürfen, dass ich negativ denken darf und – das ist der wichtigste Satz, den ich mir in schlechten Zeiten sage: *All das darf jetzt sein!*
Dadurch bin ich keineswegs ein schlechter oder undankbarer Mensch. Ich bin ehrlich zu mir selbst.

Denke ich auch mal positiv?

Viele Jahre lang ging es mir schlecht und ich rutschte von einer depressiven Krise in die nächste. Dank meiner Therapeutin lernte ich mein Erlebtes weder positiv noch negativ, sondern realistisch zu betrachten. Sie bestärkte mich in meinen Gefühlen, bestätigte mir, dass gewisse Erfahrungen, die ich gemacht hatte, ein Trauma ausgelöst hatten. Vieles, was ich bis zu diesem Zeitpunkt heruntergeschluckt hatte, konnte ich nach und nach herauslassen, konnte akzeptieren, dass es mir schlecht geht. Und durch dieses Akzeptieren änderte sich so einiges:
Seit Anfang 2017 hatte ich weder eine ernstere depressive Phase noch eine Panikattacke. Es gab dennoch immer mal wieder schwierige Momente, natürlich. Aber die Situationen waren nicht mehr

vergleichbar mit den Phasen, in denen ich noch nicht zu meinen Gefühlen stand.
Weil ich mir negatives Denken oder Jammern erlaube, zu Hause auch mal nichts mache – außer die Jalousien runter, wenn die Sonne scheint – ich nicht an die hochgelobte frische Luft gehe, wenn ich es nicht möchte, seitdem geht es mir wesentlich besser. Durch das Annehmen negativer Gedanken, kann ich positiver denken!
Dem Negativen in mir gebe ich einen Raum, dadurch wird in meinem Kopf, in meinem Herzen und in meiner Seele Platz frei für Positives.
„Die ganze Sache mit mir und meinem Leben, das möchte und werde ich schaffen!"
Das ist der optimistische Satz, der sich in den vergangenen Jahren in mir entwickelt hat. Und daran glaube ich vor allem in krisenfreien Zeiten. Wenn es mir schlecht geht, dann wird auch dieser Satz verdeckt. Aber, wenn ich das Negative rauslasse (und NICHT runterschlucke), dann kann das Positive in mir wieder wachsen. Und das nenne ich dann positives Denken – eben, weil ich mir auch manchmal erlaube, negativ zu denken!

Was dem einen hilft, kann dem anderen schaden

Frische Luft hilft immer? – Nein! Bei einer Depression kann frische Luft auch einen negativen Effekt bewirken.
Kaum, dass einige Menschen in meinem Umfeld mitbekamen, dass ich wieder mal in einer depressiven Phase gefangen war, hagelte es Ratschläge: „Geh doch mal raus. Du brauchst frische Luft und Vitamin D, das hilft der Betty immer und die hat auch Depressionen."
Wenn man einen Menschen mit einer Depression kennt, dann kennt man auch nur einen. Und ähneln sich auch die Symptome bei den unterschiedlichen Personen, so kann man Hilfe nicht pauschalisieren.

In meiner Selbsthilfegruppe gibt es viele Betroffene, die darauf schwören, wie sehr ihnen Sport hilft oder ein Spaziergang an der frischen Luft. Das ist natürlich großartig und beeindruckend, wenn andere etwas für sich gefunden haben, das ihnen guttut! Doch nicht alles, was dem einen hilft, muss auch mir helfen. Im Gegenteil, was bei einem anderen Menschen ein angenehmes Gefühl auslöst, kann meine eigene Depression sogar verschlimmern.
Wenn ich mich in einer depressiven Phase befinde und rausgehe oder im Park spaziere, vielleicht sogar jogge, fühlt sich das für mich an, wie ein Verbiegen meines Selbst. Joggen und anderen Sport mag ich grundsätzlich nicht. Und in depressiven Phasen gehe ich nicht einmal gerne raus.
Mir ist dann überhaupt nicht danach, den Vögeln beim Zwitschern zuzuhören, mit der besten Freundin bummeln zu gehen oder mit einem Kumpel ein Bier zu trinken. Ich möchte allein mit mir und meinen Gedanken sein.
Jeder Depressive, Ängstler oder anderweitig Betroffene von psychischen Leiden kann im Laufe der Erkrankung für sich selbst Strategien entwickeln, die ihm guttun. Für den einen ist es Sport und frische Luft – für mich ist es das Einigeln zu Hause. Oft starre ich dabei die Wand an. Oder aus dem Fenster – auch mir ist manchmal nach Abwechslung. Auf diese Weise kümmere ich mich um mich. Wenn auch etwas passiv.
Ich bin für mich da, muss mit niemandem reden oder anderen zuhören. Ich kann ich sein – in Schlumpi-Hose, lose zusammen gebundenen Haaren und ungeschminkt. Daheim brauche ich mir keine Maske ins Gesicht zu malen, die anderen gefallen würde. Ich brauche keine Interessen vorzutäuschen, die sich in solchen Phasen im Keller versteckt haben. Ich brauche nicht über Aussagen lächeln, die ich gerade einfach nicht lustig finde. Ich kann frei weinen, fluchen und schweigen. Vor allem schweigen und in der Stille verharren. Mich mit mir selbst beschäftigen, in Zeiten, in denen ich oft nicht weiß, wo mein Ich ist! Dieses Alleinsein und die innere Einsamkeit brauche ich, um mich wiederzufinden.

Und so ist es völlig legitim und in Ordnung, wenn ich mal eine Woche nicht die Wohnung verlasse. Natürlich gibt es dabei auch Grenzen. Als ich einmal fünf Wochen aufgrund von Panikattacken die Wohnung nicht verließ, war das eher kontraproduktiv. Das Einigeln in der Wohnung für eine so lange Zeit war in diesem Fall ein Vermeidungsverhalten aufgrund meiner Ängste und nicht ein Akt der Selbstfürsorge. Das ist der springende Punkt: Verkrieche ich mich in der Wohnung, weil es mir guttut eine Auszeit von der Welt zu nehmen – nach dem Prinzip der Selbstfürsorge – oder ziehe ich mich zurück, um vor mir selbst wegzulaufen – nach dem Grundsatz des Vermeidungsverhaltens. Diese Frage kann man sich immer stellen, wenn man eine passende Strategie in einer Krise entwickelt.

Selbstfürsorge vs. Vermeidungsverhalten

In der Tagesklinik lernte ich den wesentlichen Unterschied zwischen Selbstfürsorge und Vermeidungsverhalten kennen. Ich darf mich verkriechen und für mich sorgen, sofern es mir guttut. Wenn ich mich zurückziehe, um mich vor meinen Problemen zu verstecken, dann ist es langfristig nicht förderlich für meine Genesung. Zu erkennen, welche Strategie hinter meinem Verhalten steckt, ist noch heute für mich eine Gratwanderung, die Grenzen verschwimmen oft. Obwohl ich schon seit vielen Jahren von Angst und Depression betroffen bin, erkenne ich den Unterschied zwischen Selbstfürsorge und Vermeidung oft erst durch Ausprobieren und vor allem durch Reflektieren im Nachhinein. Wenn ich zum Beispiel nach ein paar Tagen mit dem nötigen Abstand auf eine Situation zurückblicke. Warum bin ich letzte Woche nicht mit auf die Party gegangen? Bin ich erschöpft und müde gewesen? War zuvor zu viel los, weshalb ich noch sämtliche Außenreize zu verarbeiten hatte? Brauchte ich eine Pause von allem und jedem und schlichtweg einfach mal Ruhe und Zeit für mich? Oder wollte ich nicht unter Leute, weil andere mich nach meinem Job fragen könnten, während ich doch gerade arbeitslos bin? Vielleicht hatte ich auch Angst vor Abwehr, weil mich die Freunde von Freunden nicht mögen können.

Oder ich schämte mich schon im Vorfeld, weil gerade im Sommer einige meiner Narben zu sehen sind. Oder hatte ich vielleicht einfach keine Lust? Auch ein Grund, der sein darf und in Ordnung ist.
Wenn mich mein Partner dazu ermutigt, mit ihm auf eine Feier zu gehen, obwohl mir scheinbar nicht danach ist, kann mir das helfen. Er versucht, mich aus meiner Bequemlichkeit und Angst herauszuholen, bestärkt mich, entgegengesetzt zu meinem Impuls – allein zu Hause zu bleiben – zu handeln.
Er akzeptiert es aber auch, wenn ich der Überzeugung bin, dass es mir wirklich besser geht, wenn ich mich zurückziehe.
Ich habe viele Strategien erkannt, die für mich schädlich sind, aber auch viele, die mir helfen. Weil ich erkannt habe, dass mir persönlich das Einigeln auch mal guttut, mache ich es. Dass ein Spaziergang im Park für mich stressig ist und mir nicht hilft, das kann nur ich für mich persönlich entscheiden.
Und noch einmal: Das, was jemand in einer Krise braucht, ist genauso individuell wie die Person selbst! Leider fällt es Betroffenen selbst oft schwer herauszufinden, was in der jeweiligen Situation die richtige Strategie ist.
Etwa im Mai 2014 –ich steckte schon seit ca. zwei Monaten in einer Krise – suchte ich meinen Psychiater auf. Ich war seit Anfang März arbeitsunfähig geschrieben und wusste einfach nicht, was ich ändern sollte, damit es mir wieder besser geht. Antriebslosigkeit, Schweregefühl und Grübeleien bestimmten meinen Alltag. Selbst einfachste Entscheidungen zu treffen erschien mir fast unmöglich. Sollte ich mich in dieser Situation weiter dem Kontakt mit Menschen stellen? Mich mit meiner Angst und der anhaltenden Anspannung auseinandersetzen? Oder ist es jetzt vielleicht „richtiger“, dass ich meinem Bedürfnis nach Ruhe und dem Allein-Sein nachkomme? Mich in meiner Höhle zu Hause verkrieche? Was bedeutet für mich in diesem Moment Selbstfürsorge und was Vermeidungsverhalten?
„Probieren Sie sich aus!“, meinte er. „Solange Sie krankgeschrieben sind und keine Verpflichtungen haben, nutzen Sie die ‚Narrenfreiheit‘ und testen Sie aus, was Ihnen guttut. Und wenn Sie meinen, Sie wollen

die nächsten drei Wochen im Bett liegen bleiben, dann machen Sie es und schauen, was passiert!" – Ungläubig sah ich ihn an. Er, ein renommierter, erfahrener Psychiater, rät mir im Bett liegen zu bleiben, wenn mir danach ist?
Damals dachte ich, er nimmt mich auf den Arm. Das ist ja wohl einer der schlechtesten Tipps, den man einem depressiven Menschen geben kann ... oder doch nicht?
Verwirrt ging ich nach Hause und lag drei Tage später tatsächlich für über eine Woche im Bett. Allerdings nicht ganz freiwillig, sondern wegen einer Grippe. Bettruhe stand also auf dem Plan. Die ersten vier Tage habe ich fast nur geschlafen. Anschließend konnte ich wegen Kreislaufproblemen zwar immer noch nicht aufstehen, aber mein Kopf wurde wacher. Dass ich gezwungen war, im Bett zu liegen, störte mich plötzlich. Und dieses „Stören" war sehr gut und hilfreich! Denn dadurch wurde mir bewusst, was ich wirklich möchte – eine der wichtigsten Erkenntnisse in meiner Depression: Ich wollte etwas von MIR aus tun und unternehmen! Ich hatte Lust, mit meinen Tieren zu spielen, mit meinem Freund spazieren zu gehen und mich mit kreativen Schreibübungen auseinanderzusetzen. So entstanden übrigens mein Blog und daraus letztendlich dieses Buch.
Um also die Frage zu beantworten, wie man als Betroffener zwischen Selbstfürsorge und Vermeidungserhalten unterscheiden kann: Ausprobieren und ehrliches Reflektieren der Handlung – das ist zumindest das, was mich weitergebracht hat.

Schreiben als Teil (m)einer Therapie

Als ich 2014 wiederholt wegen meiner Angststörung und Depressionen in einer Tagesklinik war, habe ich angefangen ein Therapie-Tagebuch zu schreiben. 2012 war ich schon einmal in der Tagesklinik und als ich zwei Jahre später dort auf meine damalige Ergotherapeutin und eine der Krankenschwestern traf, war ich beeindruckt, an was

sie sich alles erinnern konnten. Sätze wie „Sie sagten damals dieses oder jenes" hauten mich regelrecht um – ich selbst hatte Situationen und einzelne Gespräche meines ersten Aufenthalts bereits vergessen. Und so ging es für mich anfangs beim Schreiben nur darum, die Ereignisse des Tages und die Gespräche mit den Therapeuten und Mitpatienten festzuhalten, um ja nichts zu vergessen.
Doch dieses Schreiben hatte zusätzlich noch einen positiven Nebeneffekt – es tat mir gut, so konnte ich zugemüllte Teile meiner „Festplatte" neu sortieren und unnötige Dateien löschen, um meinen Kopf freier zu bekommen. Schreiben wurde dadurch für mich zu einer Form der Selbstreflektion und Verarbeitung negativer Erlebnisse.
Mittlerweile „muss" ich meine Gedanken regelmäßig auf Papier bringen, um nicht einen völlig „verstopften" Kopf zu bekommen. Manchmal sprudeln die Gedanken und Gefühle, die mich bedrücken und die ich nicht länger in mir verstecken möchte, nur so aus mir heraus. Oft ist das Schreiben aber auch ein Kampf – denn wie drückt man etwas aus, für das es keine Worte gibt? So suche und krame ich nach Begriffen für das, was mich sprachlos macht. Wenn ich es dann geschafft habe, ein passendes Wort zu finden und das Kind beim Namen zu nennen, dann ist das ein sehr befreiendes Gefühl. Dieser Prozess ist nicht immer leicht, er kann sogar schmerzhaft sein. Ähnlich wie in der Therapie. Es gibt immer wieder Sitzungen, in denen es mir schwerfällt, bestimmte Themen so anzunehmen, wie sie sind. Da ist dieses kleine Kind in mir, das mit dem Fuß aufstampft und „Nein" schreit – so vieles will es nicht wahrhaben. Sei es, dass es nicht die Liebe und Geborgenheit von manchen Menschen erfährt, die es sich wünscht oder den Tod der geliebten Oma nicht akzeptieren kann. Die Tatsache, dass meine Oma nicht mehr lebt, verdränge ich oft in meinem Alltag. Ich weiß, dass sie gestorben ist und trotzdem stelle ich mir vor, wie sie in meinem Heimatort in ihrem Sessel sitzt und Kreuzworträtsel löst. Das ist eine Überlebensstrategie für mich, die ich oft unbewusst nutze. Eine gedankliche Flucht vor der Realität.
Im Gespräch mit meiner Therapeutin, genauso wie beim Schreiben, geht das aber nicht mehr, alles wird real. Da stehen die Themen und

Erlebnisse im Raum oder eben auf Papier. Indem ich das Geschehene aufschreibe, ist es nicht mehr nur in meinem Kopf vorhanden. Es wird für mich real. Dieser Moment ist immer wieder ein Schlag ins Gesicht, als ob ich aus einem Traum aufwache. Trotzdem ist dieser Prozess wichtig und richtig für mich.

Beim Schreiben stehen die Gedanken als Worte vor mir auf dem Papier, schwarz auf weiß, greifbar. Nur, wenn ich es schaffe meine traumatischen Erlebnisse rauszulassen aus meinem Kopf, kann ich sie als wirklich, wahr und real erkennen. Ich weiß, ich muss da durch und mir unangenehme Dinge ansehen, damit meine inneren Wunden genesen können. Es tut weh und gleichzeitig tut es gut. Durch das Schreiben lasse ich die Gedanken frei.

Ich bin ein ziemlich verkopfter Mensch. Immer wurde mir gesagt, ich soll nicht so viel nachdenken und mal abschalten – den Abschalt-Knopf konnte mir aber lange Zeit niemand zeigen. Bis ich ihn irgendwann selbst gefunden habe: Mein Knopf ist das Schreiben.

Noch oft bin ich in Grübeleien und Gedankenkreisen gefangen, häufig wenn ich nachts einschlafen möchte oder morgens, wenn ich doch eigentlich noch drei Stunden schlafen könnte. Aber nein, da kommen plötzlich Gedanken, die bedacht werden möchten, ja müssen. Ich habe dann das Gefühl, ich darf das jetzt nicht beiseite schieben, sonst ist es unwiederbringlich vergessen.

Wenn ich aber all das, was mich belastet, bedrückt oder anderweitig beschäftigt, niederschreibe, dann ist es quasi gespeichert. Ich kann mir dann die Erlaubnis geben, den Gedanken nicht mehr festhalten zu müssen, ich „darf" ihn vergessen, aus meinem Kopf verbannen, ihn loslassen – immerhin steht er auf Papier oder er ist in einer Datei gespeichert.

Es funktioniert natürlich (noch) nicht bei jedem meiner Themen und auch nicht in jeder Krise. Je mehr ich mich aber darin übe, umso besser funktioniert das Verbannen der Gedanken auf Papier. So nehme ich immer öfter immer weniger Gedanken mit ins Bett und schlafe durchaus auch mal Nächte durch.

Bei meinem letzten Tagesklinik-Aufenthalt 2015 war ich bei einer Psychotherapeutin zu einem diagnostischen Interview. Dabei wurden mir Fragen zum Thema Vertrauen und traumatische Erlebnisse in der Kindheit gestellt. Sofort schoss mir eine Situation von einem Übergriff, der sich vor mehreren Jahren ereignete, in den Kopf. Mir wurde schwarz vor Augen, schwindelig und schlecht. Ich habe dann nicht weiter darauf geachtet, ich wollte das Gespräch hinter mich bringen und bin anschließend zur Kunsttherapie gegangen. Alle Gedanken und Gefühle, die ich während des Interviews hatte, versuchte ich zu verdrängen. Ich wollte sie nicht wahrhaben.

Am nächsten Tag war mir immer noch schwindelig und ich war ganz wirr im Kopf. Ich fühlte eine immense Leere in mir. Ich befand mich im Zustand einer Derealisation und Depersonalisation. Meine Umgebung erschien mir unreal und fremd. Ich selbst erschien mir unreal und fremd.

Im Gespräch mit einer Psychotherapeutin versuchten wir, der Sache auf den Grund zu gehen. Ich vermutete zwar, dass das Interview und das Thema Trauma in der Kindheit der Auslöser war, doch wahrhaben wollte ich es nicht. Meine Therapeutin gab mir eine Hausaufgabe. Ich sollte eine Rekonstruktion des vergangenen Tages, an dem auch das Interview stattfand und der Schwindel begann, erstellen. Also schrieb ich alles auf, was mir durch den Kopf ging, ohne Punkt und Komma – es sollte „einfach" erstmal raus. Dadurch kristallisierte sich Stück für Stück ein klares Gefühl heraus. Und siehe da, nach und nach verschwand das wirre Gefühl im Kopf.

Diese Form des Gefühlsprotokolls oder der Rekonstruktion ist für mich daher oft das Mittel der Wahl, wenn ich nicht weiß, was ich fühle oder wenn ich nur Leere in mir spüre.

Durch das Schreiben komme ich nicht unbedingt gleich und sofort zurück zu einem Gefühl. Aber zumindest wird mir klarer, warum ich gerade nicht fühle. Allein das Wissen, dass es einen Grund hat, dass ich gerade nicht fühlen kann, ist für mich sehr wichtig.

Das Schreiben ersetzt für mich keine Psychotherapie. Es ist, wie meine Selbsthilfegruppen, eine sehr wichtige Ergänzung geworden, die mir bei meinen alltäglichen Problemen eine große Stütze ist.

Viele Psychologen erkennen das Schreiben als eine Form der Selbsthilfe oder Eigentherapie an. Das ehrliche Auseinandersetzten mit sich selbst kann zu Selbsterkenntnis führen. Fachleute empfehlen das Schreiben als Strategie, um schwierige Lebensereignisse und kritische Phasen zu bewältigen.

Manche Betroffene tun sich zunächst schwer, ihre tiefen Gefühle und Gedanken auf Papier zu bringen oder sie können anschließend nichts aus ihren Texten herauslesen. Für solche Fälle gibt es ausgebildete Schreibtherapeuten. Sie unterstützen Betroffene professionell beim Schreibprozess und analysieren deren Schriftstücke. Gemeinsam wird anschließend ein Weg aus der Krise gesucht.

Johann-Wolfgang von Goethe ist einer der bekanntesten Anwender der Schreibtherapie. Seine Mutter sagte einmal: „Mein Sohn hat gesagt: Was einen drückt, das muss man verarbeiten und wenn er ein Leid gehabt hat, da hat er ein Gedicht daraus gemacht."

Auch das Buch „Die Leiden des jungen Werther" von Goethe wird von Schreibtherapeuten als eine Form der Schreibtherapie anerkannt. Natalie Goldberg, eine amerikanische Schriftstellerin und Schreiblehrerin, formulierte es so: „Schreiben zu üben, heißt auch, sich mit seinem ganzen Leben auseinander zu setzen." Das passt für mich sehr gut – häufig schreibe ich, was ich denke, damit ich lese, was ich fühle. Schriftlich setze ich mich mit mir, meinen Gedanken und Gefühlen – kurz meinem Leben – auseinander und suche einen Weg zu mir selbst. Und meistens finde ich den auch.

Mein Therapeut mit der kalten Schnauze

2010 war ich wegen meiner Depression und extremen Panikattacken das erste Mal in einer Psychiatrie. Die dortige Psychotherapeutin empfahl mir nach einigen Gesprächen ein Haustier anzuschaffen. So hätte ich eine Aufgabe, weil ich mich um das Tier kümmern muss und wäre nicht mehr allein. Nie hätte ich gedacht, dass eine „kalte Schnauze" mir in meinem Alltag mal so sehr helfen würde. Derzeit leben bei mir drei Frettchen. Sie haben sich in mein Herz gemuckert, so nennt man die Lautsprache der Fellnasen. Sie gehören für mich zur Familie. Nicht jeder kann nachempfinden, wie wertvoll eine Beziehung zu einem Tier sein kann. Dabei kann sie eine ebenso wichtige und existenzielle Beziehung sein, wie die zu einem Menschen. Meine Tiere helfen mir durch meinen oftmals unstrukturierten Tag. Sie unterstützen mich darin, den Tag überhaupt erst einmal zu beginnen. Wären meine Frettchen nicht, hätte ich kaum einen Grund früh aufzustehen. Sie brauchen ihr Futter, wollen spielen und ein sauberes Zimmer – und mit ihren Bedürfnissen, die nur ich erfüllen kann, helfen sie mir in meiner Antriebslosigkeit. Mich beeindruckt, dass sie ihr Leben bei mir scheinbar sehr genießen können, ohne ständig darüber zu grübeln, dass sie aus einer schlechten Haltung gekommen sind oder darüber, was ihnen in der Vergangenheit Furchtbares passiert ist. Sie leben im Augenblick. Im Hier und Jetzt. Meine Frettchen helfen mir oft in meiner Gefühlsleere, weil sie Empfindungen in mir wecken, mich aus meiner Starre herausholen. Sie füllen mich aus. Sie bringen mich mit ihrem tollpatschigen Verhalten zum Lachen. Wenn sie auf meinem Arm schlafen und dabei wohlig schnarchen, fühle ich ihr Vertrauen zu mir und meine Liebe zu ihnen. Wenn sie krank sind, bringen sie mich auch mal zum Weinen, was glücklicherweise nicht allzu oft vorkommt. Sie haben Eigenschaften an sich, die ich mir oft von meinen verständnislosen Mitmenschen wünsche. Ich weiß nicht, wie es mir heute geht? – Das macht nichts, meine Frettchen gesellen sich trotzdem zu mir. Ich bin verzweifelt und total verheult? – Das schreckt sie nicht ab, sie kommen, um zu kuscheln. Ich habe heute noch nicht die Küche aufgeräumt? – Stört die Tiere nicht, Hauptsache sie bekommen etwas zu essen. Ich bin total angespannt und ängstlich wegen irgendwelcher irrationalen Sorgen? – Sie lenken mich ab, indem sie mich zum Spielen auffordern. Sie stellen keine Fragen und drängen mich nicht zu Antworten, die ich selbst nicht kenne. Auch wenn sie meine Worte womöglich nicht verstehen, so hören sie mir zu, ohne dabei dumme Kommentare abzugeben – und ich fühle mich für einen Moment verstanden. Sie verurteilen mich nicht wegen meiner Gedanken und Gefühle. Vor meinen Frettchen brauche ich mich nicht für die Narben an meinen Armen zu schämen, die aus

meinem selbstverletzenden Verhalten resultierten – sie „putzen" mir die Arme, genau wie die ihren oder die meines gesunden Freundes. Meine Frettchen sind für mich da. Sie nehmen mich an, so wie ich bin. Sie lieben mich, so wie ich bin. Durch sie füllt sich mein Tag mit mehr Leben. Ich lebe und lache durch sie viel mehr. Sie machen mein Leben einfach lebenswerter. Umso mehr schmerzt mich der Gedanke, dass auch sie einmal den Weg über die Regenbogenbrücke antreten müssen. So vieles wird dann fehlen, was sie mir geben: ihre Liebe, ihre freudige Begrüßung, ihre seelische Wärme, ihr Trost in schweren Zeiten. Und so schwer der Gedanke sowie auch die Erfahrung ist, dass man irgendwann mal loslassen muss – ich möchte nicht mehr ohne Vierbeiner leben. Ich erfahre durch die Tiere eine bedingungslose Liebe, die mir mancher Mensch nicht geben kann. Weil sie keinen Unterschied zwischen psychisch krank oder gesund machen. Sie füllen eine Lücke in meinem Herzen. Meine Tiere können zwar keine akute depressive Episode oder Angstzustände verhindern, doch ihre Anwesenheit wirkt sich positiv auf meine seelische Verfassung aus, weil sie mir einen Sinn und eine Aufgabe in meinem Leben geben. Und so kann ich behaupten, dass die Empfehlung der Therapeutin, mir Haustiere anzuschaffen, mit der beste Tipp war, den ich in der Psychiatrie bekommen habe.
Mittlerweile werden in psychiatrischen Einrichtungen immer häufiger Tiere als Unterstützer in der Therapie eingesetzt. Die positive Wirkung von Hunden auf depressive Patienten wurde mittels einer Studie des Zentrums für Seelische Gesundheit - Klinik Marienheide belegt. Im Vergleich zwischen zwei Gruppen zeigte jene, die mit Hunden therapeutisch arbeitete, eine schnellere Verbesserung und Abnahme von suizidalen Gedanken, als jene, die nur mit Psychotherapie, Ergotherapie und Medikamenten behandelt wurde. Um mehr über die Arbeit tiergestützter Therapien zu erfahren, interviewte ich Jessica Exner, einer Heilpraktikerin für Psychotherapie, die mit ihren vier Hunden unter anderem tiergestützte Therapie für Menschen mit Depressionen anbietet.

Sie bieten eine tiergestützte Therapie mit Hunden und Schweinen für Menschen mit Depressionen an. Wie verläuft so eine Therapie-Sitzung?

Jessica Exner: *Jede Sitzung verläuft individuell, je nachdem wie der Patient „drauf" ist. Ein Zwang oder Druck besteht nicht, die Patienten „müssen" nichts machen. Wir sind einfach da, schauen, wie es sich gemeinsam entwickelt. Ab und zu spielen wir mit dem Ball bzw. mit dem Hund, oft lachen wir miteinander und so sind die Patienten nicht mehr in ihrem Grübeln oder ihren Gefühlen gefesselt. Wir kommen über die Tiere viel mehr ins Hier und Jetzt. Außerdem ist das „Kümmern" ein sehr elementarer Bestandteil – viele Patienten füttern oder streicheln die Hunde sehr gerne. In dem Moment können sie etwas für jemand anderen tun und tun damit indirekt auch etwas für sich selbst.*

Inwiefern nimmt der Kontakt mit den Tieren Einfluss auf das Verhalten der Menschen? Was bewirkt die Therapie generell? Was können Sie bei den Patienten nach der Therapie-Stunde beobachten?

Jessica Exner: *Die Hunde fördern sehr viel die intrinsische Motivation, also die innere aus sich selbst entstehende Motivation, d.h. die Patienten wollen durchaus etwas von sich aus machen. Sei es eben das Füttern, Streicheln oder Spielen. Dies ist ein wesentlicher Schritt aus der Antriebslosigkeit heraus.*

Für mich ist es das Wichtigste, in der Beobachterrolle zu sein. Ich setze den Patienten mit dem Hund in eine Situation und beobachte selber. Und das Verhalten nehme ich dann mit der Kamera auf. Für mich ist es großartig, wenn eine Reaktion von der erkrankten Person kommt, ganz gleich, welche es ist. Ob es in die „negative" Richtung, wie Angst, Trauer oder auch Wut geht (wenn man Hunde nicht leiden kann) oder ob es eben in die „positive" Richtung geht und der Patient lacht. Über diese Emotionen kann ich einen Kontakt zu dem Menschen herstellen. Das ist das Entscheidende. Die Hunde sind in dem Moment meine „Arbeitsinstrumente", auch wenn das Wort natürlich nicht so schön ist. Sie sind quasi ein Türöffner, sie lösen in der Regel irgendeine Reaktion aus und die kann ich dann aufgreifen und mit dem Patienten darüber reden.

Warum tun gerade Tiere den Betroffenen gut?

Jessica Exner: *Es sind sehr geduldige Therapeuten, die auf einer ganz anderen Ebene den Patienten erreichen als wir Menschen. Sie fordern nichts, der Depressive braucht nicht zu reden und kann mit dem Tier ganz anders kommunizieren als mit Menschen. Auch durch die körperliche Nähe, die man zu einem Tier durchs Streicheln aufbauen kann, wird eine ganz andere Ebene erreicht, die ein menschlicher Therapeut nicht erreichen kann.*

Was sind die Möglichkeiten und wo die Grenzen einer tiergestützten Therapie bei Patienten mit Depressionen?

Jessica Exner: *Die tiergestützte Therapie ist eine Ergänzung zur Psychotherapie, ersetzt diese aber nicht. Das heißt, wir können Reaktionen und Prozesse anstoßen, was sehr wichtig und elementar ist, dies ist dann aber auch alles. Die Zeit mit den Hunden ist für viele auch eine Auszeit, eine Wohlfühlzeit, und darum geht es mir. Raus aus der Erkrankung, mit der man konfrontiert ist. Für viele ist allein das Spielen mit dem Hund eine Therapie, weil sie sich in der Zeit mal nicht mit ihren Problemen beschäftigen. Es ist eine Form der Entspannung – und die hat ja einen wesentlichen therapeutischen Effekt.*

Kann eine tiergestützte Therapie jedem Menschen bei jedem Schweregrad der Depression helfen oder bestehen entscheidende Ausschlusskriterien?

Jessica Exner: *Im Grunde genommen kann jedem Patienten eine tiergestützte Therapie helfen. Wenn jemand partout keine Tiere mag, dann ist das natürlich eher kontraproduktiv.*

Gibt es Tierarten, die besonders gut zu therapeutischen Zwecken eingesetzt werden können, und solche, die generell schlechter geeignet sind?

Jessica Exner: *Im Großen und Ganzen sind alle Tiere für die tiergestützte Therapie geeignet. In Altenheimen konnte man beobachten, dass vor allem Fische eine beruhigende Funktion haben. Kühe sind unglaublich empathisch und Hunde und Katzen sind grundsätzlich gut geeignet, weil man mit ihnen einfach vielseitig arbeiten kann.*

Wenn ich mich als Patientin für eine tiergestützte Therapie entschließe – nach welchen Kriterien entscheide ich mich für welches Tier?

Jessica Exner: *Das kann man so pauschal gar nicht sagen. Ich treffe die Vorauswahl, je nachdem, mit welchen Patienten ich arbeite. Mit meinem Labrador, ein sehr aufgeweckter Hund, kann ich nicht mit Menschen mit ADHS arbeiten. Diese brauchen eher einen ruhigeren Hund. Letzten Endes entscheidet der Patient. Manchmal nehme ich gerade zu Depressiven einen Hund mit, der auch ruhiger ist, weil ich denke, dass er besser zur Stimmung des Betroffenen passt. Wenn diese sich aber eher mit meinem aufgeweckten Labrador Kuno verbunden fühlen, dann ist das auch völlig in Ordnung. Die Entscheidung für oder gegen ein Tier erfolgt somit aus einem Gefühl der Zugehörigkeit seitens der Patienten. Das ist von Mensch zu Mensch unterschiedlich und kann auch immer mal variieren, je nachdem in welcher Stimmung der Patient ist.*

Gibt es auch Nebenwirkungen oder Risiken bei dieser Therapieform?

Jessica Exner: *Höchstens eine Tierhaarallergie, ansonsten gibt es keine Nebenwirkungen und Risiken.*

Weshalb übernehmen die Krankenkassen oft nicht die Kosten für die tiergestützte Therapie? Bzw. unter welchen Voraussetzungen werden die Kosten von einer Kasse übernommen? Was müsste sich Ihrer Einschätzung nach in den gesellschaftlichen oder rechtlichen Rahmenbedingungen in Bezug auf tiergestützte Therapie verbessern?

Jessica Exner: *Die tiergestützte Therapie ist noch kein anerkanntes Therapieverfahren, daher übernehmen viele Kassen nicht die Kosten für diese Form der Therapie. Manche Kassen bezahlen inzwischen aber auch die Kosten der Heilpraktiker für Psychotherapie, da diese eine Heilerlaubnis haben. Wenn diese tiergestützt arbeiten, sind die Kosten dafür mit abgedeckt, auch wenn auf dem Rezept niemals „tiergestützte Therapie" steht. Und ja klar, es wäre toll, wenn alle Kassen die Therapie für diese Menschen übernehmen, da sich einfach gezeigt hat, dass sie eine positive Wirkung hat.*
Vor allem Aufklärung über die Hygiene muss noch weiter erfolgen. Die Tiere sind weder dreckig noch Überträger von Krankheiten. Diese Annahme war früher weit verbreitet, wurde inzwischen aber weitgehend widerlegt. Trotzdem ist es noch heute beispielsweise in Krankenhäusern schwierig.

Mit Anspannung in die Entspannung

Auch bei den Entspannungsmethoden gibt es nicht die eine richtige Empfehlung. Wie schon oft erwähnt, was dem einen hilft, kann für den anderen kontraproduktiv sein.
„Einfach mal ruhig dasitzen, alles so sein lassen wie es ist, Körper, Seele und Geist entspannen." Wenn ich Sätze dieser Art hörte, spannte sich alles in mir an. In der Tagesklinik wurden wir Patienten einmal die Woche akupunktiert. Die Nadeln, die an bestimmte Punkte im und am Ohr eingesetzt wurden, sollten bei der 30-minütigen Entspannung unterstützen. Dabei lief Musik, entweder Instrumentalmusik oder

Naturgeräusche. Einige Patienten legten sich auf eine Matte, machten die Augen zu und genossen diese ruhige Zeit, in der sie ganz für sich waren. Beeindruckend fand ich dabei auch das Pflegepersonal, das mit uns im Raum völlig gelassen und entspannt auf Stühlen saß und den Blick nach draußen schweifen ließ. So sieht also Entspannung aus, dachte ich, während unauffällig meine Zehen wippten, ich von 587 abwärts zählte, den Uhrzeiger beobachtete oder im Extremfall den Raum verließ.

In der Reha konnte ich beobachten, wie manchen Patienten bei der progressiven Muskelrelaxation (PMR) nach Jacobsen einschliefen. Im Schnitt dauert diese Entspannungsübung 25 Minuten. Mir kam es so vor, als habe sie drei Stunden gedauert. Mein Herzschlag wurde immer schneller, ich immer unruhiger.

Wann immer es hieß, dass jetzt Entspannung auf Knopfdruck anstünde, wurde ich nervös. Während alles um mich herum sich beruhigte, wurde es in mir immer lauter. Meine Unruhe, meine Trauer, meine Leere – alles, was ich fühlte oder auch nicht fühlte, nahm ich während dieser Entspannungsübungen besonders stark wahr. Meistens ging ich nur widerwillig zu diesen Therapieeinheiten, versperrte mich, weil ich mich nicht immer wieder erneut auf die „laute Ruhe" einlassen konnte und wollte. Um nicht als störrische Patientin zu gelten, versuchte ich es trotzdem immer und immer wieder. Doch irgendwann akzeptierten auch die Therapeuten, dass Stille und Ruhe den gewünschten Effekt bei mir verfehlen und manchmal sogar Panikattacken in mir auslösten. Von da an wurde meine Ablehnung gegen die Übungen als Form der Selbstfürsorge verstanden.

Ich fand für mich dennoch eine passende Art der Entspannungsübung. Während die anderen Patienten weiterhin auf den Matten lagen, ihre Muskelgruppen an- und entspannten, entschied ich mich für Achtsamkeitsübungen. Übungen, in denen man bewusstes Erleben und seine Wahrnehmung trainiert. Ganz bei sich und dem Augenblick, im Hier und Jetzt sein – das ist Achtsamkeit. Eine meiner Lieblingsübungen ist die 5-4-3-2-1-Übung. Dabei konzentriert man sich nach und nach auf alle fünf Sinne. D.h., ich suche mir zunächst fünf Objekte, die ich sehe. Den Stuhl, meine Schuhe, den Tisch, das Bild, die Tür. Danach konzentriere ich mich auf fünf Geräusche, die ich höre – das Rauschen der Heizung, das Flugzeug, die Musik, das Knarren der Tür und das Hupen der Autos. Anschließend versuche ich fünf Körpergefühle zu spüren. Hierbei sind keine Emotionen gemeint, sondern das, was ich ertaste und im Außen spüre, z.B. den Boden unter meinen Füßen, den weichen Stoff meines Pullis auf meiner Haut, die Stuhllehne in meinem Rücken, die glatte Tischkante und die rauhe Oberfläche der Tapete. Die beiden Sinne Riechen und Schmecken einzusetzen, ist je nach Umgebung nicht so einfach oder auch gar nicht umsetzbar. Dann übt man eben nur mit den drei anderen Sinnen. Anschließend wiederhole ich das ganze nochmal, diesmal aber nur mit jeweils vier Dingen pro Sinneswahrnehmung. Dann mit drei und zwei. In der letzten Runde konzentriere ich mich jeweils auf ein sichtbares Objekt, ein Geräusch, ein Körpergefühl und gegebenenfalls noch auf einen Geruch und einen Geschmack. Wenn sich die Gegenstände hierbei doppeln und wiederholen, ist das völlig in Ordnung. Es kommt darauf an, dass man seine volle Aufmerksamkeit auf das Hier und Jetzt, auf seine Umgebung richtet. Darauf konnte ich mich tatsächlich einlassen. Durch diese Übung fiel es mir leichter, von meinen Problemen Abstand zu nehmen, weil ich mich ganz klar und einfach auf ganz bestimmte Reize konzentrieren konnte.

Die vorgenannte Übung nutz(t)e ich bei Grübelschleifen, bei Anflügen von Panikattacken in zu vollen Bussen, bei meiner Zahnärztin oder einfach so zwischendurch, wenn ich mit meinen Gedanken und Gefühlen überall und nirgends bin. Durch solche Achtsamkeitsübungen wurde mir klar, dass Entspannung nicht zwangsweise bedeuten muss, ganz ruhig dazusitzen und „nichts" zu tun. Wie bei allen Hilfs- und Lösungsmöglichkeiten muss und darf sich auch beim Thema Entspannung jeder das aussuchen, das zu ihm passt. Für die einen ist es das Liegen auf der Matte, während man dem Meeresrauschen auf einer CD lauscht, und für mich ist es eben das bewusste Lenken meiner Gedanken. Natürlich klappt das bei mir auch nicht immer und nicht

in jeder Situation, doch überhaupt einen Zugang zu einer Form von Entspannung zu finden, ist für mich sehr hilfreich.
Eine weitere Entspannungsmöglichkeit stellt die sogenannte Imagination dar, umgangssprachlich auch Visualisierungen, Traum- oder Phantasiereisen genannt. Mit Hilfe von positiven inneren Bildern kann ich innere Spannungen reduzieren, mich stabilisieren und dadurch beruhigen. Imagination hilft dabei, die Gefühle zu regulieren, mehr Selbstfürsorge und Selbstachtsamkeit zu entwickeln. Seit Jahrhunderten weiß man von der Heilkraft positiver innerer Bilder. Beispiele dafür sind schamanische Reisen, Tempelschlaf in der Antike, Meditation und spirituelle Erfahrungen in der christlichen Mystik und im Buddhismus. In den letzten Jahren haben Imaginationsübungen auch in der Psychotherapie eine immer größere Bedeutung gewonnen. So kommen sie häufig bei der Behandlung von Trauma-Patienten zum Einsatz. Die inneren Bilder, die bei der Imaginationstherapie beim Patienten erzeugt werden, helfen Flashbacks und Intrusionen bzw. dem Trauma an sich etwas Positives entgegenzusetzen. Eine klassische Übung in der Imagination ist „Der sichere Ort", den ich schon in einem vorherigen Kapitel beschrieben habe: Mit Hilfe des Therapeuten erschafft man in der Phantasie „Den sicheren Ort". Ein Platz, an den man sich zurückziehen kann und von dem man weiß, dass dort keine Gefahren lauern. Wie schon erwähnt, sind bei der Ortswahl der Phantasie keine Grenzen gesetzt. Ob Walnussschale, rosa Wolke oder das reale eigene Wohnzimmer – Hauptsache man fühlt sich an diesem Ort rundum wohl und sicher. Wann immer man sich schlecht fühlt, kann man sich an diesen Ort „träumen". Ziel ist es, anschließend wieder stabiler in den Alltag zurückzukehren. So sind Imaginationsübungen auch für gesunde Menschen durchaus eine hilfreiche Unterstützung im Alltag, um einen Weg zu Entspannung und innerer Ruhe zu finden.
Als ich mich das erste Mal mit Imaginationsübungen beschäftigte, war ich fasziniert davon, dass dabei auf eigentlich kindliche Verhaltensweisen zurückgegriffen wird. Als ich klein war, habe ich mir in schwierigen oder einsamen Situationen immer vorgestellt, ich wäre in der Nähe von Menschen, bei denen ich mich wohl und geschützt fühle.

Als Erwachsene lernte ich durch die Imaginationen also erneut, mir innere Helfer an die Seite zu stellen, die mich in meinem Alltag mental unterstützen. Nicht immer funktionieren die Entspannungsübungen wie erwartet. Ich selbst hatte einige Zeit lang Probleme mit der Imagination. Immer wieder wurden die inneren Bilder von einer anderen „Macht" plötzlich zerstört. Unangenehme Szenen tauchten mitten in der Übung vor meinem inneren Auge auf. Das erschreckte und wühlte mich derart auf, dass ich mich lange Zeit nicht weiter damit konfrontieren wollte. Bis zu dem Tag, an dem ich im Wartezimmer meiner Zahnärztin mit mehreren Anflügen von Panikattacken zu kämpfen hatte. Ich erinnerte mich an die Lichtstromübung, die ich in der Tagesklinik kennenlernte. Bei dieser Übung stelle ich mir vor, wie sich ein warmes, farbiges Licht um mich schmiegt wie ein Schutzmantel. Weil ich mich auf etwas konzentrieren konnte, das in mir ein angenehmes Gefühl weckte, konnte ich mich beruhigen und meine Gedanken von der bevorstehenden Behandlung weglenken. Diese Erfahrung ermutigte mich, mich wieder intensiver mit dieser Form der Entspannung auseinanderzusetzen. Mittlerweile nutze ich Imaginationsübungen in Situationen, in denen ich nervös bin – wie eben beispielsweise bei der Zahnärztin – oder aber auch beim Einschlafen, wenn ich mich an einen ruhigen, sicheren und schönen Ort in meiner Phantasie träume. Wobei „ruhig" nicht zwangsweise ruhig sein muss – aktuell begebe ich mich in meiner Phantasie auf den Anhänger eines Traktors, in einen Zug oder auf den Rücksitz eines Autos, da mich die monotonen Geräusche und das „fahrende Schaukeln" beruhigen. Hier zeigt sich also noch einmal, dass Hilfsmöglichkeiten oder unterstützende Übungen nicht verallgemeinert werden können. Die Geräusche, die ich angenehm finde, können andere stören und nerven. Und die Bilder in meiner Phantasie, die mir heute helfen, können mich morgen schon langweilen oder sogar erschrecken.

Entspannungsübungen sind wie „frische Luft und Sport" kein Allheilmittel, welches jedem Betroffenen gleichermaßen hilft. Ähneln sich auch die Symptome bei diversen Diagnosen, so sind doch alle Betroffene individuelle Wesen, auf die man ein Hilfsangebot nicht pauschal anwenden kann und darf!

Die Lichtstrom-Übung

Weil mir persönlich diese Übung besonders gut hilft, möchte ich sie gerne genauer vorstellen.
Man kann sich den nachfolgenden Text dazu vorlesen lassen von jemandem, dem man vertraut. Oder man nimmt ihn mit dem Handy auf, um ihn anschließend in Ruhe anzuhören. Alternativ findet man die Übung mit einem ähnlichen Text auf Youtube. Mir selbst vermittelt diese Übung ein Gefühl von Wärme, Geborgenheit und innerer Sicherheit.

Lichtstromübung: Setze dich aufrecht und zugleich entspannt im Schneidersitz auf den Boden, auf eine Matte oder auf einen Stuhl. Achte darauf, dass deine Knie nicht in der Luft schweben, sondern auf dem Boden, einer Decke oder einem Kissen aufliegen. Deine Wirbelsäule ist gerade und aufrecht und zugleich locker und entspannt. Der Kopf ist in einer Linie mit der Wirbelsäule. Die Schultern hängen locker herab. Deine Hände liegen mit dem Handrücken nach oben auf dem Oberschenkel auf. Wenn du möchtest, dann schließe deine Augen. Konzentriere dich für einen Moment auf den Rhythmus deines Atems. Lass ihn kommen und gehen, ohne ihn verändern zu wollen. Atme ruhig und tief, ohne Anstrengung. Du kannst jederzeit dafür sorgen, die Kontrolle über die für dich wohltuende Nähe oder auch Entfernung zu den folgenden Bildern zu behalten, indem du zum Beispiel eine Hand oder einen Fuß anspannst oder dich selbst mit der einen Hand am anderen Arm festhältst. Du hast die Kontrolle.
Nun stelle dir eine Farbe vor, die für dich mit einem angenehmen Gefühl verbunden ist. Es können auch mehrere Farben sein, die vor deinem inneren Auge auftauchen. Lass alles zu, so wie es erscheint und versuche, zu genießen. Spüre, mit welcher Farbe du dich im Moment am wohlsten und sichersten fühlst. Nun stell dir vor, dass ein Licht dich in dieser wunderbar warmen Farbe samtweich bekleidet. Spüre, wie das Licht in dieser angenehmen Farbe, in der Farbe, mit der du dich wohl und sicher fühlst, deinen ganzen Körper und deine Seele

beschützt. Dieses Licht ist wie ein zärtlicher Schutzmantel, der dich umhüllt. Du darfst so viel Licht und Farbe nutzen, wie du benötigst. Sie ist unendlich und nur für dich da. Du darfst es annehmen. Nimm dir Zeit dafür. Für das Gefühl von Wärme, Geborgenheit und Sicherheit.
Nun stell dich langsam darauf ein, dass die Übung zu Ende geht. Vergiss nicht: Wann immer du das Gefühl von Wärme, Sicherheit und Geborgenheit benötigst, kannst du dich an das farbige Licht erinnern. Es ist in dir und stets für dich da! Nun nimm die Entspannung wieder zurück, indem du die Hände locker ausschüttelst, dich räkelst und streckst.
Atme bewusst tief ein und aus. Komm mit deiner Aufmerksamkeit wieder zurück in den Raum und öffne die Augen. Du bist nun im Hier und Jetzt angelangt und zugleich spürst du noch das wärmende, dich beschützende Licht, das dich wie ein Mantel umgibt. Es begleitet dich auf deinem weiteren Weg.

Selbsthilfegruppen – Mehr als nur ein Stuhlkreis

Ich gebe zu, anfangs war ich ziemlich skeptisch, als meine Therapeutin mir vorschlug, eine Selbsthilfegruppe zu besuchen. Allein die Vorstellung, dass zehn Depressive für knapp zwei Stunden ohne fachliche Anleitung in einem Raum sitzen, löste in mir Herzrasen aus. Was soll daran hilfreich sein, sich gegenseitig zu erzählen, wie schlecht man sich fühlt und was für schwierige, teilweise traumatische Erfahrungen man gemacht hat?
In Gruppentherapien in Kliniken führte ich oft Gespräche mit anderen Betroffenen und erfuhr von deren Hintergründen. Auch wenn dieser Austausch gut und hilfreich war, so ging es mir im Nachhinein doch oft schlecht. Wie ein Schwamm sog ich die Gefühle und Gedanken meiner Mitpatienten in mir auf und konnte sie dann im Nachhinein

nicht mehr loslassen. Von den Erfahrungen der anderen konnte ich mich lange Zeit nicht abgrenzen und machte so ihre Probleme zu den meinen. Wieso sollte mir also eine Selbsthilfegruppe guttun? Brauchte ich nicht erst einmal eine richtige fachliche Unterstützung bevor ich mir Hilfe bei ebenfalls kranken Menschen hole?

Andererseits, was hatte ich schon zu verlieren? Und was, wenn so eine Selbsthilfegruppe doch ganz anders ist als ich dachte? Mit vielen unsicheren Gedanken und Gefühlen besuchte ich ein Treffen einer Depressions-Selbsthilfegruppe, die sich gerade neu gründete. Ich traf mit mir selbst die Vereinbarung, dass ich die Gruppe wenigstens fünf Mal besuche, ehe ich eine Entscheidung dafür oder dagegen treffe.

Schon nach dem ersten Treffen hatte ich eine Erkenntnis: Selbsthilfegruppen sind ganz anders als Gruppentherapien. Im Gegensatz zu einer Gruppentherapie geht es in einer Selbsthilfegruppe nicht in erster Linie darum, anderen das Erlebte aus der Vergangenheit mitzuteilen. Bei den Treffen geht es selten um harte traumatische Erfahrungen. Das wäre für viele von uns überhaupt nicht tragbar, gerade weil wir alle etwas instabil sind. Es geht auch nicht unbedingt um Ursachenforschung und auch nicht darum, für alle Probleme sofort eine Lösung zu finden. Und doch geht es um Hilfe.

Für viele, so inzwischen auch für mich, bedeuten die regelmäßigen Treffen eine Unterstützung im Leben mit Angst und Depressionen.

Wir Betroffenen, die sich in Selbsthilfegruppen zusammenfinden, haben alle den Willen, uns selbst zu helfen. Wir wollen ein Stück mehr Verantwortung für uns und unser Leben übernehmen. Möchten über uns und unsere gegenwärtigen Sorgen reden. Gleichzeitig wollen wir anderen, die ähnliche Probleme haben, zuhören. Wir möchten von den Erfahrungen der anderen lernen bzw. unsere eigenen weitergeben. Wollen einander in schwierigen Zeiten unterstützen. Wir möchten nicht allein sein.

Wir differenzieren zwischen den Themen, die in ein Therapiegespräch gehören und denen, die in der Selbsthilfegruppe besprochen werden. So sprechen wir über unseren Alltag, was uns gerade belastet und darüber, wie wir uns selbst mehr Tagesstruktur geben können, was vor allem wichtig ist, wenn man gerade keine Arbeit hat. Wir tauschen uns über Einschlafhilfen, Entspannungsübungen, Erfahrungen mit psychiatrischen Einrichtungen und Skills zum Umgang mit extremen Gefühlen aus. Wir sprechen über unsere Erfahrungen mit innerer Anspannung und Grübeleien. Wenn es gewünscht ist, dann geben wir Tipps, wie man mit einem aktuellen Konflikt umgehen oder bei Schwierigkeiten mit Behörden reagieren kann.

Manchmal hören wir auch einfach nur zu. Denn das ist das, was den meisten Betroffenen fehlt: ein Gegenüber, das bedingungslos zuhört. Das ist das Besondere an Selbsthilfegruppen – es geht nicht zwangsweise um Ziele, die erreicht werden sollen. Natürlich möchte jeder in seinem Leben etwas ändern, möchte lernen, besser mit sich und der Erkrankung umzugehen. Doch letztendlich geht es den Betroffenen bei dem Besuch einer Selbsthilfegruppe um einen Ort, an dem sie sein dürfen, wie sie sind.

In einer Therapie hingegen stecke ich mir klare Ziele, wie zum Beispiel, dass ich die Ursache für meine Depression ergründen oder ich mir eine Bewältigungsstrategie und ein gesünderes Selbstwertgefühl erarbeiten möchte. Genauso wünschen sich gesunde Freunde und Familienmitglieder, dass ihre Ratschläge Erfolg bringen und der Betroffene sich besser fühlt. In einer Selbsthilfegruppe darf und kann ich mich auch einfach mal ausruhen und Kraft tanken, ohne unter Zugzwang zu stehen. Und wenn ich eine Stunde überhaupt nichts sagen möchte, einfach nur schweigend am Tisch sitze, dann ist das auch völlig okay. Es bewertet niemand, ich werde in meinem Sein akzeptiert und zugleich bin ich nicht allein.

Auch wenn die anderen aus meiner Gruppe nicht genau wissen, was ich erlebt habe – sie können nachempfinden, was es bedeutet, sich leer, ängstlich oder depressiv zu fühlen. Offen darf ich darüber sprechen, was ich fühle oder auch darüber, was ich nicht fühle. Dabei weiß ich, dass mich mein Gegenüber versteht, einfach, weil er oder sie selbst ähnliche Erfahrungen gemacht hat. Er oder sie kennt die Gefühlsüberflutung und auch die Gefühlsleere von sich selbst. Ich muss nicht groß erklären, wofür ich gerade keine Worte habe. Dadurch fühle ich mich ein Stück weniger einsam und in meinem Gefühl besser verstanden. Auf der anderen Seite erkenne ich mich in den Erzählungen anderer Betroffener wieder. Auch wenn die Ausgangssituationen sehr unterschiedlich sind, kann ich Parallelen zu meinen eigenen Schwierigkeiten ziehen. Es hilft mir, zu erfahren, wie andere depressive Menschen mit Konflikten umgehen oder wie sie angstauslösende Situationen verarbeiten.

Ein weiterer positiver Aspekt von Selbsthilfegruppen ist der Umgang mit Isolation. Zwar sind die Treffen nicht zwingend verbindlich und ich kann jederzeit aussteigen, dennoch sind sie für mich zu einem festen Termin in der Woche geworden. Auch wenn mir oft überhaupt nicht nach Menschen und Reden ist, verlasse ich einmal wöchentlich meine Wohnung und öffne in der Gruppe von innen die Tür zu meiner Einsamkeit und Isolation.

Ich habe dadurch nicht nur Kontakt zu meinen Ärzten, meinem Freund und meinen Tieren, sondern auch zu anderen Menschen, die mir zuhören und mich verstehen. Menschen sind mir oft zu nervig, zu viel, zu anstrengend. Doch letzten Endes brauche ich sie. In Maßen tun sie mir gut.

Heute bin ich meiner Therapeutin aus der Tagesklinik sehr dankbar, dass sie mir den Besuch einer Selbsthilfegruppe empfohlen hat. Und das nicht nur, weil sie mich in meinem Alltag mit meiner Depression immer wieder unterstützt hat, sondern auch, weil sich daraus sogar berufliche Perspektiven für mich ergeben haben. Inzwischen engagiere ich mich ehrenamtlich als Gastgeberin im Offenen Treff für Angst und Depression in Pankow. Dies ist eine Anlaufstelle für diejenigen, die in das Konzept Selbsthilfe unverbindlich „reinschnuppern" wollen. Wir Gastgeber verfügen über eigene Erfahrungen mit den Diagnosen Angst und/oder Depression und waren bzw. sind selbst in festen Selbsthilfegruppen aktiv. Im Offenen Treff besteht für Interessierte die Möglichkeit zu testen, ob eine Selbsthilfegruppe eine hilfreiche Option darstellt. Auf Wunsch vermitteln wir als Gastgeber die Ratsuchenden in feste bestehende Gruppen, geben Tipps zur Therapeutensuche und tauschen uns ebenso wie in geschlossenen Gruppen untereinander aus.

Ablauf und Aufgaben einer Selbsthilfegruppe

Meine Selbsthilfegruppe in Berlin befolgt einen „Ablaufplan“, mit welchem die meisten Gruppen arbeiten. Sich einfach nur zusammenzusetzen und drauflos zu reden, mag zwar ganz nett sein, doch so richtig zufriedenstellend und zielführend ist das nicht. Also beginnt jedes Gruppentreffen mit einer Blitzlichtrunde, in der alle Teilnehmenden erzählen, in welcher Stimmung sie gerade sind und wie sie sich in der vergangenen Woche fühlten. So kristallisiert sich dann oft schon nach der ersten Runde ein Bereich heraus, an dem alle gemeinsam arbeiten wollen. Themen können sein „Selbstwertgefühl und dessen Abwertung“, oder auch „schöne Erlebnisse“, wenn zum Beispiel jemand ein paar tolle Tage im Urlaub verbracht hat.

In einer abschließenden Blitzlichtrunde am Ende der Stunde haben alle nochmal die Möglichkeit mitzuteilen, mit welchem Gefühl sie die Gruppe verlassen und ob sie etwas Hilfreiches aus dem Treffen mitnehmen.

Gerade unter fremden Menschen ist es oft schwierig, über so ein sensibles und intimes Thema wie psychische Krankheiten zu sprechen. Daher werden ein paar Spielregeln aufgestellt, um die Kommunikation und das Miteinander angenehm zu gestalten. Viele dieser Regeln entsprechen der alltäglichen Gesprächskultur. So besteht die Verbindlichkeit, dass nichts nach außen getragen wird, was in der Gruppe besprochen wurde. Nach dem Prinzip der Anonymität geben alle nur das von sich preis, was sie möchten. Das betrifft unter anderem auch den Namen, den Job, das Alter oder die derzeitige Familiensituation.

Wir begegnen uns wertschätzend, indem wir andere ausreden lassen und immer nur eine Person spricht. Wir bleiben bei uns und berichten von den eigenen Erfahrungen, ohne dabei Ratschläge zu geben, wie „Du musst unbedingt in die Psychiatrie gehen“ oder „Psychiatrische Einrichtungen sind doof!“. Eine weitere wichtige Regel ist, die Aussagen an Hilfe angenommen und entsprechende Hilfseinrichtungen aufgesucht werden. Neben dem vereinbarten Ablauf und den Spielregeln gibt eine klare Aufgabenverteilung der Gruppe Struktur.

So hat eine Person beispielsweise die Verantwortung des Schlüsseldienstes für den Raum, andere kümmern sich um die Versorgung mit Getränken und Snacks während der Treffen.
Eine wesentliche Postition in der Gruppe ist die der Moderation. Deren Aufgaben können variieren. In meiner damaligen Selbsthilfegruppe zum Beispiel begrüßte der Moderator neue Mitglieder und achtete lediglich darauf, dass die Spielregeln eingehalten werden. Es gibt aber auch stark moderierte Gruppen, in denen die Moderation den gesamten Gesprächsverlauf beeinflusst und auf nahezu jede Aussage eingeht oder jeweils eine Zusammenfassung der Aussagen zur Thematik wiedergibt.
Dass alle Gruppenteilnehmenden eine Aufgabe haben, gibt den Mitgliedern nicht nur eine Struktur, sondern es fördert auch das Miteinander und das Verantwortungsgefühl der Betroffenen. Neue Mitglieder, die ebenfalls relativ schnell eine Aufgabe bekommen, wenn sie möchten, finden dadurch einen schnelleren Zugang zur Gruppe.
In Selbsthilfegruppen tragen alle für sich selbst die Verantwortung. Jeder ist für das, was er sagt, verantwortlich. Das beinhaltet auch, „Stopp" zu sagen, wenn ein Thema zu intensiv oder aufwühlend wird. Das Setzen von eigenen Grenzen ist ein wichtiger Lernprozess für depressive Menschen. Betroffene neigen oft dazu, die eigenen emotionalen Grenzen zu überschreiten. Zu erkennen, wann diese von anderen oder von einem selbst übergangen werden, ist der erste Schritt, sich auf gesunde Weise abzugrenzen. Man sollte sich klarmachen, dass Selbsthilfegruppen keine Therapiegruppen sind. Sie können eine Therapie nicht ersetzen, jedoch eine wertvolle Ergänzung sein.
Mittlerweile engagiere ich mich seit fast fünf Jahren in diesem Bereich und habe festgestellt, dass ich in der Gruppe manches gelernt habe, was ich in den ganzen Jahren davor in der Therapie nicht lernte. Durch den Austausch mit anderen Betroffenen einer psychischen Erkrankung konnte ich mich besser annehmen. Ich brauche mich in der Gruppe weder zu verstecken, noch mir eine lächelnde Maske aufzusetzen – ich werde immer wertvoll behandelt und ernst genommen.

Arten von Selbsthilfegruppen

In größeren Städten gibt es für jede Erkrankung und für jedes Problem eine Selbsthilfegruppe. Sowohl zu psychischen Themen, wie Depressionen, Angststörungen, Borderline, soziale Phobien, Ess-Störungen, Trauerbewältigung oder Suchterkrankungen, als auch für sämtliche physische Probleme, wie Rheuma, Migräne, Tinnitus, Krebs und Diabetes gibt es eine passende Gruppe für den Austausch mit anderen Betroffenen. Für Angehörige von Betroffenen gibt es ebenfalls zahlreiche Gruppen, in denen man sich über das Zusammenleben und die Probleme mit einem Betroffenen austauschen kann.

Die meisten Selbsthilfegruppen sind sogenannte Gesprächsgruppen. Es gibt aber auch die Möglichkeit, die jeweiligen Themen in anderer Form zu bearbeiten, zum Beispiel in Theatergruppen, beim Trommeln gegen Depressionen oder beim Singen gegen soziale Ängste.

Die Gesprächsgruppen selbst sind in ihren Ansätzen und Arbeitsweisen ebenfalls sehr vielfältig. Das 12-Schritte-Programm zum Beispiel, das in den 1930er Jahren von den Alkoholikern William Griffith Wilson und Robert Holbrook Smith entwickelt wurde, gilt als erfolgreiches Konzept für Suchtgruppen. Bei dieser Form der Selbsthilfe ist es typisch, dass nur eine Person redet, darauf jedoch nicht geantwortet wird. Es entstehen Monologe, jedoch kein direktes Gespräch, so wie es vor allem in Dialoggruppen der Fall ist, bei denen ein reger Austausch von Erfahrungen durch wechselnde Redner erwünscht ist. Des Weiteren gibt es aufgrund des 12-Schritte-Programms einen festen Fahrplan.

Andere Selbsthilfegruppen nutzen kreative Methoden, wie zum Beispiel das Erstellen von Collagen zu einem bestimmten Thema. Zu den kreativen Methoden zählt außerdem das Üben von schwierigen Situationen in einem Rollenspiel. Im Buch „Lebendige Gruppenarbeit durch kreative Methoden“, verfasst von Manfred Bieschke-Behm, Leiter und Initiator von Selbsthilfegruppen, Workshops und Seminaren, finden sich weitere hilfreiche Ideen.

Auch Angehörige haben die Kraft und Wirkung von Selbsthilfegruppen erkannt und nutzen diese für sich – in Angehörigengruppen tauschen sich die Teilnehmenden einerseits über Möglichkeiten der Unterstützung der Betroffenen aus, andererseits bieten solche Selbsthilfegruppen den Angehörigen eine Auszeit und ebenfalls einen Raum, in dem es um sie selbst und die eigene Probleme und nicht um die der Betroffenen geht.

Auf der Seite von NAKOS, der Nationalen Kontakt- und Informationsstelle zur Anregung und Unterstützung von Selbsthilfegruppen, sind zahlreiche Selbsthilfeangebote sowohl für Angehörige als auch für Betroffene aufgelistet.

Wie gründet man eine Selbsthilfegruppe?

Wer selbst eine Gruppe gründen möchte, erhält bei den Selbsthilfe-Kontaktstellen vor Ort Unterstützung. Die Mitarbeiter der Kontaktstellen unterstützen bei der Neugründung, unter anderem indem sie die Räumlichkeiten zur Verfügung stellen oder über finanzielle Fördermöglichkeiten informieren. Außerdem werden Workshops, z.B. zum Thema „Moderationstraining", angeboten.
Meine selbst gegründete Gruppe erhielt für die ersten fünf Treffen Starthilfe und Anleitung durch einen jungen Mann, der bereits ausreichend Erfahrung mitbrachte.
In Deutschland gibt es in knapp 300 Städten Anlaufstellen, wenn es um das Thema Selbsthilfe geht. Leider werden sie unterschiedlich benannt, was die Recherche etwas erschwert: „Kontakt- und Informationsstelle für Selbsthilfegruppen – KIS(S)", „Selbsthilfekontakt- und Informationststelle – SEKIS", „Kontakt, Information und Beratung im Selbsthilfebereich – KIBIS", „Selbsthilfebüro". Auf Bundesebene ist die Nationale Kontakt- und Informationsstelle zur Anregung und Unterstützung von Selbsthilfegruppen (NAKOS) die erste Anlaufstelle. Dort kann man in Erfahrung bringen, welche Selbsthilfe-Angebote in der Wohngegend bestehen. Die NAKOS engagiert sich seit vielen Jahren

für die Förderung der jungen Selbsthilfe, die sich speziell an junge Erwachsene bis 35 Jahre richtet. Mit ihrer aktuellen Kampagne „Mehr als nur ein Stuhlkreis" entstauben sie alte Klischees und sensibilisieren für das Thema Selbsthilfe.

In einigen Städten besteht die Möglichkeit der Fortbildung für Gruppenmitglieder. In Berlin bietet die SEKIS (Selbsthilfe Kontakt- und Informationsstelle) diverse Seminare an, beispielsweise für Moderationstechniken, den Umgang mit Menschen in Krisen oder zum Thema „Grenzen setzen". Zudem besteht die Möglichkeit zur freiwilligen Teilnahme an Supervisionen.

Wie wichtig die Selbsthilfegruppen inzwischen sind, kann man daran erkennen, dass sie mittlerweile von den Krankenkassen finanziell unterstützt werden. Informationen dazu gibt es ebenfalls in allen Selbsthilfekontaktstellen.

Schwierige Gefühle als Chance

Wie die meisten Depressiven, verhielt auch ich mich oft sehr angepasst, setzte meine Wünsche anderen gegenüber nicht durch und hatte Schwierigkeiten damit, „Nein" zu sagen. Außerdem versuchte ich inneren schwierigen, vermeintlich negativen Gefühlen, immer wieder aus dem Weg zu gehen. Kurzum: Ich war konfliktscheu.

Während meines Aufenthaltes in der Tagesklinik wusste ich bei einer Therapiestunde absolut nicht, was ich fühlte, was ich dachte oder was ich wollte. Zu diesem Zeitpunkt gab es für mich keinen Sinn, keinen Grund, um weiter zu leben. Daraufhin erklärte mir die Therapeutin, dass jeder Mensch wie ein Berg sei, in dessen tiefstem Inneren ein Kristall verborgen ist, der den Sinn, die eigene Aufgabe und die persönlichen Sehnsüchte beinhaltet. Bei mir sei dieser Kristall unter einer Decke aus Konflikten und schwierigen Gefühlen verschüttet. Und erst, wenn diese schwere Decke entfernt wird, könne ich zu meinem Innersten, meinem persönlichen Kristall, gelangen. Tatsächlich erkannte ich in weiteren Gesprächen mit der Therapeutin, dass in mir viele alte, ungeklärte Konflikte aus der Kindheit, Jugend und Gegenwart schlummerten. Bis dato war mir nicht klar, dass diese Ereignisse aus der Vergangenheit solche Kontroversen in mir auslösten. In den Therapiestunden stellte sich heraus, dass ich vor allem Konflikte mit mir selbst hatte. Ironischerweise oft deshalb, weil ich Auseinandersetzungen mit anderen aus dem Weg ging. Es ist nahezu jedes Mal dasselbe Muster: Jemand sagt oder tut etwas, das mir nicht passt. Entweder ich äußere mich dazu überhaupt nicht oder aber ich stimme der Aussage zu, obwohl ich eigentlich ein Problem damit habe. Somit gehe ich zwar erfolgreich einem Konflikt mit meinem Gegenüber aus dem Weg, habe aber dafür im Anschluss mit mir selbst eine innere Auseinandersetzung. Allein der Gedanke, jemandem mitzuteilen, dass mich eine Aussage oder noch schlimmer, ein Verhalten stört, löste in mir

Herzrasen aus. Und die Gedankenspirale fängt an, sich zu drehen: *Wer bin ich, dass ich das Recht habe zu äußern, wenn mich das Verhalten eines anderen stört? Ich bin nicht so viel wert wie mein Gegenüber, deshalb darf ich meine Meinung auch nicht vertreten! Wenn ich sage, was mir nicht passt, dann werde ich abgewertet und weniger gemocht! Wenn ich sage, dass ich etwas nicht möchte, dann ist mein Gegenüber enttäuscht und sauer. Dann hat er mich weniger lieb, wird sich abwenden und ich bleibe allein. Aber ich wünsche mir doch, dass ich gemocht, akzeptiert und geliebt werde – also sage ich lieber „Ja"!*

Dass ich in der Vergangenheit oft gegen meinen inneren Impuls handelte, führte dazu, dass es mir schlecht ging. Und weil ich nicht als Trauergeselle abgestempelt werden wollte, spielte ich die lustig-fröhliche Nora. Dadurch hatte ich einen erneuten Konflikt – mal wieder – mit mir, weil ich gegen mich selbst handelte. Es war ein Teufelskreis! So saß ich meiner Therapeutin mit meinen ganzen komplizierten Gedanken gegenüber, von denen ich glaubte, dass sich deren Richtung nicht ändern ließe. Zugleich bestand in der Therapiestunde die Möglichkeit, diesen Teufelskreis zu durchbrechen und ihn zu hinterfragen. Inmitten all dieser schweren Gedanken und Gefühle lag die Chance verborgen, diese schwere Decke anzuheben, meine Konflikte aufzudecken, wahrzunehmen und zu erkennen. Mehr noch: Es war der Weg, meinen inneren Kristall etwas klarer zu sehen, vielleicht sogar etwas näher zu identifizieren.

Auch wenn schwierige Gefühle schwer auszuhalten sind, so helfen sie mir, mich besser kennenzulernen. Wenn ich mich in einer tiefen Depression befand, fühlte ich nichts. Da war einfach nur gähnende Leere – im Kopf und im Herzen. Das Aufdecken meiner Konflikte und das Reden darüber mit meiner Therapeutin erzeugte starke Gefühle in mir. Meist waren es zunächst vermeintlich negative Gefühle, wie Trauer und Wut. Bis zu einer gewissen Tiefe konnte ich über den Tod meiner Oma und meines ungeborenen Kindes reden. Doch irgendwann überschlugen sich meine Gefühle und alles brach aus mir raus. Und das war gut – im doppelten Sinne! Zum einen, weil ich wieder etwas anderes fühlte als Leere und Taubheit, zum anderen fand ich auf

diese Weise einen Zugang zu mir, erkannte, was mich ärgerte, traurig oder wütend machte und was ich mir wünschte, wonach ich mich sehnte! Die ganzen Konflikte und das Beschäftigen mit ihnen führten also dazu, dass ich mich selbst mehr wahrnahm! Das Wahrnehmen, Erkennen und Annehmen von schwierigen Gefühlen war und ist somit eine Chance für einen Weg zu mir selbst.
Es heißt immer: „Wer sich selbst nicht liebt, kann auch andere Menschen nicht lieben". Ich hingegen war und bin davon überzeugt, dass, wenn ich mich selbst nicht liebe, dann kann ich auch nicht glauben, dass es andere tun. Dass ich meinen Freund liebe, da bin ich mir sicher, doch es fiel mir lange schwer, zu glauben, dass er mich liebt. Und da war schon wieder ein Konflikt in mir, den ich nicht wollte. Schließlich wollte ich mich ja geliebt fühlen. Also versuchte ich mit Hilfe der Therapie die Konflikte in mir anzugehen, sie zu hinterfragen, um mich ein Stück weit besser zu verstehen. Irgendwann manifestierte sich die leise Zuversicht, dass ich einen Weg zu meinen Bedürfnissen und Wünschen finden würde, einen Weg zu mir und mit mir. Und siehe da, je mehr ich mich annahm, umso mehr konnte ich auch nachvollziehen, warum mein Partner mich so liebt wie ich bin.
Schwierige Gefühle und Konflikte bieten also die Chance, sich selbst besser kennenzulernen, sich besser zu fühlen, um einen Weg aus der Depression und zu sich selbst zu finden!

Wie kann ich nur helfen? – Für Angehörige

„Eine Krankheit macht uns alle hilflos – egal, ob man selbst krank ist oder jemand, den man liebt", so sagt es der junge Hugo in der beeindruckenden Dramedy-Serie „Club der roten Bänder". Wenn jemand mit einer Magenverstimmung im Bett liegt, dann ist es für Angehörige recht einfach, zu helfen: Sie kochen einen Tee, lassen dem Kranken ein Bad ein oder bereiten etwas Verträgliches zum Essen zu. Doch wie hilft man einem Menschen mit einer unsichtbaren Erkrankung, deren Symptome für Außenstehende oftmals gar nicht vorstellbar sind? Wie kann es sein, dass die eine Person sich wegen schwerer Gedanken und Gefühle so sehr erdrückt fühlt, dass sie nur im Bett liegen mag, während andere in so einem Zustand im Park spazieren gehen können?

Wie schon mehrmals erwähnt: Auch wenn die Symptome einer Depression sich ähneln, so kann Hilfe nie pauschalisiert werden. Jede effektive Hilfe ist so individuell, wie die betroffene Person. So ist es völlig „normal", dass man als Angehöriger hilflos und überfordert ist, wenn man dem Betroffenen in einer depressiven Krise helfen möchte.

Deshalb kann ich in diesem Kapitel nicht den ultimativen Ratschlag geben, wie Angehörige Betroffenen am besten helfen können. Ein paar grundlegende Tipps gibt es dennoch, die fast allen Betroffenen eine Unterstützung sind.

Wie in vielen Lebensbereichen, sind es die kleinen Dinge, die zählen. Denn es bedarf oft nicht viel, um etwas Gutes und wirklich Hilfreiches zu tun: Ein ehrliches „Ich mag Dich", einen frisch gekochten Tee, das Erledigen des Wocheneinkaufes, das Gießen der Blumen, etwas Leckeres kochen – mit solchen vermeintlichen Kleinigkeiten ist vielen Betroffenen im Alltag schon ein großes Stück geholfen.

Das Allerwichtigste aber ist, dass man aufrichtig und offen miteinander spricht. Dass man sich gegenseitig in seinem Sein akzeptiert und respektiert.
Nachfolgend sind zwölf allgemeine Anregungen zu finden, wie man einem depressiv erkrankten Menschen helfen kann. Diese Beispiele wurden von verschiedenen Erkrankten zusammengetragen und stellen lediglich eine Anregung dar:

1. Sei so gut es gerade geht für mich da. Halte meine Hand, gib mir das Gefühl von Geborgenheit – das tut gut, auch wenn es „nur" in Gedanken aus der Ferne ist.

2. Hör mir zu, ohne für alles eine Lösung haben zu wollen. Ich möchte keinen Rat, sondern brauche jemanden, dem ich mich anvertrauen und bei dem ich mich auch mal ausweinen darf. Mache dir bewusst, dass es ein großes Zeichen von Vertrauen ist, wenn ich dir meine Gefühle zeige.

3. Wenn ich noch keinen Arzt oder Therapeuten habe, dann hilf mir bitte bei der Recherche und dem Abtelefonieren. Vielleicht stehen auch andere Behördengänge an, bei denen ich deine Unterstützung gebrauchen könnte.

4. Es ist mir eine große Hilfe, wenn wir zusammen einkaufen, gemeinsam schnell den Abwasch erledigen oder durchsaugen. Es sind die vermeintlichen Kleinigkeiten im Haushalt, die eine große Herausforderung für mich geworden sind und die ich allein gerade nicht schaffe.

5. Auch wenn ich meine Tiere über alles liebe, so kann es sein, dass mich die Verantwortung für ihr Wohl zeitweise überfordert. Bitte geh mit ihnen Gassi, wasch ihre Kuschelsachen und schenke ihnen ein wenig deiner Zeit.

6. Dräng mich nicht dazu, dir irgendwas zu erzählen – lass uns gemeinsam schweigen und vielleicht auch in den Arm nehmen. Ungezwungen, doch geborgen. Es ist so schön, wenn ich in deiner Gegenwart so sein darf wie ich gerade bin. Über meine Probleme rede ich oft genug mit dem Arzt und dem Therapeuten. Manchmal möchte ich nicht mehr reden, sondern schweigen.

7. Lass es zu, dass ich für dich da bin. Auch wenn es mir gerade alles andere als gut geht, so möchte ich gerne auch für dich da sein. Das Gefühl, dass andere mich brauchen, ist ein sehr wertvolles. Es tut mir gut, wenn ich dir etwas geben kann.

8. Es hilft mir, wenn ich bei dir ehrlich fühlen darf. Es ist schön zu wissen, dass du mich so annimmst wie ich bin, dass du mich liebst und beschützt.

9. Biete mir Hilfe an und zeig mir damit, dass ich dir wichtig bin. Allein deine Frage „Kann ich etwas für dich tun?“ empfinde ich als wertvoll. Auch, wenn ich keine Antwort auf deine Frage habe, weil ich mich selbst so hilflos fühle. Und auch, wenn ich es nicht zeigen kann, so ist deine Frage wie ein kleiner Sonnenstrahl in meinem Herzen. Sie lässt mich spüren, dass ich dir wichtig bin.

10. Akzeptiere mich und meine Gefühle. Es ist hilfreich, wenn du meine (Nicht-)Gefühle „einfach“ nur annimmst. Egal, wie lächerlich sie in deinen Augen erscheinen. Aussagen wie „Stell dich nicht so an“, „Reiß dich mal zusammen“ oder „Anderen geht es viel schlechter“ machen meine Situation viel schlimmer.

11. Respektiere meine Bedürfnisse. Lass mir bitte Ruhe, wenn ich diese gerade brauche. Bestärke mich, etwas zu unternehmen, denn manchmal ist Ablenkung das, was mir guttun könnte. Ja, das ist eine Gratwanderung. Doch bitte gib (mich) nicht auf.

12. Gib mir das Gefühl, dass du an meiner Seite bist. Ich fühle mich oft sehr allein. Natürlich kannst du nicht den ganzen Tag mit mir verbringen und du hast dein eigenes Leben – doch das Wissen, dass ich dich im Notfall jederzeit anrufen darf, bedeutet mir sehr viel und gibt mir Sicherheit.

Auch wenn es vielleicht nicht den Anschein hat, so machen sich viele Betroffene Gedanken um ihre Angehörigen: Fühlen sie sich wohl? Halten sie die Belastung aus? Überfordere ich sie? Man tut also nicht nur sich selbst als Angehöriger einen Gefallen, wenn man bei all dem Engagement sich selbst nicht vergisst! Wenn Erkrankte wissen, dass ihre Lieben für sich selbst etwas tun – seien es die bewussten Auszeiten mit Freunden oder der Besuch einer Selbsthilfegruppe – vermittelt das dem Betroffenen noch mehr Stabilität, Halt und Sicherheit. Somit ist die Selbstfürsorge für beide, Angehörige wie Betroffene, enorm wichtig.

Auch Angehörige dürfen Grenzen haben

Grenzen setzen, sich selbst abgrenzen – eine schwere Aufgabe, sowohl für Betroffene als auch für Angehörige. Erst recht, wenn es bei der Abgrenzung um einen nahestehenden Menschen geht. Da möchte man ja alles tun, damit es ihm wieder besser geht. In dieser Rolle gehen viele Angehörige über ihre Grenzen hinaus, vernachlässigen sich und ihre Bedürfnisse und geraten nicht selten selbst in eine emotionale oder erschöpfende Krise.
Dabei ist das mit eine der größten Sorgen von Erkrankten – dass sie ihren Angehörigen zur Last werden. Viele Jahre hatte ich diese Angst auf meinen Partner projiziert. Ihm deshalb nichts oder erst Wochen später von meinen inneren Konflikten erzählt, nur um ihn nicht zu belasten. Eine Zeit lang hatte ich diese Sorge sogar gegenüber meinem Psychiater und meiner Therapeutin. Was ist, wenn meine Geschichte

an dem Tag der Tropfen ist, der ihr emotionales Fass zum Überlaufen bringt? Was ist, wenn ihnen das alles zu viel wird und sie in einen Burnout geraten? Wegen mir? Das klingt sicherlich übertrieben, doch als depressiver und selbstkritischer Mensch kann man sich in solche Gedanken ziemlich gut reinsteigern. Und das wiederum kann zu einer Barriere werden, um Hilfe zu suchen bzw. anzunehmen. Deshalb ist es nicht nur für den Angehörigen selbst wichtig, seine Grenzen zu kennen und dann auch deutlich zu kommunizieren. Dem Betroffenen ist wenig geholfen, wenn er merkt, dass der Angehörige mit seiner Rolle an die eigenen Grenzen stößt. Für Betroffene ist es wichtig zu wissen, dass sich die Angehörigen gut um ihre eigenen Bedürfnisse kümmern und sich nicht in ihrer Funktion als Helfer verlieren. Wie in dem Kapitel „Depressiver Partner gleich depressive Partnerschaft?" beschrieben, haben mein Freund und ich vereinbart, dass er „Stopp" sagt, sobald ihm etwas zu viel wird. Es war ein langer Prozess, bis ich darauf vertrauen konnte, dass er das wirklich für sich einschätzen kann und dementsprechend umsetzt. Dem erkrankten Mitmenschen darf man auch mal etwas abschlagen, wenn es dem Angehörigen gerade selbst nicht gut geht. Auch wenn man Mutter, Vater, Freund, Freundin, Tochter oder Sohn eines depressiven Menschen ist, bedeutet das nicht, dass man rund um die Uhr für ihn da sein muss. Alle Menschen haben ein Recht auf die eigenen Bedürfnisse, auf ein Privatleben und vor allem darauf, sich selbst Hilfe zu holen, wenn es mal zu viel wird. Beispielsweise in einer Angehörigengruppe oder bei einer Beratungsstelle.

Ebenso wie für Betroffene können bestimmte Entspannungsverfahren auch für Angehörige hilfreich sein. Angst und Depressionen sind zwar nicht ansteckend, doch können sie sich auf die eigenen Gefühle auswirken. Ebenso wichtig ist es, den Freundeskreis und den Kontakt zu Menschen, die einem guttun, zu pflegen. Sich Auszeiten zu nehmen, Dinge zu tun, die Freude bereiten und Kraft schenken.

Positiv formulierte Selbstbeeinflussung, auch Autosuggestion genannt, kann ein wichtiges Werkzeug für Angehörige im Umgang mit einem erkrankten Menschen sein.

Nachfolgend einige Beispiele:

- Auch ich darf schwach sein.
- Ich darf zeigen, wie es mir geht. Auch wenn es mir schlecht geht.
- Meine Bedürfnisse sind ebenso wichtig wie die meines Angehörigen.

Leider gibt es für Angehörige immer wieder die Konfrontation mit einem besonders schweren Thema: Akute, suizidale Krisen. Sie sind eine besondere Ebene, die ein besonderes Handeln erfordern. Sie sind in unserer aufgeklärten Gesellschaft leider nach wie vor ein Tabu-Thema. Es ist etwas, das man nicht greifen, nicht fassen und meistens nicht verstehen kann. Doch das ist ein wichtiger Punkt: Man muss einander nicht zwangsweise verstehen, um Verständnis aufzubringen.

Du musst mich nicht verstehen!

Von vielen Erkrankten höre ich oft, dass sie sich unverstanden fühlen und natürlich kenne ich dieses Gefühl auch von mir selbst. Ich kam mir so anders vor als mein Umfeld. Meine Erkrankung grenzte mich aus und dabei wollte ich doch nur dazu gehören. Von meinen Mitmenschen wünschte ich mir Verständnis, während ich mich selbst ja nicht verstand. „Ich versteh' sie einfach nicht. Sie ist irgendwie nicht greifbar", höre ich oft von den Angehörigen. Obwohl sie verstehen wollen, können sie es oft nicht. Und sowohl bei den Angehörigen als auch bei den Betroffenen spüre ich eine Form der Verzweiflung, weil sie einander nicht begreifen. Die Erkrankung und deren Symptome trennt sie voneinander, als seien sie kilometerweit entfernt, sprächen verschiedene Sprachen. Sie sehen einander, finden jedoch keinen Zugang, keine Berührung, kein Miteinander, als ob der Betroffene sich unter einer Käseglocke befinden würde.

Ich bin überzeugt davon, dass jemand, der eine Depression, Panikattacke oder eine emotionale Achterbahnfahrt noch nie erlebt hat, die Gefühle, die dabei entstehen, auch nicht verstehen, geschweige denn nachempfinden kann. Dies ist „einfach" so, genau wie ich nicht weiß, wie es sich anfühlt, taub oder blind zu sein. Ist es nicht eine Illusion zu glauben, eine Erkrankung verstehen zu können, die man selbst nicht erlebt hat? Muss ich zwangsweise etwas verstehen, um dafür Verständnis zeigen zu können?
Was sich ziemlich jeder erkrankte Mensch wünscht, das ist Akzeptanz und Mitgefühl für sein aktuelles Empfinden. Wir wünschen uns, dass uns jemand zuhört, Vertrauen schenkt, gemeinsam mit uns schweigt. Dass man uns aktiv hilft (z.B. beim Haushalt oder bei der Therapeutensuche) oder dass man uns einfach mal bedingungslos in den Arm nimmt. So eine vorbehaltlose Annahme spürt man vor allem bei Tieren – auch wenn sie uns Menschen nicht verstehen können, so tun sie uns gut, in dem sie einfach da sind, ohne etwas zu fordern.
Mein Partner kann meine Depression und die Panikattacken nicht verstehen oder nachempfinden, sie sind für ihn somatisch nicht logisch. Für ihn es ist nicht offensichtlich, was da gerade in mir passiert. Dennoch kann er unterstützend und liebevoll für mich da sein. Im Gegenzug kann ich es überhaupt nicht nachvollziehen, wie man es toll und spannend finden kann, 22 Männern beim Ballspielen zuzuschauen. Und noch komischer finde ich es, wenn man dann schlechte Laune hat, weil die „eigene" Mannschaft verloren hat. Trotzdem kann ich die Gefühle meines Partners akzeptieren und respektieren. Man kann Verständnis für die Situation und die Depression aufbringen, ohne dabei das Gefühl, das der Betroffene hat, zu verstehen. Und ich kann Mitgefühl mit der Situation des Betroffenen haben, ohne selbst genauso wie er zu fühlen. Insofern kann ich auch Verständnis aufbringen, ohne mein Gegenüber konkret zu verstehen.

Keine Ratschläge – was darf ich einem Depressiven überhaupt noch sagen?

„Geh doch mal an die frische Luft", „Reiß dich einfach ein bisschen zusammen", „Es gibt doch keinen Grund, traurig zu sein" sind Sätze, die Depressive NICHT hören wollen, das sollte den meisten mittlerweile eigentlich klar sein. Und dennoch höre ich solche gut gemeinten Tipps immer wieder. Als ich bei so einem Rat-SCHLAG deshalb mal entnervt die Augen verdrehte, wurde ich vorwurfsvoll und pikiert gefragt, was man denn überhaupt noch zu mir sagen dürfe. Nachdem ich mir ein paar Sätze, die für mich persönlich zutrafen, überlegt hatte, dachte ich mir, warum nicht auch andere Betroffene mal fragen? Nachfolgend ist eine kleine Auswahl an Aussagen zu lesen, welche sich verschiedene Betroffene von ihren Mitmenschen wünschen würden.

Das würden Depressive gerne von ihren Mitmenschen hören:
- *Ich mag dich mit all deinen Stimmungen.*
- *Du bedeutest mir viel.*
- *Du bist gut so wie du bist!*
- *Du darfst so sein!*
- *Du bist richtig!*

Neben all diesen liebevollen und auch stärkenden Worten wünschen wir Depressiven uns aber vor allem, dass sie ehrlich gemeint sind und dass dem einen oder anderen Beispiel auch unterstützende Taten folgen!

Aussagen, die gut gemeint, jedoch nicht hilfreich sind:
- *Reiß dich zusammen.* – Das tun die meisten schon.
- *Es ist alles nur in deinem Kopf.* – NEIN. Angst und Depression sind im ganzen Körper, z.B. durch Herzrasen, Schmerzen, Übelkeit, Schwindel.

- *Ist doch nicht so schlimm, anderen geht es viel schlechter.* – Leid ist subjektiv und lässt sich NICHT vergleichen.
- *Denke positiv.* – Wäre das so einfach ... Für Betroffene geht es oft sogar um Leben und Tod, sie sind in einer starken Verzweiflung – da fällt positiv Denken sehr schwer.
- *Du brauchst keine Angst haben/traurig/verzweifelt sein, es gibt gerade keinen Grund dafür."* – Es ist EGAL, wie andere in dem Moment fühlen – die Angst/Trauer/Verzweiflung ist in diesem Moment für Betroffene real.

Depressiver Partner gleich depressive Partnerschaft?

Kann eine Beziehung funktionieren, wenn der Partner unter einer Depression leidet? Ist es überhaupt möglich, dass sich jemand in einen Menschen verliebt, der depressiv ist? Sind depressive Menschen beziehungsfähig? Kann eine Beziehung trotz der Depression glücklich verlaufen?
Solche und ähnliche Fragen erreichen mich häufig von Betroffenen über meinen Blog.
Lange Zeit dachte ich, dass ich nie eine vernünftige Beziehung führen würde. Wie soll das auch gehen, wenn ich mich doch selbst nicht ausstehen kann, ja sogar hasse? In meiner Teenager-Zeit, aber auch später als junge Erwachsene, war ich natürlich immer wieder mal verliebt. Etwas Ernstes wurde daraus jedoch nie. Entweder ich traute mich nicht, mein Interesse mitzuteilen oder aber die Beziehung war nur von kurzer Dauer, weil der Typ doch nicht so toll war, wie ich anfangs dachte. Ein weiteres großes Hindernis war die Tatsache, dass ich mich meiner selbst schämte und kein ehrliches Vertrauen aufbauen konnte. Die Narben auf meiner Seele konnte ich gut verstecken und kaschieren, aber die auf meinen Armen waren für jeden sichtbar – wer findet so etwas schon anziehend?

Mit Anfang 20 Jahren lernte ich dann doch jemanden kennen und verliebte mich ernsthafter. Nach und nach erzählte ich von mir, meiner Erkrankung und meiner ersten Therapieerfahrung. Die Beziehung hielt ein knappes Jahr und doch war es „nur" eine Beziehung. Es fehlte etwas. Etwas, von dem ich erst Jahre später verstand, was es ist: Echte Liebe mit Vertrauen und Geborgenheit.

Mit 23, als ich bereits in Berlin wohnte, empfahl mir eine Freundin die Partnersuche über das Internet. Sie selbst hatte ihren Freund im Netz kennengelernt und war der Meinung, dass es ein guter Weg sei, vor allem, wenn man eher der schüchterne Typ sei.

Mit wenig ernsten Absichten und eher aus Jux und Tollerei meldete ich mich auf einer Single-Seite an. Ich dachte mir, Berlin ist groß, da gibt es so viele unterschiedliche Menschen und ich bin sicher nicht die einzige, die Narben auf ihren Armen hat und schon mal in Therapie war. Zugleich war ich skeptisch – mein Selbsthass war nicht mehr so extrem seit der Therapie, doch von Selbstliebe konnte noch nicht die Rede sein. Na gut, es war einen Versuch wert.

In den darauffolgenden Monaten hatte ich viele Dates und lernte den ein oder anderen witzigen, netten jungen Mann kennen. Eine der wichtigsten Gemeinsamkeiten zwischen ihnen und mir kristallisierte sich jedoch schnell heraus: An weiteren Treffen waren wir nicht interessiert.

So gab ich die aktive Suche erst einmal auf. Bis zu dem Tag, an dem mich die E-Mail von „Durito" erreichte. Die Lockerheit und vor allem die fehlende direkte, plumpe Anmache weckten mein Interesse. Im Gegensatz zu den vorherigen Kontakten ließ ich mir mit einem persönlichen Treffen Zeit. Ich wollte erst einmal sehen, wie tief wir in unsere schriftlichen Gespräche eintauchen konnten und ob es überhaupt Themen gibt, bei denen wir auf einer Wellenlänge lagen. Da ich für meinen Account kein Profilfoto von mir nutzte, lernte „Durito" erstmal mein „Inneres" anstatt mein „Äußeres" kennen. Ein paar Monate nach unserem ersten Austausch im Internet machte ich mich mit viel Herzrasen und einer immensen Aufregung auf den Weg in ein belebtes Berliner Kneipenviertel zu unserem ersten Date. Dort lernte ich

„Durito“ persönlich kennen, der in Wirklichkeit Marcel heißt. Diesmal gab es eine andere Gemeinsamkeit als bei meinen bisherigen Treffen: Beide wollten wir uns wiedersehen. Die Sympathie wuchs bei den folgenden Treffen. Dennoch scheute ich mich davor, ihm offen von mir und meiner bisherigen Geschichte zu erzählen. Zugleich war da jedoch das Bedürfnis, ihm ein Stück weit mehr Vertrauen zu schenken. Aber nein, ich wollte kein Risiko eingehen. Aus Angst, dass er sofort den Kontakt zu mir abbricht, wenn ich ihm offen von meiner Depression erzähle, griff ich zu einer bekannten Taktik: Ich erzählte von einer „Freundin“, der es oft schlecht ginge und die wahrscheinlich an einer Depression leidet ...“
So erzählte ich ihm ein Stück weit von mir, ohne, dass er wusste, von wem ich tatsächlich sprach. Ich konnte seine Reaktion auf das Thema erstmal mit Distanz betrachten. Ja, das ist nicht die feine englische Art, doch zum damaligen Zeitpunkt war ich noch nicht so weit, mich komplett zu outen. Etwas, das mir inzwischen relativ leicht fällt.
So verbrachten wir viele schöne Stunden auf Konzerten, unterhielten uns über Bücher, besuchten Vernissagen – und zwischendurch erzählte ich ihm ein bisschen von „meiner psychisch kranken Freundin“. Marcel hatte zuvor noch nie mit psychisch Erkrankten zu tun gehabt, kannte Therapie-Angebote nur aus dem Fernsehen und hatte keine weiteren Berührungspunkte mit dem Thema. So rechnete ich damit, dass er angewidert reagieren würde, wenn ich von dem selbstverletzenden Verhalten „meiner Freundin“ erzählte oder davon, dass sie Psychopharmaka nimmt.
Je öfter wir uns daraufhin trafen, umso größer wurde meine Angst, ihm die Wahrheit zu sagen. Andererseits konnte und wollte ich dieses Versteckspiel nicht länger aufrechterhalten. Es war Herbst, als wir im leichten Regen in Berlin spazieren gingen und ich mir für dieses Treffen fest vorgenommen hatte, Marcel reinen Wein einzuschenken. So blieb ich nach einer gefühlten Ewigkeit des Beisammenseins mitten auf dem Weg stehen und zog an seinem Jackenärmel, damit auch er stehen bleibt. „Du, ich muss dir was sagen.“ Marcel blickte mich irritiert und etwas erschrocken an. „Ja, das fällt mir jetzt auch nicht leicht“,

sprach ich schüchtern weiter, was die Situation nicht wirklich entspannte. Im Laternenlicht des Abends und mit dem leichten Prasseln des Regens im Hintergrund, standen wir uns angespannt gegenüber und ich wünschte mir, dass wir keinen Schirm dabei hätten, sodass meine Tränen als Regentropfen auf meiner Wange durchgehen würden. Doch Marcel hielt meinen Schirm über uns – einen schwarzen Schirm mit weißen Noten drauf. „Bevor du jetzt schreiend wegläufst", setzte ich mit meinem Geständnis an, „gib mir bitte meinen Schirm zurück." Marcels Blick wurde immer verdutzter und nach zahlreichen „Ähms" und „Hhms" gestand ich ihm meine Schwindelei und offenbarte ihm, dass die vermeintliche psychisch erkrankte Freundin ich selbst bin. Stille. Pause. Zwei Blicke, die sich treffen. „Jetzt ist alles aus und vorbei", schoss es mir durch den Kopf, als Marcel mir meinen Schirm in die Hand drückte. Doch anstatt schreiend wegzulaufen, nahm er mein Gesicht in die Hände und küsste mich.

Dieser Moment ist nun schon über zehn Jahre her und noch immer sind wir ein Paar. Von Anfang an erklärte er mir, dass er nicht weiß, ob er das alles packt und mit mir und der Erkrankung umgehen kann, aber er wollte es versuchen.

Wie in jeder Beziehung kehrte auch bei uns irgendwann ein Alltag ein und die ersten Schmetterlinge im Bauch beruhigten sich. Wir waren verliebt, keine Frage, doch die rosarote Brille verschwand. Marcel erfuhr nach und nach, was bisher in meinem Leben geschehen war und was mich in der Vergangenheit belastet hatte. Vor allem aber erlebte er, wie sich die Depression auf mich auswirkte. Und somit auch auf ihn und unsere Beziehung. Sei es, dass ich nicht mehr so unternehmungslustig war, oft in Traurigkeit und vielen Tränen versank oder meinen Alltag kaum noch allein bewältigen konnte. Besonders einschneidend war sein erster gemeinsamer Geburtstag, den wir als Paar erlebten. Es war geplant, gemeinsam mit seiner Familie essen zu gehen. Leider musste ich wegen meiner Panikattacken und der depressiven Phase, in der ich steckte, absagen. Daraufhin sagte Marcel das gesamte Geburtstagsessen ab. An diesem Abend saß ich allein in meinem WG-Zimmer und war mir sicher, dass nun die ganze Beziehung beendet sei. In Gedanken unterstellte ich Marcel, dass er nichts mehr mit mir zu tun haben will, weil er mich für völlig verrückt hält. Doch Marcel blieb. Er hielt zu mir, unterstützte mich und hatte mich sogar weiterhin lieb. Er blieb auch dann noch an meiner Seite, als ich mich wenige Wochen später erstmals in eine Psychiatrie einweisen ließ. In meinen zahlreichen Krisen der letzten Jahre stand er mir bei und begleitete mich in meinen Prozessen. Sei es, dass ich die Tageskliniken besuchte, arbeitsuchend war oder oftmals lethargisch einfach nur die Wand anstarrte.

Wenn auch erst Tage später, so konfrontierte ich ihn immer damit, wenn ich wieder rückfällig geworden war und mich selbst verletzte oder Suizidgedanken hatte. Nach meiner Beichte hatten das schlechte Gewissen, der strenge Kritiker und der Selbsthass in mir ihren großen Auftritt: „Dem Mann wird das alles zu viel. Ich bin eine Belastung für ihn, wegen mir geht es ihm schlecht. Wenn er mit den Nerven am Ende ist, dann bin ich schuld daran. Ich habe ihn kaputt gemacht …".

Obwohl ich Angst davor hatte, dass er wegen der depressiven Phasen die Beziehung beenden würde, schlug ich ihm selbst immer wieder die Trennung vor. Ich dachte, es wäre einfacher und weniger schmerzhaft, wenn ich mich von ihm trenne, als wenn er mich verlässt. Diese Logik kann und muss man nicht verstehen, für mich hat sie in dem Moment gepasst.

Dass dieser vermeintlich gute Vorschlag sich zu trennen für ihn ein totaler Schlag ins Gesicht war, dass ich ihn damit verletzte, das sah ich erst Momente später ein, nachdem sich in mir alles etwas beruhigt hatte. Und es hat Jahre gedauert, bis ich verstand, warum ich so handelte und dass meine Trennungsversuche doch weniger mit ihm, dafür ganz viel mit mir zu tun hatten.

In unserer Beziehung, in der es doch eigentlich keine Grenzen gibt und in der wir über alles reden können – in dieser Beziehung hatte ich ein Problem mit Abgrenzung. In diesem Fall ging es aber nicht, wie so oft, um meine persönlichen Grenzen oder darum, dass ich mich nicht vom Leid anderer abgrenzen kann. Es ging darum, dass ich meinem Partner nicht zutraute, dass er auf sich und seine eigenen Grenzen

achtgeben kann. In meiner Sorge um ihn unterstellte ich ihm, dass er in der Beziehung zu mir unbewusst über seine Belastungsgrenzen geht und daran kaputtgehen wird. Das mag abwertend klingen, ist jedoch, wie so oft, einfach nur das Resultat aus den verkorksten Beziehungen zu meinen früheren Bezugspersonen: Meine Erfahrung projizierte ich auf ihn.
Über Jahre hinweg war ich immer die geduldige Zuhörerin für Sorgen und auch für suizidale Gedanken. Ich habe versucht zu helfen, während ich mich absolut hilflos und total überfordert fühlte. Viel zu spät habe ich verstanden, dass die Sorgen der anderen eine zu große Last für mich waren, die mich von innen Stück für Stück kaputt machten.
Der wesentliche Unterschied zwischen meiner Erfahrung und der Projektion auf meinen Freund ist, dass ich damals ein Kind war und mein Freund ein erwachsener Mann ist. Obwohl ich das weiß und obwohl wir beide vereinbart haben, dass er „Stopp" sagt, sobald ihm etwas zu viel wird, hatte ich viele Jahre mit einem falschen Verantwortungsgefühl für ihn zu kämpfen. Mein Kopf weiß, dass mein Freund alt genug ist, um auf sich selbst aufzupassen – doch ein Gefühl in mir sagt trocken: „Nöö, glaub ick dir nich!"
Und so lernte ich in der Beziehung zu Marcel das, was ich in meiner Kindheit und Jugend nicht gelernt hatte: Eine Meinungsverschiedenheit ist nicht automatisch ein Streit und ein Streit bedeutet nicht sofort das Aus einer Beziehung. Auch wenn man aufeinander sauer ist, kann man sich weiterhin liebhaben. Und nur, weil ich mit jemandem zusammen bin, den ich sehr mag, muss ich nicht in allem und jedem einer Meinung mit ihm sein. Ich darf meine Grenzen haben, genau wie mein Partner. Und ich darf „Nein" sagen, wenn mir etwas nicht passt, oder wenn ich etwas nicht möchte. In einer Beziehung darf ich Ich sein.
Viele Jahre wusste ich überhaupt nicht, wer ich wirklich bin. In der Beziehung zu Marcel stellte ich irgendwann fest, dass ich nicht nur ihn mag, sondern auch mich selbst – so wie ich in seiner Gegenwart bin. Und sein darf.
Im Oktober 2019 jährte sich unsere Beziehung zum zehnten Mal. Neben all den ungezählten Krisen erlebten wir auch schöne Zeiten. In

meinen guten Phasen unternahmen wir viel – wir besuchten Geburtstage von Freunden, gingen ins Theater oder fuhren in den Urlaub. An und für sich lebten wir in guten Zeiten eine Beziehung wie jedes andere Pärchen auch. Weil ich nicht 365 Tage im Jahr depressiv bin, ist auch unsere Partnerschaft nicht ausschließlich depressiv. Und selbst wenn ich in einer depressiven Krise stecke, bedeutet das nicht, dass die ganze Beziehung depressiv ist.

Es ist alles andere als leicht, mit einem erkrankten Partner zusammen zu leben – doch es ist nicht per se unmöglich. Trotz aller schwierigen Zeiten in unserem Leben, führen Marcel und ich eine glückliche Beziehung und ich weiß, dass er keinen einzigen Tag mit mir bereut. Die Erkrankung ist ein Teil von mir und auch ein Teil unserer Beziehung – aber eben nur ein Teil.

Natürlich ist nicht jede Beziehung, in denen ein Partner betroffen ist, so glücklich wie unsere, genauso gibt es auch in gesunden Beziehungen Unterschiede. Und wie in jeder Beziehung fragen sich die Partner und Partnerinnen oft, wie sie mit bestimmten Problemen umgehen sollen.

Häufig erreichen mich Mails, in denen ich um Rat gefragt werde, wie man am besten mit dem depressiven Partner oder der depressiven Partnerin umgehen soll. Betroffene hingegen fragen häufig, wie sie ihrem Partner am besten eine depressive Phase erklären können. Leider gibt es keinen ultimativen Tipp dazu. Denn auch wenn ich aus Fragen, die mich erreichen, oft eine Parallele zu meiner Beziehung ziehen kann, bedeutet das nicht zugleich, dass meine Lösungen auch für andere funktionieren.

Marcel und ich haben viel miteinander geredet und er hat mir immer zugehört. Vor allem hat er mich in Krisen so angenommen, wie ich in diesem Moment war – manchmal schweigend, manchmal weinend, manchmal gereizt. Oftmals gefühllos, schwer und lethargisch. Er hat diese Zustände akzeptiert und damit mich und meine Bedürfnisse angenommen. Und das war und ist das Wichtigste für mich. Konkret bedeutet das, dass er das, was ich tat oder eben nicht tat, weder kommentiert noch bewertet hat. Ich „durfte" tun wonach mir war. Sei es,

dass ich bis nachmittags um drei im Bett lag oder bis nachts um vier auf der Couch die Wand anstarrte.
Nichts tun, nichts reden müssen – „einfach" innehalten und so tun, als ob die Welt gerade anhält, damit kann mir mein Partner helfen, wenn ich in einer Krise stecke. Nicht jeder mag körperliche Nähe. Auch in manchen meiner Krisen war mir eine Umarmung von Marcel zu viel oder ich brauchte die Zeit für mich allein. Auch das hat er akzeptiert.
Wir müssen (und können) in einer Beziehung nicht alles verstehen, nicht immer erkennen, was der andere braucht – und trotzdem können wir Verständnis aufbringen. Akzeptanz, Respekt und das Verständnis füreinander sind die wesentlichen Eckpfeiler, die unsere Beziehung trotz depressiver Krisen zu einer glücklichen Verbindung machen.
Mein Beispiel zeigt, dass eine Beziehung mit einem depressiv erkrankten Menschen möglich ist. Und ja, jemand kann sich auch in eine Person verlieben, die an einer Depression leidet. Ja, eine Beziehung kann trotz Depressionen glücklich verlaufen.
Doch nein – ich habe weder ein Patentrezept dafür, noch kann ich mein Beziehungserleben verallgemeinern. Meine eigene Erfahrung lässt mich „nur" daran glauben, dass Menschen einen Weg zueinander finden können, auch wenn es gesundheitliche Barrieren gibt.

Depression und Suizidgedanken

Alle 57 Minuten stirbt in Deutschland ein Mensch durch Suizid. Pro Jahr sind das ca. 10.000 Menschen. 600 davon sind Kinder und Jugendliche unter 25 Jahren. Das sind zwölf Kinder/Jugendliche, die jede Woche durch Suizid sterben. Und das allein in Deutschland. Obwohl das weitaus mehr Todesopfer sind als solche, die durch Verkehrsunfälle (ca. 4.000) und Drogen (ca. 1.500) zusammen pro Jahr sterben, wird das Thema weiterhin totgeschwiegen.

Wann immer eine Person durch Suizid stirbt oder einen Suizidversuch unternimmt, horchen wir Menschen bestürzt auf. Wir fragen uns, was denjenigen zu so einer Entscheidung getrieben hat, weshalb er seinen Angehörigen so etwas „angetan" hat und warum er nicht mehr leben wollte.

Zugleich werden harte Urteile gefällt – dass es egoistisch sei oder feige, einfach aufzugeben. Solche Worte sind unbedacht und verletzend, oft fallen sie aufgrund des Schocks, der bei den Angehörigen nach so einer Tat oder dem Versuch eintritt.

Ein paar Tage später ist meistens wieder Ruhe eingekehrt. Das Schweigen über die Tat ist lauter als das Entsetzen. Suizid ist eben kein Thema, das zum Kaffeekränzchen oder einem gemütlichen Abend passt. Doch wozu passt es überhaupt? Und warum wird dieses Thema totgeschwiegen?

Wann und in welchem Umfeld kann und darf ich über meine Gedanken über den Tod reden, ohne verurteilt zu werden und ohne Angst haben zu müssen, sofort in eine Psychiatrie eingewiesen zu werden?

An dieser Stelle sei angemerkt, dass Gedanken an Suizid nicht immer gleichbedeutend mit einem festen Plan sind. Es ist ein wesentlicher Unterschied, ob ich gerade plane, dass ich morgen um 15 Uhr durch diese oder jene Methode eigenhändig sterben werde oder ob ich wochenlang eine Lebensüberdrüssigkeit verspüre. In ersterem Beispiel sind ein schnelles Handeln und die Betreuung durch Fachpersonal gefragt.

Doch Lebensüberdrüssigkeit und der Gedanke „Was wäre, wenn ich tot bin?" sind nicht zwangsläufig mit einer akuten Suizidgefahr gleichzusetzen. Es sind Symptome einer Depression und somit dem Krankheitsbild entsprechend relativ „normale" Zustände. Das mag abgeklärt klingen, ist jedoch leider Realität!

Alle 57 Minuten stirbt also ein Mensch durch Suizid, alle fünf Minuten unternimmt eine Person den Versuch, sich das Leben selbst zu nehmen. Und das sind nur die offiziellen Zahlen, die Dunkelziffer ist weitaus höher. Wenn man sich bewusst macht, dass in acht von zehn Suizidfällen die Betroffenen über ihre Gedanken an den Tod sprachen oder ihnen anderweitig Ausdruck verliehen haben, fragt man sich, warum die Tat nicht verhindert werden konnte. Wer hat ihnen zugehört? Wer hat sie erzählen lassen? Wer hat die stummen Blicke schreien hören?

„Ach Mensch, du hast doch Familie, Haus, Garten – setz dich mal raus in die Sonne, schau dir den schönen grünen Baum an und reiß dich einfach ein bisschen zusammen. Schau dich um, wie gut es dir geht!"

Und dann setzt man sich mit seinen einsamen Gedanken raus in den schicken Garten und schaut sich tatsächlich den Baum an. Er ist so schön groß und kräftig, ein Strick würde daran gut halten ...

Auch im schönen Garten bei strahlendem Sonnenschein und blühenden Blumen können Menschen mit Suizidgedanken konfrontiert werden. Doch darüber spricht man nicht. Es wird so lange totgeschwiegen, bis jemand durch eigene Hand stirbt. Erst dann ist es für viele Zeitungen ein relevantes Thema: „Normalerweise berichten wir nicht über Suizide ... denn es ist ein schwerwiegendes, gesundheitspolitisches und gesellschaftliches Problem", so steht es auf der Seite von t-online. Die Süddeutsche Zeitung hat ebenfalls entschieden „in der Regel nicht über Suizide zu berichten, außer sie [die Suizide] erfahren durch die Umstände besondere Aufmerksamkeit."

Einen Grund für die Berichterstattung eines Suizides sah der Tagesspiegel darin, dass die Tat in einem belebten Kaufhaus ausgeführt wurde. Der Musiksender NJOY berichtet „normalerweise" auch nicht über Suizide und begründet dies mit dem Pressekodex und der erhöhten Nachahmerquote nach solchen Berichterstattungen. Eine Ausnahme sei es für den Musiksender jedoch dann, wenn es sich um eine Person aus der Öffentlichkeit handele.

Einige dieser Aussagen von diversen Medien zum allgemeinen Umgang mit Suizid sind über fünf Jahre alt, andere sind aktuell. Das zeigt, dass sich in den letzten Jahren bezüglich der medialen Berichterstattung leider nicht viel verändert hat. Es wird noch zu oft eine reißerische Überschrift gewählt, um dann bis zum nächsten Suizid zu schweigen. Dann erneut bestürzte Fassungslosigkeit in den Medien und der Gesellschaft „Wie konnte er nur ... ja hätte man nur ...". Es folgt eine Welle von Artikeln über den prominenten Suizid, die Titelblätter sind gefüllt und am Ende der leidige Satz, dass man „normalerweise" nicht über Suizid berichten würde.

Auf mich wirkt es so, als würde die Presse nur dann über Suizid berichten, wenn man den Vorfall medial aufpushen kann. Und das ist meistens dann der Fall, wenn die Selbsttötung aufgrund spektakulärer Umstände geschieht oder weil es sich um eine prominente Person handelt.

Ich wünsche mir, dass wir auch unabhängig von akuten Suiziden das Thema offen und konstruktiv ansprechen, um ein Bewusstsein dafür zu entwickeln, wie sich Betroffene fühlen und welche Beweggründe zu solch einer Entscheidung führen. Und auch um zum Beispiel neue Präventionsmaßnahmen zu entwickeln oder bestehende zu intensivieren.

Die Sorge der Medien, dass sich Menschen in Krisen in ihren Suizidgedanken bestärkt fühlen, wenn darüber berichtet wird, ist zugleich auch berechtigt. Diese Vermutung bezieht sich auf den sogenannten Werther-Effekt, der infolge des Romans „Die Leiden des jungen Werther" von Goethe aus dem Jahr 1774 entstand. Der Protagonist stirbt durch Suizid. Nach der Veröffentlichung des Buches stieg in

Deutschland die Suizidrate um ein Vielfaches. Die Suizide wurden größtenteils mit derselben Methode begangen, die im Buch beschrieben wurde.

Ein paar Hundert Jahre später – November 2009: Der Bundesliga-Torwart Robert Enke stirbt durch Suizid, woraufhin die Zahl der Suizide nach der gleichen Methode temporär stieg. Die Zeit online schrieb daraufhin in großer Überschrift „Enkes Tod löst Werther-Effekt aus". Doch nicht der Suizid des Prominenten habe andere Suizide ausgelöst, sondern die Art und Weise, wie über den Todesfall berichtet wurde, so der Schlusssatz des Artikels: „Später wiesen Studien einen Zusammenhang zwischen der Berichterstattung über Selbstmorde und einem Anstieg der Taten nach."

Es muss über Suizid bzw. Suizidgedanken gesprochen werden – vor allem konstruktiv.

Es geht nicht darum, DASS über Suizide berichtet wird, sondern WIE. Beschreibe ich detailliert die Suizidmethode, gebe ich den genauen Ort an? Oder berichte ich ohne Bewertung und nähere Details? Der Pressekodex bezieht sich auf die Art und Weise der Berichterstattung und nicht darauf, ob berichtet werden soll oder nicht. Eine Empfehlung dessen ist zum Beispiel die Verwendung von Wörtern, die keine bewertende Suggestion enthalten. „Selbstmord" beispielsweise ist abwertend, da „Mord" ein Kapitalverbrechen ist. „Freitod" hingegen wirkt romantisierend, befreiend und erlösend. Unsere Sprache ist bildhaft und löst in uns etwas aus. Das lateinische Wort Suizid hingegen beinhaltet keine Wertung.

Verändert hat der Pressekodex in der Berichterstattung jedoch kaum etwas. Suizid und die Gedanken daran sind nach wie vor in der Presse ein Tabu-Thema, über das meist nur berichtet wird, wenn es einen (prominenten) Suizid gab. Dann werden leider oftmals bewertende Wörter wie „Selbstmord" oder „Freitod" verwendet. Doch es gibt nicht nur „Die (neuen) Leiden des jungen Werther", sondern auch bewältigte suizidale Krisen, die jemand überstanden hat und aus ihnen gestärkt herausgeht. So zum Beispiel bei Papageno aus „Die „Zauberflöte". Liebeskummer ist nicht nur bei Goethe ein Thema, sondern

knapp 20 Jahre später auch bei Mozart. In seinem Stück „Die Zauberflöte" glaubt Papageno seine Liebste verloren zu haben und fällt dadurch in eine suizidale Krise. Kurz vorm Suizid erscheinen ihm drei Knaben, welche mit ihm reden und ihn davon überzeugen, für seine Liebe zu kämpfen. Papageno gewinnt Mut und Kraft und es folgt sogar ein glückliches Ende mit seiner Liebsten.
Laut der Zeit ist diese Szene von Mozart eine der berühmtesten Fälle von Suizidprävention in der Kulturgeschichte. „Die öffentliche Darstellung einer bewältigten suizidalen Krise senke die Zahl der Suizide", fanden Forscher der Medizinischen Universität Wien heraus und benannten diesen Umstand den Papageno-Effekt.

Menschen, die schwere, gar suizidale, Krisen nachhaltig überwunden haben und offen darüber berichten, können anderen Betroffenen in Krisen Mut und Hoffnung schenken, vor allem Kraft. Kraft zum weiterleben und Kraft, um sich Hilfe zu suchen. Ich erlebte so etwas selbst mit ca. 18 Jahren, als mich ein Jugendlicher mit ähnlicher Krisenerfahrung von meinen Suizidgedanken abbrachte. Der authentische Austausch auf Augenhöhe ermutigte mich, mir professionelle Hilfe zu suchen. Inzwischen ist es umgekehrt - schon öfter durfte ich erfahren, dass Menschen sich aufgrund meiner dargestellten Erfahrungen ermutigt sahen, um therapeutische Hilfe zu bitten oder in akuten Fällen einen Krisendienst aufzusuchen.
Dass Menschen ihre suizidalen Krisen überwunden haben, das sind die wahren Erfolgsgeschichten, welche mit fetten Überschriften auf der Titelseite von Zeitungen stehen müssten!
Solange wir schweigen, fördern wir Suizide! In vielen Fällen müsste es heißen: „Solange ich zum Schweigen getrieben werde, fördert man meine Suizidgedanken." Suizidprävention fängt nicht bei suizidalen Gedanken an, sondern bei der Erkrankung an sich. In den meisten Fällen stecken Depressionen hinter einem Suizid, das stigmatisierte Tabu-Thema in unserer Gesellschaft.
Es ist überhaupt nicht verwerflich, wenn Außenstehende mich in einer depressiven Krise nicht verstehen. Das können sie nicht und das

ist völlig okay. Gefährlich wird es, wenn Abwertung und kränkende Aussagen hinzukommen, die mich dazu nötigen, meine Gefühle zu rechtfertigen. Wenn ich dann auch noch merke, dass mein Gegenüber überhaupt nicht auf mich eingehen möchte, dann mache ich die Tür zu meinem Inneren immer mehr zu. Ich schweige. Dann schweige ich über meine Gefühle oder aber ich lüge und gebe vor, alles sei super. Ich spiele die Rolle der halbwegs glücklichen Person und setze eine Maske auf, die mein tiefstes, schwarzes Inneres verdeckt. Es kommt zum Spagat zwischen dem, was ich fühle und dem, was ich nach außen hin vorgebe zu fühlen. Dadurch baut sich langsam, aber stetig, ein immenser Druck in mir auf, verursacht durch Gefühle und Gedanken, über die ich mit kaum jemandem reden kann. Irgendwann wird das alles zu viel. Der Spagat funktioniert nicht mehr. Er ist nicht mehr aushaltbar. Suizidgedanken – welcome back.
Und beim nächsten Suizid, der in den Medien steht, fragen sich wieder alle „Warum?". Aber verdammt nochmal: Die Frage nach dem „Warum" hätte viel früher gestellt werden müssen: „Warum fühlst du dich schlecht?", „Warum bist du so still?"
Wenn Betroffene nicht mehr antworten können, dann weiß man, dass das „Warum" viel zu spät kommt. Was fehlt, das sind die unmittelbaren Menschen, die ohne Bewertung einfach nur zuhören, akzeptieren und Verständnis zeigen – denn genau da fängt Suizidprävention an!

Lass uns über Suizid reden! Aber wie?

Obwohl das Reden über Lebensmüdigkeit, Lebensüberdruss und suizidale Gedanken ein enormes Tabu-Thema in unserer Gesellschaft darstellt, kann gerade das offene Sprechen über Suizidgedanken eine Erleichterung und Hilfe für suizidale Menschen sein. Vor allem, wenn sie spüren, dass sie nicht für verrückt gehalten oder abgewertet werden, ist die Wahrscheinlichkeit hoch, dass sie sich öffnen und Hilfe annehmen.

Wenn man das Gespräch zu einem Menschen sucht, bei dem man eine Suizidalität vermutet, sollte man aber auch immer auf sich selbst achten. Selbstfürsorge ist hier das Zauberwort. Über derart schwere emotionale Themen zu reden, erfordert viel Kraft und kann einen ganz schön mitnehmen. Von daher nachfolgend ein paar Tipps für ein Gespräch mit einem suizidgefährdeten Menschen, die eine Unterstützung sein können:

- Gehe das Gespräch nur ein, wenn du selbst in einer stabilen Verfassung bist und ein so schwieriges Thema aushalten kannst.
- Plane viel Zeit für dieses Gespräch ein und schalte dein Handy aus, um dich mit deiner Aufmerksamkeit ganz auf dein Gegenüber einzulassen.
- Hilfreich ist ein Ort, an dem ihr euch beide wohlfühlt und an dem ihr ungestört seid.
- Ein Gespräch während eines gemeinsamen Spaziergangs ist für viele Menschen einfacher, weil sie nicht dem direkten Blickkontakt ausgesetzt sind. Außerdem sind beim Gehen Gesprächspausen angenehmer, als wenn man sich gegenübersitzt und in der Stille ausharrt.
- Mache ein Gesprächsangebot, doch vermeide eine Druckausübung. Vielleicht lehnt dein Gegenüber das Gespräch beim ersten Mal ab, nimmt es aber ein anderes Mal an oder kommt sogar selbst später auf das Angebot zurück.
- Das Gespräch kannst du beginnen, indem du offen sagst, dass du dir Sorgen machst oder das die betreffende Person auf dich bedrückt wirkt.
- Vermeide unbedingt in deinen Äußerungen Vorwürfe und moralische Tipps. Auch wenn du Suizid für eine Sünde oder für egoistisch hältst, so wirst du mit solchen Apellen in den meisten Fällen das Gegenteil dessen erreichen, was du doch eigentlich möchtest. Die Wahrscheinlichkeit, dass sich die Person daraufhin verschließt, ist viel höher. Auch die Aussage, dass die Person an ihre Kinder/Familie/Partner denken solle, übt mehr Druck aus, als dass es eine effektive Hilfe ist.

- Such dir ebenfalls Unterstützung in Form einer Person, mit der du über den Betroffenen sprechen kannst. Vielleicht kann dir diese Person auch bei der Gesprächsvorbereitung helfen. Natürlich solltest du dabei das Vertrauen der suizidalen Person nicht missbrauchen, indem du über sie mit jemand anderem sprichst, der sie kennt. Sollte es nicht möglich sein, mit jemandem aus deinem eigenen Umfeld über die suizidale Person zu sprechen, weil dann ihre Anonymität nicht mehr gesichert ist, kannst du alternativ mit einem Menschen aus dem fachlichen Kontext, wie etwa Arzt/Therapeut oder einem Mitarbeiter von einer Beratungsstelle oder dem Krisendienst sprechen.
- Es ist für dich und das Gespräch hilfreich, wenn du vorab über Anlaufstellen und Beratungsstellen informiert bist. Es zeigt deinem Gegenüber, dass du ihn und sein Leid ernst nimmst. Du kannst außerdem versuchen, ihn zu ermutigen, dass ihr gemeinsam eine Anlaufstelle aufsucht und du ihn auf dem Weg zum professionellen Hilfesystem begleitest.
- Vielleicht kommt es aber nicht soweit und ihr redet „nur". Dieses „nur" ist unglaublich viel wert. Reden und zuhören. Es klingt so einfach, ist für beide sehr schwer und zugleich ist es genau die Hilfsmaßnahme, die die meisten suizidalen Menschen brauchen. Jemand, der sie sieht, wahrnimmt und ihnen bedingungslos zuhört.
- Mache dir klar, dass du die Probleme, die sich womöglich ein ganzes Leben lang angesammelt haben, nicht anhand eines Gespräches lösen kannst. Das Ziel ist nicht unbedingt die Problemlösung, sondern in erster Linie sollte der Betroffene entlastet werden.
- Mach dir außerdem klar, dass du nicht die Verantwortung für diesen Menschen und sein Leben übernehmen kannst. Du kannst Hilfs- und Gesprächsangebote machen, aber ob dein Gegenüber sie annimmt und was er/sie daraus macht, bleibt ihm/ihr selbst überlassen. Ausnahmen stellen Kinder/Jugendliche unter 18 Jahren und Menschen in akuter Lebensgefahr dar, die im Begriff sind ihr Leben zu beenden. Hier bist du gesetzlich verpflichtet, die Polizei zu informieren und Hilfe zu holen, ansonsten machst du dich durch unterlassene Hilfeleistung strafbar.

- Nur wer selbst stark ist, kann auch anderen eine Stütze sein. Deshalb ist es so wichtig, dass du dich selbst bei aller Hilfe nicht vernachlässigst – suche dir Unterstützung, spanne dir ein Netz aus Helfern und Freunden, mit denen du dich austauschen kannst.
- Klare Anzeichen dafür, dass du selbst an deine Grenze kommst, sind Schlaf- und/oder Konzentrationsschwierigkeiten, das Gefühl, keine Energie mehr zu haben, Gereiztheit, Unruhe und Angstzustände oder ein veränderter Appetit.
- Wenn deine Gedanken immer wieder um das Problem deines Angehörigen kreisen, ist das ebenfalls ein Signal, dass es Zeit ist, selbst Hilfe in Anspruch zu nehmen und wenn nötig, sich etwas zu distanzieren. Vergiss nicht, auch du darfst Hilfe annehmen, du musst das nicht allein schaffen.

Leider lassen sich mit oben genannten Tipps nicht einfach alle Suizide verhindern. Manchmal erkennt man die Absichten nicht deutlich oder der Betroffene konnte einfach keine Hilfe annehmen. Man muss sich daher immer klarmachen, dass man keine Schuld an der Tat eines Betroffenen trägt! Alle Menschen sind selbst für ihr Leben verantwortlich. Wenn es traurigerweise passiert, dass sich ein Angehöriger das Leben nimmt, sollte niemand zögern, Hilfe in Anspruch zu nehmen, um mit der Last und der Trauer umgehen zu lernen. Unterstützung findet man in Kontakt- und Beratungsstellen, Selbsthilfegruppen, bei Ärzten und Therapeuten.

„Wer von Suizid spricht, macht es nicht" und andere Vorurteile

Einige Menschen behaupten, Betroffene auf ihre Suizidgedanken anzusprechen, würde sie in ihren Vorhaben unterstützen. Andere nehmen an, Suizidäußerungen seien lediglich der Wunsch nach Aufmerksamkeit. Rund um das ganze Thema bestehen nach wie vor noch sehr viele Vorurteile und falsche Annahmen, die ich hier in einigen typischen Beispielen aufliste:

Vorurteil Nr. 1: *Wer sich wirklich umbringen möchte, redet vorher nicht darüber.*

Etwa 80 Prozent aller Suizide wurden von Betroffenen angekündigt. Entweder in direkter Weise („Ich möchte nicht mehr leben.") oder indirekt („Ich kann und will nicht mehr."). Zwar sind Aussagen wie „Ohne mich wärt ihr besser dran" nicht per se mit einer suizidalen Absicht verbunden. Sie zeigt jedoch, dass sich die Person in einer sehr schwierigen emotionalen Situation befindet und Hilfe benötigt. Dass Menschen ihre Lebensmüdigkeit nach außen verbergen, stimmt nicht immer, die meisten senden Warnzeichen.

Vorurteil Nr. 2: *„Sprich bloß niemanden auf seine Suizidgedanken an, das ist gefährlich und könnte die Person in ihrer Idee, sich umzubringen, bestärken."*

Nein, ganz im Gegenteil. Wenn keine Suizidalität besteht, kann man sie auch niemandem einreden. Wenn wir offen über suizidale Gedanken, Lebensmüdigkeit und Lebensüberdruss reden, empfinden viele Betroffene das als erleichternd. Genau wie die vermeintlich negativen Gefühle brauchen auch negative Gedanken ihren Raum. Vor allem dann, wenn wir ohne Bewertung und ohne Verurteilung mit dem suizidalen Menschen sprechen, entsteht Vertrauen, weil der Betroffene sich ernst genommen fühlt. Und nur, wenn offen und vertrauensvoll über die Suizidgedanken gesprochen wird, kann man als Angehöriger dazu beitragen, dass solche Gedanken sich verändern oder auflösen. Viele Betroffene versuchen ihre Suizidalität zu verstecken oder geben (unbewusst) nur kleine Warnsignale. Dann ist es besonders wichtig, die Person auf ihre Gedanken anzusprechen. Man signalisiert zum einen Interesse und zum anderen zeigt es, dass man die Person in ihrer Not „wirklich sieht". Dass man sie mit ihren Gedanken akzeptiert und mag.

Vorurteil Nr. 3: *Die meisten Suizide passieren im Winter und zu Weihnachten.*
Tatsächlich ist der Mai der Monat, in welchem die meisten Suizide erfolgen. Wie bitte? Im Sommer, wenn doch alles so schön blüht und die Sonne scheint? Ja, genau dann. Gerade, weil draußen alles so schön farbig und froh ist, die Menschen bessere Laune haben und glücklicher erscheinen, fühlen Menschen mit Depressionen ihre negativen Gedanken mehr denn je. Der erblühende Frühling ist ein krasser Kontrast zum eigenen grauen, trostlosen Empfinden. Im Winter passt das graue Wetter besser zum Gemütszustand eines depressiven Menschen und auch die Laune der anderen Menschen ist meistens etwas gedeckter.

Vorurteil Nr. 4: *Ein Suizidversuch ist pure Erpressung und Aufmerksamkeitshascherei.*
Jeder (!) Suizidversuch ist Zeichen einer emotionalen Belastung und Lebenskrise. Natürlich gibt es Menschen, die manipulativ solche Aussagen tätigen. Doch selbst dann ist es ein Zeichen dafür, dass sie in einer belastenden Situation stecken und Hilfe bedürfen. Äußerungen über Suizidgedanken sollten daher immer ernst genommen werden!

Vorurteil Nr. 5: *Wer sich das Leben nehmen will, möchte überhaupt keine Hilfe von außen annehmen.*
Suizidale Menschen sind in ihrem gesunden Denken und Handeln stark eingeschränkt, weshalb die Betroffenen keinen anderen Ausweg mehr sehen, als das Leiden durch den Tod zu beenden. Meistens ist die Suizidalität nicht Ausdruck davon, dass die Betroffenen nicht mehr leben möchten, sondern davon, dass sie das gegenwärtige Leiden (Leben) schlichtweg nicht mehr aushalten. Hoffnungslosigkeit ist ein typisches Symptom der Depression und der Suizidalität, so, dass die Betroffenen oft keinen anderen Ausweg als das Beenden ihres Leids durch Suizid sehen. Mangelnde Kraft, die Scham als verrückt zu gelten und die Angst, andere zu überfordern, können Gründe sein, warum geschwiegen wird, anstatt nach Hilfe zu fragen. Das bedeutet jedoch nicht, dass Betroffene grundsätzlich keine Hilfe benötigen und wollen.

Vorurteil Nr. 6: *Wer einmal einen Suizidversuch überlebt hat, macht es nie wieder.*
Leider kann man diese Aussage nicht pauschal bejahen. Viele Betroffene schämen sich ihres Versuchs, was wiederum eine neue Suizidalität verursachen kann. Schätzungsweise unternehmen ein Viertel aller Menschen einen zweiten Suizidversuch. Die Rückfallquote nach einem missglückten Suizid liegt innerhalb der ersten sechs Monate bei 20 bis 30 Prozent. Menschen mit fehlgeschlagenen Suizidversuchen sind außerdem gefährdeter, sich das Leben erneut zu nehmen als Menschen, die noch nie einen Suizidversuch unternommen haben.

Vorurteil Nr. 7: *Wer sich das Leben nimmt, ist egoistisch und feige.*
Suizidalität hat absolut gar nichts mit Feigheit oder Egoismus zu tun! In schweren emotionalen und suizidalen Krisen ist man nicht mehr zurechnungsfähig. In diesem Zustand ist man in einem Trance-Zustand gefangen, in dem man nur den Tod sieht. Auch die Schlussfolgerung, dass die Erkrankten deshalb egoistisch seien, weil sie nicht an ihre Hinterbliebenen denken, ist ein trauriger Trugschluss. In all der Verzweiflung denken lebensmüde Menschen gerade besonders oft an ihre nahestehenden Mitmenschen. Weil sie diesen nicht mehr zur Last fallen wollen, sehen sie oft den einzigen Ausweg im Tod. Auf der anderen Seite besteht die Frage, wie groß sich das Leid für die Betroffenen anfühlen muss, dass sie „freiwillig" von Freunden und Familie Abschied nehmen.

Vorurteil Nr. 8: *Wer einmal Suizidgedanken hat, wird sie nie wieder ganz los.*
Es gibt Menschen, die sind viele Jahre hinweg suizidal, so dass von einer gewissen Chronifizierung ausgegangen werden kann. Es gibt auf der anderen Seite aber auch viele Betroffene, die ihre suizidale Krise überwunden und einen Weg in ein zufriedenes Leben zurückgefunden haben. Suizidgedanken sind dann kein Thema mehr. Ein Beispiel hierfür ist die Autorin des vorliegenden Buches.

Vorurteil Nr. 9: *Wer daran denkt, sich das Leben zu nehmen, ist nicht normal. Nur wenige Menschen haben Suizidgedanken.*
Jeder Mensch befindet sich im Laufe seines Lebens vorübergehend oder länger in einer Krise. Abhängig vom Alter haben 40 bis 80 Prozent der Bevölkerung schon einmal daran gedacht, sich das Leben zu nehmen. Sich mit dem eigenen Tod, auch durch eigene Hand, zu befassen, die Sinnhaftigkeit des eigenen Lebens in Frage zu stellen, ist somit gar nicht so unnormal oder selten. Suizidale Menschen befinden sich in einer Extremsituation voller Verzweiflung. Das hat nichts mit (Un-)Normalität zu tun, sondern ist schlichtweg Teil einer Erkrankung. Das zeigt sich selbst im juristischen Sinne: Wenn man Zeuge eines Suizides wird und NICHT eingreift, indem man beispielsweise den Notarzt ruft, dann gilt dies als unterlassene Hilfeleistung.

Vorurteil Nr. 10: *Suizide passieren einfach, da kann man eh nichts tun.*
Die wohl häufigste Frage nach einem Suizid oder einem Versuch ist die nach dem Warum. Warum hat er oder sie nichts gesagt? Warum haben wir nichts gemerkt? Warum hat er oder sie das gemacht, es schien doch alles gut bei ihm/ihr zu sein? Die wenigsten Suizide passieren in Folge einer Kurzschlussreaktion. Die meisten, ca. 75 Prozent, werden mit unterschiedlich deutlichen Warnsignalen angekündigt. Auf die verschiedenen typischen Stadien und Signale, die der Betroffene durchläuft bzw. aussendet, gehe ich im Folgenden ein.

Warnsignale und Stadien von Suizidalität

Die wenigsten Suizide passieren spontan. In den meisten Fällen ist die lebensmüde Entwicklung ein Prozess, der Wochen oder Monate andauern kann. In dieser Zeit durchlaufen verzweifelte Menschen verschiedene Stadien, in denen unterschiedliche Warnsignale ausgesendet werden. Die österreichischen Psychiater und Suizidforscher Erwin Ringel und Walter Pöldinger haben ca. 1960 ein noch heute gültiges

Suizidmodell entwickelt, das die Entwicklungsstadien von Suizidalität beschreibt. Unterschieden werden die folgenden vier Stadien.

1. Passive Suizidalität – Sehnsucht nach Ruhe
In dieser Phase sehnen sich die Menschen nach Ruhe. Nach Stillstand. Nach einer Pause in ihrem Leben. Dieses Bedürfnis kennen wir alle und es ist durchaus auch normal. Hält dieser Wunsch länger an oder kehrt permanent wieder, wird die Grenze zwischen passivem Todeswunsch zum zweiten Stadium schleichend übertreten.

2. Erwägungsstadium
Kennzeichnend für diese Phase sind unkonkrete Suizidgedanken, wie beispielsweise „Was wäre, wenn ich nicht mehr leben würde?" oder auch der Gedanke, dass das ganze Leben sinnlos ist. Diesen folgen eindeutigere suizidale Gedanken, die oft mit einem sozialen Rückzug und Verlust von Interessen und Hobbies verbunden sind. In dieser Phase sind die Erkrankten jedoch durchaus noch in der Lage, sich von den Suizidgedanken zu distanzieren oder sie zumindest bewusst zu steuern.

3. Ambivalenzstadium
Dieses Stadium ist geprägt von Unsicherheit. Der suizidale Mensch schwankt zwischen dem Wunsch zu leben und dem zu sterben. Diese Ambivalenz ist der Auslöser dafür, dass die Menschen eindeutigere Signale aussenden und (in-)direkt suizidale Absichten äußern.

4. Entschlussstadium
Der Plan, sich umzubringen, ist gefasst, die Methode dazu gewählt. In dieser Phase werden die letzten Vorbereitungen getroffen, nötige Mittel besorgt und der Abschiedsbrief geschrieben. Besonders tückisch ist eine relativ plötzliche Wesensveränderung der Betroffenen in positive Richtung – der Suizidale erscheint in sich ruhig und ausgeglichen, äußert, dass er sich wohl und gut fühle. Natürlich kann es sein, dass Medikamente oder andere therapeutische und/oder kriseninterventionelle

Maßnahmen angeschlagen haben. Viel wahrscheinlicher für das recht positive Erscheinungsbild ist leider oft die Erleichterung, dass die Entscheidung nun getroffen ist, dass „Wann" und „Wie" beschlossen wurde. Eine „Lösung" für die Probleme gefunden wurde. In dieser Phase werden keine Hilferufe mehr ausgesendet. Das bedeutet jedoch NICHT, dass hier schon alles zu spät ist. Für Suizidprävention ist es nie zu spät, weshalb auch in dieser Phase jedes Hilfsangebot sinnvoll ist.

Die vorgenannten Stadien erfolgen nicht immer in demselben festen Ablauf. Manche Phasen werden übersprungen, andere wiederholt. Umso wichtiger ist es, dass wir die indirekten oder klar geäußerten Signale wahrnehmen:

- Rückzug von Familien/Freunden
- Interessensverlust von Hobbies und anderen Aktivitäten
- Hoffnungslosigkeit, die sich z.B. in Aussagen wie „Das wird nie wieder gut" oder „Ich schaffe das nie" äußern
- Wechsel von Gewohnheiten, wie beispielsweise starke Änderungen der Ess-Gewohnheiten (zu viel oder zu wenig), Vernachlässigung von Körperhygiene und -pflege
- Empfinden von Wert- und Nutzlosigkeit und starke Selbstkritik
- Signalisierende Aussagen wie zum Beispiel „Ohne mich ginge es euch besser" Oder „Ich bin an allem schuld"
- Extreme Stimmungsschwankungen oder die Änderung zu einem selbstgefährdenden Lebensstil
- Selbstverletzendes Verhalten und das Abgeben von persönlich wertvollen Gegenständen sollten ebenfalls ernst genommen werden
- Klare Zeichen emotionaler Not sind Aussagen wie „Ich wünschte, ich wäre nie geboren worden", „So kann und will ich nicht mehr leben" oder „Falls wir uns nochmal sehen ..."
- Höchste Alarmbereitschaft besteht, wenn du beobachtest, wie jemand Tabletten sammelt, sich mit Suizidmethoden beschäftigt und im Internet nach „Tipps" sucht

Wenn Betroffene ein einzelnes der oben aufgeführten Signale zeigten, kann, muss das aber nicht unbedingt ein Hinweis auf ein Suizidrisiko sein. Die Verbindung mehrerer Signale erhöht aber die Gefahr. Leider finden Suizidversuche auch ohne jegliche Ankündigungen oder Hinweise statt.

Ich fühle, also bin ich

„Du bist aber auch empfindlich!", „Na, haste mal wieder Weltschmerz?", „Nun sei doch nicht so sensibel!" – Diese Aussagen kommen vermutlich vielen bekannt vor. Auch ich wurde öfter genervt gefragt, warum ich denn schon wieder heule. Dazu bekam ich den ultimativen Tipp, statt zu weinen doch einfach mal pullern zu gehen. Ich solle mir ein dickeres Fell wachsen lassen, um dadurch langfristig besser mit meinen Problemen umgehen zu können. Als fester Glaubenssatz verankerte sich in mir die Überzeugung, dass ich falsch bin – ich und meine Gefühle, meine Empfindungen, meine Tränen. Ich bin in mir nicht richtig. Nur warum, das habe ich nicht verstanden. Und wie ich das ändern sollte, wusste ich noch weniger. Wie in den Kapiteln zuvor beschrieben, lernte ich in meiner Therapie, dass es keine „falschen" Gefühle gibt. Jedes Gefühl hat seine Daseinsberechtigung, seinen Grund und darf im Leben eines jeden Menschen seinen Platz haben. Auch in meinem. Und auch in deinem. Wir alle sind mit unseren Empfindungen richtig! Soweit die Theorie.

Als mir mal wieder jemand unterstellte, dass ich „extrem überempfindlich" reagiere, endete nicht nur eine kumpelhafte Beziehung, leider schlitterte ich deshalb auch wieder in Richtung einer depressiven Krise. Es ging los mit einem Gedanken-Gefühls-Wirrwarr. Ich stellte mich, mein Verhalten und meine Empfindungen in Frage. Warum war ich schuld am Ende dieser Freundschaft? Was hatte ich schon wieder falsch gemacht? Dabei geht es gar nicht um richtig oder falsch. Gefühle kann man nicht in richtig oder falsch einordnen. Es geht um Verantwortung. Wenn ich mit mir und meinen Gefühlen selbst achtsam und selbstfürsorglich umgehe, übernehme ich die Verantwortung für mich. Das bedeutet auch, dass ich Grenzen setze und sage, wenn mich etwas stört. Ich kann nicht erwarten, dass jeder auf mich Rücksicht nimmt, wenn ich mich selbst hart und erniedrigend behandle. Das ist

Verantwortungsübernahme – ich kümmere mich um mich und meine Gefühle, anstatt andere dafür verantwortlich zu machen. Das bedeutet, dass ich akzeptiere, dass ich so empfinde, wie ich es nun mal tue. Ich akzeptiere meine Gefühle, die damit verbundene Sensibilität und die daraus bestehende Anfälligkeit für depressive Krisen. Meine Sensibilität ist letzten Endes ein Segen. Mich selbst zu akzeptieren, so wie ich bin, ist ein langer Weg gewesen, auf dem ich noch immer gehe. Aber immerhin gehe ich inzwischen auf diesem, während ich anfangs nur stolperte. Es gibt viele Momente, in denen mir meine emotionale Ader und Sensibilität ziemlich unangenehm sind – sei es bei der Hochzeit einer sehr nahestehenden Freundin, bei der mir dauernd die Tränen liefen, oder bei einer Therapiestunde, die gekennzeichnet ist von Weinkrämpfen. Nicht alle können mit offen gezeigten Gefühlen umgehen und mir selbst war es in den Momenten auch unangenehm. Doch mittlerweile versuche ich die Reaktionen meiner Mitmenschen auf meine Gefühle nicht mehr zu meinem Problem zu machen – es zählt, wie ICH damit umgehe.

Meine Gefühle sind genauso richtig, wie auch ich es bin. Wenn ich mir ein „dickeres Fell" zulege, dann würde das für mich eine Flucht vor mir selbst bedeuten. Wenn ich pullern gehe, anstatt meinen Tränen freien Lauf zu lassen, dann ist das Verdrängung.

Mittlerweile mag ich meine Sensibilität mehr, als dass sie mich stört. Was wohl auch daran liegt, dass ich mich und mein Leben inzwischen ebenfalls ganz gerne mag. Genau wie (m)eine Krisenerfahrung durchaus eine Zusatzqualifikation in der Zusammenarbeit mit anderen erkrankten Menschen ist, ist auch (m)eine Sensibilität eine Eigenschaft, die ich brauche. Nicht nur in der Zusammenarbeit mit kranken Menschen. Sondern in der Arbeit mit Menschen im Allgemeinen. Im Leben und mit uns selbst.

Die Gefühle, egal wie stark und intensiv sie sind, gehören zu uns Menschen. Sie machen uns Menschen aus. Sie ermöglichen Menschlichkeit.

Und das kann doch nicht falsch sein!?

Mein Leben in der Zukunft

Was darf ich von meiner Therapie erwarten? Werde ich jemals gesund sein? Was bedeutet für mich psychische Gesundheit? Wie sähe mein Leben aus, wenn ich frei von der Depression, den Ängsten und Symptomen der Borderline-Persönlichkeitsstörung wäre?
Ein kleiner Ausflug in die Zukunft:
Ich stehe zu meinen Wünschen, achte und äußere sie. Ich habe Träume und setze alles daran, sie auszuleben, anstatt sie von anderen Menschen oder eigenen Selbstzweifeln kaputt machen zu lassen. Ich habe einen Plan, ein Ziel für mein Leben. Ich traue mir Herausforderungen zu, die ich auch angehe, ohne dass mir meine innere Stimme einredet, dass ich es nicht kann.
Ich habe ein angemessenes Selbstvertrauen, Selbstwertgefühl und Selbstbewusstsein.
Ich bin frei von zermürbenden Ängsten und Sorgen.
Mein Partner ist abends allein unterwegs und in meinem Kopf ist kein Chaos aus Sorgen, was alles passieren könnte. Ich kann den Abend mit mir in Ruhe verbringen, ohne nervenaufreibende Was-wäre-wenn-Gedanken.
Wenn ich meine Tiere ansehe, dann freut sich mein Herz, dass sie bei mir leben und es ihnen gut geht. Ich weiß, dass sie einmal sterben werden, doch ich verzweifle nicht schon jetzt daran. Ich lebe den Augenblick mit ihnen.
Ich kann die Wohnung entspannt verlassen, ohne nochmal alle Türen, Fenster und elektrischen Geräte zu überprüfen. Ich gehe ruhigen Gewissens aus dem Haus, ohne das beklemmende Gefühl, dass meinen Haustieren in meiner Abwesenheit etwas passieren könnte.
Wenn ich auf der Straße bin, gehe ich mit einem regelmäßigen Herzschlag meinen Weg, ohne nochmal in die Wohnung zurückzukehren, um erneut alles zu kontrollieren.

Ich bin auf der Straße mit all den Menschen, ich bin entspannt.
Die Blicke der Leute verunsichern mich nicht, weil ich weiß, dass sie mich nicht mustern oder schlecht beurteilen. Sie sehen mich nur an, so wie ich andere kurz ansehe, um ihnen nicht auf die Füße zu treten. Mir macht es nichts aus, in einem vollen Bus zu fahren. Ich genieße es nicht unbedingt, doch habe ich auch kein Herzrasen, keine Atemprobleme und mir wird nicht unverhofft schlecht und schwarz vor Augen. Wenn (fremde) Menschen mich berühren, dann zucke ich nicht erschrocken zusammen. Ich weiß, dass es auch mal zu unbeabsichtigten Berührungen in der Öffentlichkeit kommen kann. Das triggert mich nicht.
Im Umgang mit anderen Menschen bin ich selbstsicher und selbstbewusst. Klar und deutlich traue ich mich zu erzählen, was ich zu sagen habe. Ich habe keine Angst davor, dummes Zeug zu reden oder mich zu blamieren. Während des Gespräches beobachte ich mich nicht aus den Augen meines Gegenübers oder werte mich ab. Ich fühle mich gleichberechtigt und ebenbürtig statt minderwertig und klein. Dass mich mein Gegenüber ansieht, zeugt von Interesse und nicht von Abwertung, das weiß ich. Ich habe keine Angst und deute neutrale Verhaltensweisen nicht als Kritik oder Ablehnung.
Ich gehe soziale Kontakte ein, ohne Angst vor Kritik, Ablehnung oder Zurückweisung. Mit Kritik kann ich umgehen – ein Lob nehme ich gerne an, anstatt es zu hinterfragen und zu bezweifeln. Auch eine Beanstandung reißt mir nicht mehr den Boden unter den Füßen weg. Ich nehme es nicht persönlich, sondern sehe die Möglichkeit, etwas besser zu machen. Konfliktgespräche scheue ich nicht, weil ich weiß, dass das, was ich zu sagen habe, in Ordnung ist. Ich darf meine eigene Meinung haben und vertreten.
Im Umgang mit mir selbst bin ich geduldig. Ich muss nicht alles gleich sofort und perfekt können. Wenn mir ein Fehler unterläuft, bedeutet das weder das Ende der Welt noch, dass ich dumm oder unnütz bin. Ich weiß, dass auch ich es nochmal probieren kann und darf, so wie alle anderen auch.
Ich habe gelernt, „Nein" zu sagen, wenn ich etwas nicht möchte oder mir etwas nicht passt. Ich kann und darf dazu stehen, dass mir etwas

nicht guttut. Mein „Nein“ darf gesagt und gehört werden. Ich kann Grenzen setzen und versuche nicht, es allen in meinem Umfeld recht zu machen, nur um deren Erwartungen zu erfüllen. Die wichtigsten Erwartungen sind die, die ich an mich habe.
Ein schiefer Blick verunsichert mich nicht mehr so sehr, dass ich an mir und meinem Handeln zweifle. Ich erkenne Sarkasmus und Ironie. Unkonkrete, vage Aussagen wie „Kann ich dich mal was fragen?“ lösen in mir kein Herzrasen und keinen nicht enden wollenden Gedanken-Kreislauf aus. Ich frage mich deswegen nicht mehr, ob ich etwas Falsches gesagt oder getan habe oder ob es einen Grund gibt, auf mich wütend zu sein.
Mit meinen Freunden kann ich ganz entspannt etwas unternehmen und es auch genießen. Ich fühle mich nicht ständig angespannt, nervös und minderwertig. Ich weiß, dass meine Freunde in mir das sehen, was ich bin – nicht mehr und erst recht nicht weniger. Sie kennen meine Fehler, und ich weiß, diese Fehler sind in Ordnung. Ich bin in Ordnung. Ich weiß, dass meine Freunde vor allem meine positiven Charaktereigenschaften sehen und schätzen.
Ich traue mich, Freunde zu fragen, ob sie Zeit und Lust haben, mit mir etwas zu unternehmen. Wenn sie keine Zeit haben, dann nehme ich das nicht persönlich. Ich unterstelle ihnen nicht, dass eine Absage damit zusammenhängt, dass sie mich nicht sehen möchten. Ich unternehme viel mit meinem Freund, weil ich angstfrei bin und mich auch außerhalb unserer Wohnung wohl und sicher fühle.
In der Beziehung zu meinem Freund vertraue ich darauf, dass er mit mir zusammen ist, weil er mich liebt und nicht aus Mitleid.
Wenn mein Partner mal schlechte Laune hat, dann beziehe ich das nicht sofort auf mich. Ich weiß, dass seine schlechte Laune nicht grundsätzlich etwas mit meiner Person zu tun haben muss. Und wenn er mir sagt, dass es wegen der Arbeit, dem Wetter oder dem schalen Bier ist, dann glaube ich ihm.
Mit ihm kann ich auch weiterhin über meine Probleme und Herausforderungen reden – ich brauche ihn aber nicht alle zehn Minuten fragen, ob ich ihn damit nerve. Ich weiß, dass ich keine Last für meinen Partner

bin. Ich muss mich auch nicht andauernd bei ihm rückversichern, ob alles okay ist, nur, weil er mal nicht lachend durch die Wohnung hüpft. Auch mein Freund kennt meine Schattenseiten und Fehler, aber auch er wertet mich deswegen nicht ab. Auch ihm gegenüber fühle ich mich nicht minderwertiger, weil er einen geraden Lebenslauf hat, beruflich erfolgreich ist und keine Probleme mit sich und der Welt hat.
Ich bin für meine Freunde da und habe ein offenes Ohr für ihre Anliegen und Probleme. Ich habe jedoch gelernt, mich abzugrenzen und ihre Probleme nicht zu meinen zu machen. Ich schaffe es, auf meine Belastungsgrenze zu achten und vernachlässige mich nicht selbst.
Die Abgrenzung funktioniert auch gut gegenüber fremden Menschen – Nachrichten über Unfälle, Krieg und Entführungen lassen mich nicht kalt, doch sie verfolgen mich auch nicht die nächsten Wochen in meinen Träumen.
Inzwischen habe ich gelernt, dass psychisch gesund sein leider nicht bedeutet, dass kranke Beziehungen auch automatisch gesund sind.
Die Beziehungen zu manchen Menschen in meinem festen Umfeld sind nicht gesund. Doch ich bin in mir stark und gefestigt, sodass mich ihre Verhaltensweisen oder Aussagen emotional nicht mehr verletzen. Manche Menschen versuchen weiterhin mir das Gefühl zu vermitteln, dass ich nicht „richtig" bin, doch ich weiß für mich, dass das nicht stimmt.
Ihre Art, wie sie mein Handeln und Denken kritisieren und ablehnen, wie sie meine Gefühle nicht respektieren und wie sie mir zeigen, dass ich nicht ihren Erwartungen entspreche, lässt mich nicht kalt – aber ich habe gelernt, damit umzugehen. Die Liebe und Fürsorge, die ich mir so viele Jahre verzweifelt gewünscht habe, suche ich nicht mehr vergeblich bei den Menschen, zu denen ich keine gesunde Beziehung habe.
Ich kann mich um mich selbst kümmern, mir selbst Liebe und Fürsorge geben – ich habe mich von diesen Menschen abgegrenzt und bin emotional ein eigenständiger Mensch. Ich fühle mich nicht mehr verantwortlich für ihre Gefühle.
Ich kann an die Gräber von geliebten Menschen gehen. Ich spüre

meine Traurigkeit, aber sie umhüllt mich nicht mehr wie ein schwerer Mantel, der mich zu Boden drückt. Ich erinnere mich an die schöne Zeiten mit den Verstorbenen, spüre aber nicht mehr das Bedürfnis, ihnen sofort folgen zu wollen. Ich kann am Grab stehen und ihrer gedenken, ohne mich selbst in meiner Trauer zu verlieren.
Meine Gefühle erkenne ich, kann sie benennen und sogar herauslassen. Sie überfluten mich nicht mehr. Meine Wut steigt nicht von Null auf Hundert und klemmt in mir, sondern ich merke rechtzeitig, wenn mich etwas stört – ich spreche es dann aus. Meine Traurigkeit lähmt mich nicht mehr so stark, dass ich in ihr zu ertrinken drohe. Ich verdränge meine Gefühle nicht. Ich habe ein Gefühl – doch ich bin kein Gefühl.
Meine Gefühle sind in Ordnung. Und weil ich sie annehmen kann, verspüre ich in mir auch nicht mehr diese unsagbare Leere und den Druck, der mich zur Selbstverletzung drängt.
Ich fühle mich nicht mehr grundlos schuldig. Für das, was ich sage, denke und tue bin ich verantwortlich, aber ich muss mich dafür nicht entschuldigen, wenn ich es nicht auch für richtig halte. Ich gebe mir nicht die Schuld dafür, dass ich geboren wurde und meine Eltern durch mich Probleme hatten, nur weil ich kein geplantes Kind war.

Nach einem anstrengenden Tag fühle ich mich müde und erschöpft, ja, doch das hat auch immer einen Grund. Ich habe einen gesunden, ungestörten Schlaf und fühle mich am Morgen ausgeruht und entspannt. Nachts holen mich nicht die traumatischen Erlebnisse aus meiner Vergangenheit aus dem Schlaf.
Themen, die schwer und belastend für mich sind, führen mich nicht in dissoziative und derealisierende Zustände.
Ich lebe im Hier und Jetzt.
Die Vergangenheit hat keinen negativen Einfluss auf mein Jetzt.
Ich bin öfter glücklich als traurig, ich lache mehr, als dass ich weine. Ich freue mich auf den nächsten Tag, den ich leben darf und nicht auf den Tag, an dem ich sterben werde.
Ich achte und respektiere mich. Ich bin mir wichtig.

Mein Leben ist wertvoll. Ich bin wertvoll.
Ich liebe mich – so wie ich bin.
Ich bin nicht mehr in mir selbst gefangen – jetzt bin ich frei.
Ich existiere nicht – ich lebe!

Dank

Nach mehreren Lektoratsrunden zwischen der Verlegerin Anna Starks-Sture und mir, wird das Manuskript kommende Tage an die Korrektorin Christine Wraight geschickt. Doch vorher muss der Dankestext stehen, erst dann ist das Buch komplett. Mein Buch.
Vorfreude und Angst machen sich in mir breit. Natürlich freue ich mich darauf, demnächst meine Arbeit in den Händen zu halten und dieses Projekt „geschafft" zu haben. Zugleich verursacht es Herzrasen in mir. Es ist die altbekannte Angst, dass ich etwas für fertig erkläre und es nach bestem Wissen und Gewissen abgebe. Angst, die mir einredet, dass das alles noch nicht gut genug ist. Angst, die mich zynisch fragt, wie ich denn darauf komme, ein ganzes Buch zu schreiben und durch einen Verlag veröffentlichen zu lassen, sodass es andere Menschen kaufen werden. Angst, in dieser Form zu mir zu stehen.
Und genau deswegen drücke ich mich so vor dem Dankestext. Na gut, ein bisschen auch, weil ich befürchte, dass ich hier jemanden vergesse ...

„Nachdem ich mich mit deiner Seite intensiver beschäftigt habe und deine Texte wirklich ansprechend und hilfreich finde, habe ich mich gefragt, ob du schon einmal darüber nachgedacht hast, selbst ein Buch über dich und deine Erfahrungen zu schreiben?" – So endete eine Mail von meiner Verlegerin Anna Starks-Sture im März 2017 an mich. Das war der Grundstein für dieses Buch. Wir lernten uns kennen, tauschten uns über Ideen und mögliche Kapitel aus und schon bald hatte ich einen Autorenvertrag unterschrieben. Holla, die Waldfee, was für ein krasses Gefühl! Danke Anna, für deine Idee, deine Geduld, deine Zuversicht, deine Strukturiertheit und deinen Glauben an dieses Buch!
Nun, wie kam aber Anna eigentlich auf die Idee, mir eine Mail zu schreiben? Sie fand mich über meinen Blog nora-fieling.de, auf dem

ich seit Mai 2015 über meine Erfahrungen und den Umgang mit der Depression, der Angststörung und den Borderline-Anteilen schreibe. Dass diese Website in Suchmaschinen auftaucht und gefunden wird, verdanke ich den Lesern und Leserinnen meines Blogs und meinen Followern in den sozialen Medien. Ich bin dankbar für euer konstruktives Feedback und für die Likes – denn das zeigte mir, dass ich nicht allein mit meinen Gedanken und Gefühlen bin. Viele erkannten sich in meinen Texten wieder, schrieben mich an, sprachen mir Mut zu und Dank aus für das, was ich tue. Und dafür bin ich wiederum dankbar – es hat mich ge- und bestärkt, meinen Weg als Bloggerin, Autorin und Aktivistin in der Aufklärung über psychische Erkrankungen zu gehen. Es ist mehr als fraglich, ob es dieses Buch ohne meinen Blog und dessen Leser geben würde. Meinen Blog betrachte ich als einen wesentlichen Grundpfeiler meiner Genesung. Es tat mir gut, alles rauszuschreiben und mir dadurch selbst zuzuhören.
Im sogenannten „real life" waren es meine Therapeutin Frau S., die mir viele Stunden geduldig zuhörte und mit mir konstruktive Lösungen erarbeitete; meine Selbsthilfegruppen und so manche freundschaftliche und familiäre Wegbegleiter. Euch allen bin ich dankbar für's Zuhören, Mitfühlen, Unterstützen, Bestärken, auf die Schulter klopfen, an der Hand halten, Taschentuch reichen und auch für konstruktive Kritik.
Auch meiner Oma Margaretha danke ich. Wer weiß, ob ich ohne sie noch auf dieser Welt wäre. Ich vermisse dich unglaublich, glaube zugleich daran, dass wir uns in einer anderen Zeit einmal wiedersehen werden!
Meine engsten Wegbegleiter waren bzw. sind mein Partner Marcel und meine Frettchen. Vor allem Marcel hat wohl am meisten phasenweise unter der Entstehung des Buches „gelitten" – so oft habe ich ihn mit einem „Nee, keine Zeit, hab noch an meinem Buch zu tun" versetzt, um ihn dann mit dem geräuschvollen Tippen auf der Laptoptastatur zu „erfreuen". Seit Oktober 2009 begleitest du mich auf meinem Weg und hast in diesen zehn Jahren viele meiner Talabstürze miterlebt. Du hast mich in meinem Weg bestärkt, sprachst mir Mut zu und hast mich vor allem in schwierigen Zeiten so akzeptiert wie ich

bin. Ich danke dir, dass du so oft schützend vor mir, stärkend hinter mir oder Hand-in-Hand liebevoll neben mir stehst. In deiner Gegenwart durfte ich immer so sein wie ich bin – für mich der Inbegriff von Liebe! Okay, das wird dir vermutlich zu kitschig sein ... – Hhm tja... *Schulterzuck-Kuss!

Neben mir kamen ja noch andere Menschen in diesem Buch zu Wort: Herzlichen Dank an Herrn Gerhard Peters. Sie haben mich in vielen schwierigen Krisen begleitet und mich immer wieder ermutigt, mehr auf mein Bauchgefühl zu hören.

Außerdem standen Sie mir für das Kapitel über die medikamentöse Therapie Rede und Antwort und schrieben das unglaublich tolle Vorwort. Mehr noch: Sie haben mein Manuskript aus fachlicher Sicht Korrektur gelesen und mir in einem langen, interessanten Gespräch nochmals viele Fragen beantwortet. Und ich empfand dieses Gespräch so, wie ich es von unseren Arzt-Patienten-Gesprächen kenne: Auf Augenhöhe und nicht belehrend. Vielen Dank für Ihre sympathische, wertschätzende und empowernde Art!

Frau Dr. Hauth nahm sich für mich Zeit und beantwortete all meine Fragen zu den bio-chemischen Ursachen von Depressionen. Es war ein sehr angenehmes Gespräch und obwohl Sie eine vielbeschäftigte, renommierte Ärztin sind, haben Sie mir geduldig meine Nachfragen beantwortet – vielen Dank für Ihre Unterstützung!

In dem Kapitel über Tiere als therapeutische Unterstützung beantwortete mir die Heilpraktikerin für Psychotherapie Jessica Exner meine Fragen. Sie arbeitet tiertherapeutisch und während des Gespräches durfte ich nicht nur theoretisch einen Einblick in ihre Arbeit haben, sondern auch praktisch. Denn ihre Kolleginnen auf vier Pfoten, Melange und Doro, lagen mir zu Füßen bzw. auf dem Schoß, ließen sich streicheln und strahlten jede Menge Ruhe aus. Ihr Drei - es war ein großartiges, spannendes Gespräch und ich freue mich sehr, dass ich euch kennenlernen durfte. Vielen Dank für euer Mitwirken!

Ein großes Dankeschön geht an dich, die du das Buch gerade in den Händen hältst und sogar die Dankesworte liest! Allein die Vorstellung freut mich sehr und zaubert mir ein Lächeln ins Gesicht!

Meine letzten Dankesworte gelten dem Menschen, der mich niemals aufgab, obwohl er mich teilweise zerstört wissen wollte: Mir selbst. Ja, ich bin meinem früheren Ich inzwischen aufrichtig dankbar, dass es nie aufgegeben hat und ich wünsche jedem Menschen die Kraft und den Glauben, für sich einzustehen und seinen Weg weiterzugehen.

Anlaufstellen

Bundesweite Rufnummern in Deutschland:
Telefonseelsorge: 0800 - 111 0 111 / 0800 - 111 0 222
Opfernotruf: 116 006
Bundesweite Beratungseinrichtungen: 0800 - 111 0 333
Ärztlicher/psychiatrischer Bereitschaftsdienst: 116 117
Kinder- und Jugendtelefon: 0800 - 111 0 333

Rufnummern in der Schweiz:
Die dargebotene Hand: 143 (Telefonseelsorge)
Krisentelefon für Kinder und Jugendliche: 147

Rufnummern in Österreich:
Telefonseelsorge: 142
Rat auf Draht: 147
Psychosozialer Notdienst: 310 87 80 und 310 87 79
Männernotruf für Männer in Krisen: 0800 - 246 247

Hilfreiche Internetadressen:

https://www.jugendnotmail.de/
Anonyme, kostenfreie Beratung durch qualifizierte Experten für Jugendliche bis 19 Jahren

https://www.u25-deutschland.de/
Anonyme Mailberatung und Suizidprävention für Menschen unter 25 Jahren

https://www.neuhland.net/
Krisenhilfe mit Schwerpunkt Suizidprävention für Kinder, Jugendliche und junge Erwachsene

http://weil-graz.org/
Online-Beratung für in Österreich lebende suizidgefährdete junge Menschen bis 25 Jahren, deren Angehörige und Freunden

https://www.143.ch/
„Die Dargebotene Hand" ist ähnlich der deutschen Telefonseelsorge eine Anlaufstelle für Menschen in Krisen. Telefonisch, via Mail und/oder im Chat findet man ein offenes Ohr und Rat.

https://www.das-beratungsnetz.de/
Chat-, Mail- und Telefonberatung. Zudem Linksammlung zu div. Themen (Psyche, Trauer, Soziales etc.)

https://www.telefonseelsorge.de/
Chat-, Mail- und Telefonberatung

https://www.sorgen-tagebuch.de/
Teile deine Sorgen und Ängste mit dem Online-Tagebuch und erhalte von diesem eine Antwort.

https://www.agus-selbsthilfe.de/
Selbsthilfe für Hinterbliebene nach Suizid

https://www.suizidprophylaxe.de/
Kurzzeitberatung für Jugendliche ab 12 Jahren und Erwachsene

https://www.nakos.de/
Finde deutschlandweit eine Selbsthilfegruppe zu deinem Thema.

https://schon-mal-an-selbsthilfegruppen-gedacht.de/
Das Portal für junge Selbsthilfe

Quellenverzeichnis

„Brauchen wir ein Recht auf Krankheit? Historische und theoretische Überlegungen im Anschluss an Juli Zehs Roman Corpus Delicti", Caroline Welsh, In: „Das Menschenrecht auf Gesundheit", S. 215-238, Hrsg. v. Andreas Frewer und Heiner Bielefeldt (2016), transcript Verlag, eISBN: 9783839434710 https://www.degruyter.com/downloadpdf/books/9783839434710/9783839434710-008/9783839434710-008.pdf

„Krisenintervention und Suizidverhütung", Gernock Sonneck, UTB Stuttgart (2000), ISBN-13: 978-3825221232

„Psychologie für jedermann", Pierre Daco, MVG Moderne Verlagsgesellschaft (2002), ISBN-13: 978-3478083157

„Schattendasein – Das unverstandene Leiden Depression", Müller-Rörich, Hass, Margue, van den Broek, Wagner, Springer-Verlag (2007), ISBN-13: 978-3540716235,

„So wirkt Psychotherapie: Empirische Ergebnisse und praktische Folgerungen", Barry L. Duncan, Scott D. Miller, modernes lernen (2001), ISBN-13: 978-3808004661

„Suizidalität bei Kindern und Jugendlichen", Birte Hagenhoff, Informationen des Zentrums für Schulpsychologie, Herausgegeben von der Landeshauptstadt Düsseldorf, Der Oberbürgermeister, © Zentrum für Schulpsychologie, 3. Auflage

„Therapie der Depression mit Suizidalität bei Kindern und Jugendlichen", in Clinicum Neuropsy – Das Medium für Psychiatrie und Neurologie, S. 15, Hrsg. Kasper S, Kalousek M, Kapfhammer (2011)
https://oegpb.at/wp-content/uploads/2014/07/Kons_Suizid_2011_low.pdf
https://www.aerzteblatt.de/nachrichten/98547/Krankenkassen-lehnen-verstaerkt-Kostenerstattung-von-Psychotherapien-in-Privatpraxen-ab

https://www.betanet.de/berufliche-reha-rahmenbedingungen.html

http://bittelebe.at/

https://www.bv-bfw.de/alltags-sprache/wir-fuer-menschen/leistungen.html

https://www.dft-online.de/die-dft/was-ist-tfp.html

https://www.dgsf.org/aktuell/news/systemische-therapie-ist-richtlinienverfahren

https://www.dgsf.org/service/was-heisst-systemisch/historisches.html

https://dr.behnsen.com/psychoanalyse-analytische-psychotherapie/

https://elearning.wegweiser-demenz.de/index.php?id=75

https://ex-in-deutschland.info/

http://www.focus.de/wissen/natur/hunde/forschung/tid-26526/tiergestuetzte-therapie-bei-depressionen-gesund-mit-hund_aid_781646.html

https://www.frnd.de/zahlen-fakten/

https://www.gesetze-im-internet.de/psychthg/BJNR131110998.html

http://www.gkv-spitzenverband.de/media/dokumente/krankenversicherung_1/krankenhaeuser/psychiatrie/psychiatrische_institutsambulanzen/KH_Psych_20100430_PIA-Vereinbarung.pdf

https://www.g-ba.de/

https://www.kbv.de/html/1150_39708.php

https://www.kvb.de/service/patienten/terminservicestelle/terminservicestelle-psychotherapie/

https://www.lecturio.de/medizin/suizidalitaet-stadien.vortrag?fv=1
„Die Stadien der Suizidalität", Christine Krokauer

https://www.mediation-wenz.de/blog/2015/10/28/jammerfreie-zone-bin-dabei-aber/

https://medizin-wissen-online.de/index.php/psychiatrie-menue/61-suizidalitaet/294-stadieneinteilung-der-suizidalen-bzw-der-parasuizidalen-entwicklung

https://www.nakos.de/informationen/basiswissen/kontaktstellen/

https://www.psychiatrie.de/arbeit/ex-in.html

https://www.psychiatrie.de/behandlung/tiergestuetzte-therapie/

https://lexikon.stangl.eu/455/suizid/

https://www.psychosomatik-online.de/akutbehandlung-oder-doch-eher-rehabilitation/

https://www.stadtrand-berlin.de/junge-selbsthilfe/mehr-als-stuhlkreis-imagekampagne.html

https://www.suizidpraevention-deutschland.de/informationen-ueber-suizid.html

https://systemische-gesellschaft.de/systemischer-ansatz/

https://www.systemis.ch/fileadmin/img/content/PDFs/Entstehungsgeschichte_systemischen_Therapie_und_Beratung_d.pdf

https://www.therapie.de/psyche/info/index/therapie/systemische-therapie/

https://de.wikipedia.org/wiki/Aaron_T._Beck

https://de.wikipedia.org/wiki/Ex-In

https://de.wikipedia.org/wiki/Virginia_Satir

https://www.zeit.de/gesellschaft/zeitgeschehen/2010-11/enke-selbstmord-werther

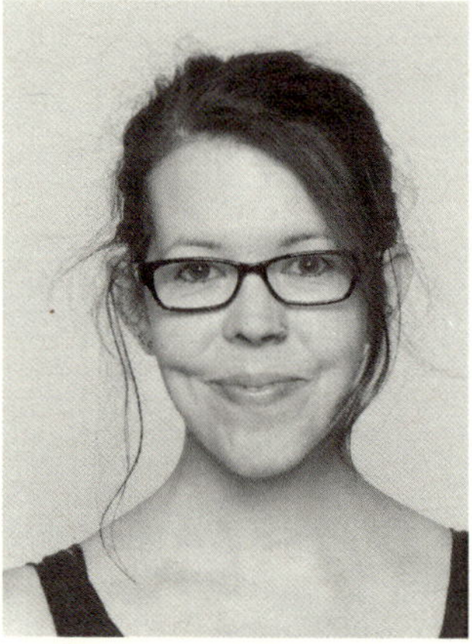
© Foto: Andrea Katheder, Berlin

Nora Fieling wurde 1985 in Berlin geboren. Sie wuchs in einer Kleinstadt in Sachsen-Anhalt auf. Bereits als Kind entwickelte sie depressive Züge, welche sich in Ängstlichkeit, starker Traurigkeit und Gedanken über den Sinn des Lebens und den Tod äußerten. Sie fühlte sich anders, aus Scham sprach sie mit niemandem darüber.

Erst als sie 18 Jahre alt war, wurde die Hausärztin auf das selbstverletzende Verhalten von Nora aufmerksam. Bald darauf folgten die ersten Diagnosen: Depression und emotional instabile Persönlichkeitsstörung Typ Borderline.

2008 ließ sie sich in Berlin nieder, um ein Studium aufzunehmen, das sie aufgrund starker depressiver Episoden und Panikattacken abbrechen musste. Anschließend machte sie erste Erfahrungen in einer Psychiatrie und einer Tagesklinik. Eine weitere Diagnose wurde gestellt: die generalisierte Angststörung mit Panikattacken.

2015 begann sie unter dem Pseudonym Nora Fieling auf ihrem Blog offen über ihre Gedanken und Gefühle zu schreiben. So fand sie einen Weg zu sich selbst. Schreiben wurde zu einer Form der Therapie für sie. Mit ihrem Blog konnte sie nicht nur sich selbst, sondern auch anderen Menschen helfen. Der Wunsch entstand, anderen Betroffenen professionelle Unterstützung zu bieten.
Allen negativen Erwartungen zum Trotz schaffte es die Autorin, sich in der Berufswelt zu positionieren und einen sicheren Arbeitsplatz im sozialen Bereich zu finden.

Zunächst engagierte sie sich ehrenamtlich im psychosozialen Bereich. 2019 absolvierte sie die Ex-In-Fortbildung und machte Weiterbildungen zum Mental Coach und zur Resilienztrainerin.
Heute arbeitet Nora haupt- und ehrenamtlich in verschiedenen psychosozialen Projekten.
Bei der KIS Kontakt- und Informationsstelle für Selbsthilfe Berlin-Pankow war sie als Peer-Beraterin angestellt. Hier nutzte sie ihre eigene Krisen- und Selbsthilfegruppenerfahrung als Ressource in Beratungsgesprächen mit anderen psychisch Erkrankten und deren Angehörigen.

Nora Fieling hält Vorträge und informiert angehende Multiplikatoren im sozialen Bereich über Möglichkeiten und Grenzen von Selbsthilfegruppen.
Auf ihren Social-Media-Kanälen leistet die Autorin einfühlsam und kompetent Informations- und Aufklärungsarbeit.

In dem Buch „Depression – und jetzt?" gibt sie ihre Erfahrungen und Hilfestellungen an ein breites Publikum weiter.

Weitere Informationen zur Autorin finden sich unter:
https://nora-fieling.de/

Weitere Erfahrungsberichte aus dem Starks-Sture Verlag:

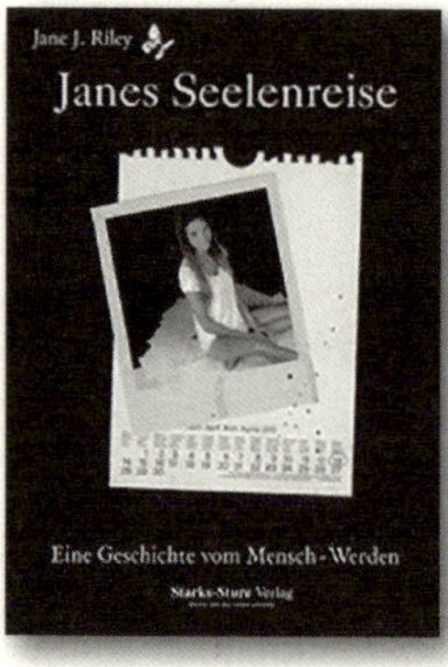

„Janes Seelenreise"

Eine Geschichte vom Mensch-Werden
Jane J. Riley
160 Seiten, broschiert
ISBN 978-3-939586-21-0

Jane J. Riley, 1990 geboren, entwickelt aufgrund traumatischer Erlebnisse schon früh eine besondere Faszination für die Tiefen und Abgründe der menschlichen Psyche. Als junges Mädchen erhält sie den Stempel „Borderline-Persönlichkeitsstörung".

Nach einigen erfolglosen Therapien und einer zweijährigen, selbst auferlegten Isolationszeit kommt sie zu dem Schluss, dass es Zeit ist sich selbst zu helfen. Zu Weihnachten 2010 bekommt Jane einen Kalender geschenkt und beginnt ihre Gedanken aufzuschreiben. Die Autorin dokumentiert ihren von selbstverletzendem Verhalten geprägten Alltag, die Infragestellung von allem und jedem sowie die ständige Suche nach dem Sinn des menschlichen Daseins. Der Leser erfährt von einem gescheiterten Suizidversuch, der für Jane in der psychiatrischen Klinik endet, eingesperrt mit verwirrten Patienten und paranoiden Junkies. In ihren Kalendereinträgen schildert sie eindrücklich, wie es ihr gelingt, durch manipulatives Verhalten vorzeitig entlassen zu werden, um doch noch ihren lang gehegten Plan zu verwirklichen: zu sterben.
Jane durchlebt einen Todeskampf, der sie letztendlich auf faszinierende Weise rettet. Sie erkennt endlich, wie stark sie ist und wie unbeugsam ein Wille sein kann. Auf ihrer Reise zum Mensch-Werden schreibt Jane ihre eigene Geschichte neu und erkennt: „Im Grunde sind wir alle gleich, wir sind alle gut und richtig, wir sind Mensch."

Verpackt in einem bissigen, satirischen und bittersüßen Paket, voll mit schwarzem Humor, eindringlicher Poesie und einer Weltanschauung, die die Grenzen zwischen Gut und Böse, Himmel und Hölle, Schwarz und Weiß sprengt, dokumentiert Jane die Heilung ihrer Seele durch Selbstreflexion und innere Kraft.

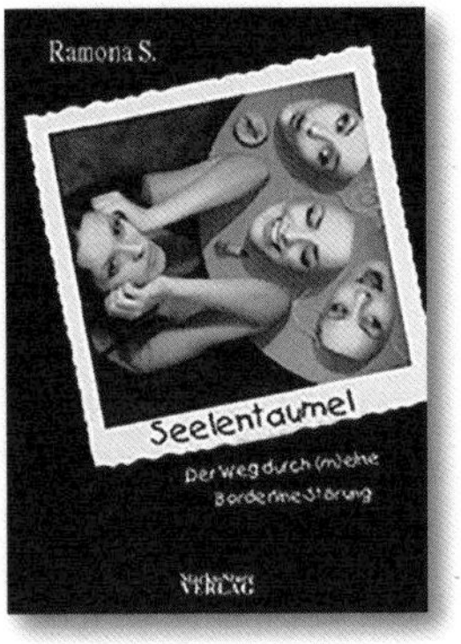

„Seelentaumel"
Der Weg durch (m)eine
Borderline-Störung
Ramona S.
136 Seiten, broschiert
ISBN 978-3-939586-16-6

Wenn die Angst nicht mehr zu bewältigen erscheint, wenn die Wunden zu tief und die verbliebenen Narben das Umfeld zu sehr erschrecken, wenn sich Liebe in Selbsthass verwandelt und sich die Welt von einem zu trennen droht, obwohl man selbst die Welt verlassen möchte, dann sprechen die Therapeuten schnell und gerne vom Borderline Syndrom, welches den Menschen nicht mehr als Mensch akzeptiert, sondern nur noch als identifizierte Störung. Heilung erscheint undenkbar, Behandlungen werden allzu gerne abgelehnt.

Dieses ist meine Geschichte, denn ich gehör(t)e zu diesen abgestempelten, hoffnungslosen und manipulierenden Identitäten, dessen lebenslanger, destruktiver Weg vorausbestimmt erschien. Hätte ich auf all jene weit verbreiteten Echos gehört, wäre ich nie in der Lage gewesen, dieses Buch zu schreiben. Denn es gab eine Stimme in mir, die stärker war und die mir sagte: „Du wirst einst in Deinem Leben nicht als auferlegte Borderlinerin sterben, sondern als Mensch!

SMOOTHIE-FASTEN: DREI MONATE ZUR

SELBST-DISZIPLIN UND NACHHALTIGEN GEWICHTSABNAHME

Ein umfassender Guide mit Rezepten, Tipps und Strategien gegen den Jo-Jo-Effekt

Inhaltsverzeichnis

Einleitung

Die Bedeutung von Selbst-Disziplin

Selbst-Disziplin ist eine der grundlegendsten und dennoch mächtigsten Fähigkeiten, die ein Mensch entwickeln kann. Sie ist der Schlüssel zur Realisierung persönlicher Ziele, zur Überwindung von Hindernissen und zur Gestaltung eines erfüllten Lebens. In der heutigen Welt, in der Ablenkungen allgegenwärtig sind und die sofortige Befriedigung oft nur einen Klick entfernt ist, wird die Fähigkeit, sich selbst zu disziplinieren, umso entscheidender.

Selbst-Disziplin bedeutet, Prioritäten zu setzen, langfristige Zufriedenheit über kurzfristige Freuden zu stellen und konsequent an seinen Zielen zu arbeiten, auch wenn die Motivation nachlässt. Es geht darum, Verantwortung für das eigene Handeln zu übernehmen und sich selbst treu zu bleiben, selbst wenn externe Umstände zum Aufgeben verleiten.

Überblick über das Drei-Monats-Fasten mit Smoothies

Kapitel 2: Grundlagen des Fastens mit Smoothies

Die Wissenschaft hinter dem Fasten**

Fasten, die bewusste Entscheidung, für einen bestimmten Zeitraum auf Nahrung zu verzichten, ist eine Praxis, die seit Jahrhunderten in verschiedenen Kulturen und medizinischen Traditionen Anwendung findet. Moderne wissenschaftliche Untersuchungen bestätigen, dass richtig durchgeführtes Fasten zahlreiche gesundheitliche Vorteile bieten kann, darunter Gewichtsverlust, verbesserte Stoffwechselfunktionen, erhöhte Zellreparatur und eine gesteigerte Lebenserwartung.

Autophagie: ** Während des Fastens aktiviert der Körper Prozesse wie die Autophagie, bei der Zellen beginnen, Abfallprodukte zu verdauen und zu recyceln, was zur Erneuerung auf zellulärer Ebene beiträgt.

Hormonelle Anpassungen: ** Fasten führt zu einer Anpassung verschiedener Hormone, die den Stoffwechsel regulieren, einschließlich Insulin, das effizienter wird, was die Blutzuckerregulation verbessert.

Entzündungsreduktion: ** Regelmäßiges Fasten kann Entzündungsmarker im Körper senken, was zu einer Verringerung chronischer Entzündungen beiträgt.

Warum Smoothies? **

Smoothies bieten eine einzigartige Methode, den Körper während des Fastens zu nähren, ohne den Verdauungstrakt zu überlasten. Sie ermöglichen es, eine hohe Dichte an Nährstoffen in einer leicht verdaulichen Form zu konsumieren, die den Körper unterstützt, während er in den Fastenmodus übergeht.

Nährstoffreich: ** Smoothies erlauben die Kombination verschiedener Obst- und Gemüsesorten, Nüsse, Samen und Superfoods, um den Körper mit essenziellen Vitaminen, Mineralien und Antioxidantien zu versorgen.

Leichte Verdauung: ** Die flüssige Form von Smoothies erleichtert die Nährstoffaufnahme und reduziert die Belastung des Verdauungssystems, was besonders während des Fastens vorteilhaft ist.

Anpassbar: ** Smoothies können individuell angepasst werden, um persönliche Geschmacksvorlieben und ernährungsphysiologische Bedürfnisse zu erfüllen, was eine nachhaltige Fastenpraxis unterstützt.

Rezepte für Starter-Smoothies**

Grüner Detox-Smoothie: **

- 1 Handvoll Spinat

- 1 grüner Apfel

- 1/2 Gurke

- 1 Stück Ingwer

- 1 Tasse Wasser oder Kokoswasser

- Ein paar Blätter frische Minze

Beeren-Antioxidantien-Smoothie: **

- 1 Tasse gemischte Beeren (Erdbeeren, Blaubeeren, Himbeeren)

- 1 Banane

- 1 Tasse Mandelmilch

- 1 Esslöffel Chiasamen

Proteinreicher Nuss-Smoothie: **

- 1 Banane
- 2 Esslöffel Erdnuss- oder Mandelbutter
- 1 Tasse Hafermilch
- 1 Esslöffel Leinsamen
- 1 Prise Zimt

Für jeden Smoothie, die Zutaten einfach in den Mixer geben und solange mixen, bis eine glatte Konsistenz erreicht ist. Diese Starter-Smoothies bieten eine ausgezeichnete Grundlage, um Ihren Körper während des Fastens zu nähren und zu stärken.

Kapitel 3: Der Drei-Monats-Fastenplan**

Wochenplanung mit Rezepten und Aktivitäten**

Eine sorgfältige Planung ist entscheidend, um den Erfolg Ihres Drei-Monats-Fastens zu sichern. Eine Wochenplanung, die Rezepte und Aktivitäten umfasst, hilft Ihnen, organisiert zu bleiben und sicherzustellen, dass Sie sowohl ernährungsphysiologisch als auch mental auf Kurs bleiben.

Rezeptplanung: ** Planen Sie Ihre Smoothies im Voraus, indem Sie jede Woche verschiedene Rezepte vorbereiten. Dies verhindert Monotonie und gewährleistet, dass Sie eine breite Palette an Nährstoffen erhalten.

Einkaufsplanung: Erstellen Sie basierend auf Ihren Rezepten eine wöchentliche Einkaufsliste. Indem Sie alle benötigten Zutaten im Voraus kaufen, vermeiden Sie spontane Besuche im Supermarkt, die zu ungesunden Entscheidungen führen können.

Aktivitäten: ** Integrieren Sie leichte bis moderate Aktivitäten in Ihre Wochenroutine, Spaziergänge oder sanftes Radfahren können helfen, Ihre Energie zu erhöhen und den Geist zu klären.

Tägliche Routinen und Checklisten**

Die Einrichtung täglicher Routinen und das Führen von Checklisten sind hervorragende Strategien, um konsequent zu bleiben und den Überblick über Ihre Fortschritte zu behalten.

****Morgendliche Routine:** ** Beginnen Sie jeden Tag mit einem Ritual, das Sie zentriert und auf Ihre Ziele ausrichtet, wie Meditation, das Führen eines Dankbarkeitstagebuchs oder sanfte Dehnübungen.

- ****Smoothie-Zubereitung**: ** Legen Sie eine feste Zeit für die Zubereitung Ihrer Smoothies fest. Die Konsistenz hilft, gesunde Gewohnheiten zu etablieren.

Hydratation: ** Setzen Sie sich das Ziel, täglich ausreichend Wasser zu trinken. Halten Sie eine Flasche Wasser griffbereit, um dies zu erleichtern.

Checkliste: ** Führen Sie eine tägliche Checkliste, um Ihre Smoothie-Aufnahme, Wasserverbrauch, Aktivitäten und Stimmungen zu verfolgen.

Tipps zur Überwachung des Fortschritts**

Die Überwachung Ihres Fortschritts ist entscheidend, um motiviert zu bleiben und eventuelle Anpassungen an Ihrem Plan vorzunehmen.

Tagebuch führen: ** Ein Tagebuch zu führen, in dem Sie Ihre Erfahrungen, Herausforderungen und Erfolge notieren, kann Einsichten in Ihre Reise bieten und Ihnen helfen, Muster oder Veränderungen in Ihrem Wohlbefinden zu erkennen.

Wöchentliche Reflexion: ** Nehmen Sie sich Zeit, um jede Woche zu reflektieren. Was hat gut funktioniert? Was könnte verbessert werden? Diese Reflexion kann Ihnen helfen, Ihre Strategie anzupassen und sich weiterhin zu verbessern.

Fortschrittsfotos: ** Fotos können eine kraftvolle Möglichkeit sein, sichtbare Veränderungen zu dokumentieren, die Sie möglicherweise im Spiegel oder auf der Waage nicht bemerken.

Gesundheitsindikatoren: ** neben der Gewichtsüberwachung können Sie auch andere Gesundheitsindikatoren wie Energielevel, Schlafqualität und Stimmung überwachen, um ein ganzheitliches Bild Ihres Fortschritts zu erhalten.

Indem Sie diesen Drei-Monats-Fastenplan mit Engagement und Achtsamkeit verfolgen, können Sie nicht nur Ihre Ernährung transformieren, sondern auch tiefer gehende Veränderungen in Ihrem Lebensstil und Wohlbefinden bewirken.

Kapitel 4: Überwindung von Herausforderungen**

Häufige Hindernisse und deren Überwindung**

Beim Fasten mit Smoothies können verschiedene Herausforderungen auftreten. Es ist wichtig, diese zu erkennen und Strategien zu entwickeln, um sie zu überwinden.

Soziale Situationen: ** Einladungen zu Essen oder gesellschaftliche Veranstaltungen können Druck erzeugen, von Ihrem Fastenplan abzuweichen. Vorbereitung ist der Schlüssel. Informieren Sie Freunde und Familie über Ihr Fastenvorhaben und planen Sie im Voraus, indem Sie beispielsweise Ihren eigenen Smoothie mitbringen.

Mangelnde Abwechslung: ** Die Eintönigkeit der Smoothies kann demotivierend wirken. Experimentieren Sie mit verschiedenen Zutaten und Rezepten, um Vielfalt zu schaffen und das Interesse aufrechtzuerhalten.

Physische Nebenwirkungen: ** Kopfschmerzen, Müdigkeit oder Verdauungsprobleme können insbesondere in der Anfangsphase auftreten. Diese sind oft Zeichen einer Entgiftung. Es ist wesentlich, den Körper gut zu hydratisieren und bei Bedarf einen Arzt zu konsultieren.

Umgang mit Hunger und Gelüsten**

Hunger und Gelüste können insbesondere zu Beginn des Fastens intensiv sein, aber es gibt wirksame Methoden, um damit umzugehen.

- ****Ursachen erkennen**: ** Unterscheiden Sie zwischen echtem Hunger und emotional bedingtem Essen. Wenn Sie Gelüste verspüren, fragen Sie sich, ob Sie wirklich hungrig sind oder ob Sie aus Langeweile, Stress oder Gewohnheit essen möchten.

Ablenkung: ** Finden Sie Aktivitäten, die Sie ablenken und erfüllen, wie ein Hobby, Spaziergänge etc., um den Fokus von Hunger und Gelüsten wegzulenken.

Gesunde Alternativen: ** Haben Sie gesunde Snacks zur Hand, falls der Hunger überwältigend wird. Gemüsesticks, Nüsse oder ein zusätzlicher Smoothie können helfen, ohne Ihr Fastenziel zu kompromittieren.

Motivation und Selbstgespräche

Die Aufrechterhaltung der Motivation ist entscheidend für den Erfolg des Fastens. Positives Selbstgespräch kann eine kraftvolle Methode sein, um die innere Stärke zu fördern.

Positive Affirmationen: ** Nutzen Sie positive Affirmationen, um Ihre Entschlossenheit zu stärken. Wiederholen Sie Sätze wie "Ich bin stark genug, um diese Herausforderung zu meistern" oder "Jeder Tag bringt mich meinem Ziel näher."

Erfolge feiern: ** Anerkennen Sie Ihre Fortschritte, egal wie klein sie sind. Jeder Tag, den Sie dem Fastenplan folgen, ist ein Erfolg.

Zurückblicken: ** Wenn Sie demotiviert sind, erinnern Sie sich an die Gründe, warum Sie mit dem Fasten begonnen haben. Reflektieren Sie über die positiven Veränderungen, die Sie bereits erlebt haben.

Indem Sie diese Strategien nutzen, können Sie die gängigen Herausforderungen des Fastens meistern und sich auf Ihrem Weg zu einem gesünderen und erfüllteren Lebensstil stärken und motivieren.

Kapitel 5: Tipps gegen den Jo-Jo-Effekt

**Was ist der Jo-Jo-Effekt? **

Der Jo-Jo-Effekt, auch bekannt als Gewichtszyklus, beschreibt ein Phänomen, bei dem eine Person nach einer Diät oder einem Fastenprogramm wieder an Gewicht zunimmt, oft sogar mehr, als sie ursprünglich verloren hatte. Dieser Effekt kann frustrierend sein und sich negativ auf die Gesundheit und das Selbstwertgefühl auswirken. Er tritt häufig auf, wenn die Diät oder das Fastenprogramm zu extrem ist oder keine nachhaltigen Änderungen im Lebensstil vorgenommen werden.

Strategien zur Vermeidung des Jo-Jo-Effekts**

Um den Jo-Jo-Effekt zu vermeiden, ist es wichtig, das Fasten mit Smoothies nicht als kurzfristige Lösung zu betrachten, sondern als den Beginn einer langfristigen Veränderung in Ihrem Ernährungs- und Lebensstil.

1. ****Realistische Ziele setzen**: ** Vermeiden Sie extreme Diäten und setzen Sie sich realistische, erreichbare Ziele. Ein langsamer, stetiger Gewichtsverlust ist nachhaltiger und gesünder als ein schneller, drastischer Verlust.

2. ****Ganzheitlicher Ansatz**: ** Betrachten Sie das Fasten als eine Möglichkeit, Ihre Beziehung zu Nahrung zu überdenken und zu verbessern. Es sollte nicht nur um

Gewichtsverlust gehen, sondern auch um das Erlernen gesunder Essgewohnheiten und das Schaffen eines ausgeglichenen Lebensstils.

3. **Ausgewogene Ernährung nach dem Fasten: ** Nach Abschluss des Fastenprogramms ist es entscheidend, zu einer ausgewogenen Ernährung zurückzukehren, die alle Nährstoffgruppen umfasst. Vermeiden Sie den sofortigen Rückgriff auf verarbeitete Lebensmittel oder übermäßiges Essen.

4. **Portionskontrolle: ** Lernen Sie, auf die Signale Ihres Körpers zu hören und essen Sie nur, bis Sie satt sind. Portionskontrolle ist ein Schlüssel zur Vermeidung von Überessen und damit zum Vermeiden des Jo-Jo-Effekts.

5. **Regelmäßige Bewegung: ** Integrieren Sie regelmäßige körperliche Aktivität in Ihren Alltag, um Ihren Stoffwechsel zu fördern und Muskelmasse zu erhalten oder aufzubauen, was zur Stabilisierung des Gewichts beiträgt.

6. **Langsame Wiedereinführung fester Nahrung: ** Nach dem Fasten sollten feste Lebensmittel langsam und methodisch wieder eingeführt werden, um den Körper anzupassen und Verdauungsprobleme zu vermeiden.

Langfristige Ernährungs- und Lebensstiländerungen

Die Vermeidung des Jo-Jo-Effekts erfordert eine dauerhafte Veränderung in der Art und Weise, wie Sie essen und leben.

1. ****Bewusstes Essen:**** seien Sie präsent beim Essen; vermeiden Sie Ablenkungen wie Fernsehen oder die Nutzung von Handys. Dies hilft, Überessen zu vermeiden und die Nahrungsaufnahme zu regulieren.

2. ****Ernährungsbildung**:** Bilden Sie sich weiter über gesunde Ernährung und lernen Sie, wie Sie ausgewogene Mahlzeiten zusammenstellen, die alle notwendigen Makro- und Mikronährstoffe enthalten.

3. ****Nachhaltige Gewohnheiten**:** Entwickeln Sie Gewohnheiten, die Sie langfristig beibehalten können. Extreme Veränderungen, die kurzfristig nicht aufrechtzuerhalten sind, führen eher zum Jo-Jo-Effekt.

4. ****Emotionales Essen erkennen**:** Identifizieren Sie Trigger, die zum emotionalen Essen führen, und entwickeln Sie gesunde Strategien, um mit Stress oder Emotionen umzugehen, die nicht auf Nahrung basieren.

5. ****Unterstützungsnetzwerk**:** Umgeben Sie sich mit einer unterstützenden Gemeinschaft, die Ihre Ziele teilt. Freunde, Familie oder Online-Gruppen können Motivation und Verantwortlichkeit bieten.

6. **Regelmäßige Selbstreflexion: ** Nehmen Sie sich Zeit, um Ihre Fortschritte zu bewerten, Ziele neu zu justieren und sich selbst für Ihre Erfolge zu feiern.

Indem Sie diese Tipps befolgen, können Sie den Jo-Jo-Effekt vermeiden und zu einem gesünderen, zufriedeneren Lebensstil finden, der über die Dauer Ihres Fastenprogramms hinausgeht.

Kapitel 6: Rezepte für die Fastenzeit**

Detox-Smoothies**

Detox-Smoothies sind darauf ausgelegt, den Körper zu entgiften und zu reinigen, indem sie eine Fülle von Antioxidantien, Vitaminen und Mineralien liefern, die die natürlichen Entgiftungsprozesse des Körpers unterstützen.

Leberreinigender Beeren-Smoothie**

- 1 Tasse Blaubeeren
- 1/2 Tasse Rote Beete, gekocht und geschält
- 1 Handvoll Spinat
- 1 Esslöffel Leinsamen
- 1 Tasse Kokoswasser
- Mixen Sie alle Zutaten, bis der Smoothie glatt ist. Dieser Smoothie unterstützt die Leberfunktion und fördert die Entgiftung.

Grüner Detox-Smoothie**

- 1 Tasse Grünkohl

- 1 grüner Apfel, entkernt

- 1/2 Gurke

- 1 Stück frischer Ingwer

- Saft von 1/2 Zitrone

- 1 Tasse gefiltertes Wasser

- Alle Zutaten in einen Mixer geben und mixen, bis sie glatt sind. Dieser Smoothie hilft, Giftstoffe auszuschwemmen und das Immunsystem zu stärken.

Energie-Boosting-Smoothies**

Diese Smoothies sind perfekt, um Ihnen einen Energieschub zu geben, besonders wenn Sie sich während des Fastens müde oder träge fühlen.

Banane-Nuss-Energie-Smoothie**

- 1 reife Banane

- 2 Esslöffel roher ungesalzener Mandelbutter

- 1 Tasse Mandelmilch

- 1 Teelöffel roher Honig oder Ahornsirup

- Eine Prise Zimt

- Alles zusammen mixen, bis es cremig ist. Dieser Smoothie liefert nachhaltige Energie und fördert die Sättigung.

Tropischer Energie-Smoothie**

- 1 Tasse frische Ananasstücke
- 1 Banane
- 1/2 Tasse Kokosmilch
- 1 Teelöffel Chiasamen
- 1 Tasse Spinat

- Mixen Sie alle Zutaten, bis sie glatt sind. Dieser Smoothie bietet einen schnellen Energieboost und essentielle Fettsäuren.

Grüne Smoothies für jeden Tag**

Grüne Smoothies sind eine fantastische Möglichkeit, Ihre tägliche Portion Gemüse zu erhöhen, und sie sind voller Nährstoffe, die den Körper nähren und vitalisieren.

Einfacher Grüner Smoothie**

- 1 Tasse Babyspinat

- 1 grüner Apfel, entkernt und in Stücke geschnitten

- 1/2 Banane

- 1 Tasse Wasser oder Kokoswasser

- Mixen Sie alles, bis der Smoothie glatt ist. Dieser einfache grüne Smoothie ist perfekt für Einsteiger.

Avocado-Kale-Smoothie**

- 1/2 reife Avocado

- 1 Tasse Grünkohl, Stiele entfernt

- 1/2 grüne Birne, entkernt und in Stücke geschnitten

- Saft von 1/2 Zitrone

- 1 Tasse Wasser

- Zutaten mischen, bis eine cremige Konsistenz erreicht ist. Dieser Smoothie ist reich an gesunden Fetten und hilft, das Sättigungsgefühl zu erhöhen.

Diese Rezepte sind so konzipiert, dass sie den Körper während der Fastenzeit unterstützen, indem sie ihn mit lebenswichtigen Nährstoffen versorgen, die Entgiftung fördern und Energie liefern. Sie können diese Rezepte als Grundlage nehmen und nach Belieben anpassen, um Abwechslung in Ihre Fastenroutine zu bringen.

Detox-Smoothies: **

1. **Rote Bete und Beeren Detox-Smoothie**

- 1/2 rote Bete, geschält und gewürfelt

- 1/2 Tasse Himbeeren

- 1/2 Tasse Erdbeeren

- 1 kleine Karotte, geschält und gewürfelt

- 1 Tasse Wasser oder Kokoswasser

- Mixen, bis glatt.

Zitrus-Detox-Smoothie**

- 1 Orange, geschält

- 1/2 Grapefruit, geschält

- 1/2 Zitrone, Saft

- 1 Tasse Spinat

- 1/2 Tasse gefiltertes Wasser

- Mixen, bis glatt.

Apfel-Gurken-Detox-Smoothie**

- 1 grüner Apfel, entkernt und gewürfelt
- 1/2 Gurke, geschält und gewürfelt
- 1 Stange Sellerie, gewürfelt
- 1 Tasse Grünkohl
- 1 Tasse Wasser oder grüner Tee (gekühlt)
- Mixen, bis glatt.

Energie-Boosting-Smoothies: **

1. **Banane-Peanut-Butter-Energiesmoothie**

- 1 reife Banane
- 2 EL Erdnussbutter
- 1 Tasse ungesüßte Mandelmilch
- 1 TL Chiasamen
- Mixen, bis glatt.

Mango-Spinat-Energiesmoothie**

- 1 Tasse Mango, gewürfelt
- 1 Tasse Spinat
- 1/2 Banane
- 1 Tasse Kokoswasser
- Mixen, bis glatt.

Beeren-Hafer-Energiesmoothie**

- 1 Tasse gemischte Beeren (gefroren oder frisch)
- 1/4 Tasse rohe Haferflocken
- 1 Tasse Mandelmilch
- 1 EL Honig oder Ahornsirup
- Mixen, bis glatt.

Grüne Smoothies für jeden Tag: **

Klassischer Grüner Smoothie**

- 1 Tasse Spinat
- 1 grüner Apfel, gewürfelt
- 1/2 Banane
- 1 Tasse Wasser oder Kokoswasser
- Mixen, bis glatt.

Tropischer Grüner Smoothie**

- 1 Tasse Grünkohl
- 1/2 Tasse Ananas, gewürfelt
- 1/2 Tasse Mango, gewürfelt
- 1 Banane
- 1 Tasse Kokoswasser
- Mixen, bis glatt.

Avocado-Limetten-Grüner Smoothie**

- 1 reife Avocado

- Saft von 1 Limette

- 1 Tasse Spinat

- 1/2 grüne Birne, gewürfelt

- 1 Tasse Wasser

- Mixen, bis glatt.

Für Montage während Ihres 90-Tage-Fastenplans mit Smoothies können Sie sich auf Detox-Smoothies konzentrieren. Hier sind 13 Detox-Smoothie-Rezepte, eines für jeden Montag während des Plans, um den Körper zu reinigen und zu unterstützen:

Woche 1: Grüner Detox-Basissmoothie**

- 1 Tasse Spinat

- 1 grüner Apfel, entkernt und gewürfelt

- 1/2 Gurke, geschält und gewürfelt

- Saft von 1/2 Zitrone

- 1 Tasse Kokoswasser

- 1 kleines Stück Ingwer

Woche 2: Beeren-Detox-Smoothie**

- 1 Tasse gemischte Beeren (Blaubeeren, Himbeeren, Erdbeeren)

- 1 Tasse Spinat

- 1 Banane

- 1 Tasse Mandelmilch

- 1 Esslöffel Chiasamen

Woche 3: Rote Bete-Detox-Smoothie**

- 1/2 kleine rote Bete, roh und gewürfelt

- 1 Karotte, geschält und gewürfelt

- 1 Apfel, entkernt und gewürfelt

- Saft von 1 Orange

- 1 Tasse Wasser

Woche 4: Ananas-Kurkuma-Detox-Smoothie**

- 1 Tasse Ananasstücke

- 1 Banane

- 1/2 Teelöffel Kurkumapulver

- 1 Tasse Spinat

- 1 Tasse Kokoswasser

Woche 5: Sellerie-Detox-Smoothie**

- 2 Stangen Sellerie, gewürfelt

- 1 grüner Apfel, entkernt und gewürfelt

- 1/2 Gurke, gewürfelt

- Saft von 1 Limette

- 1 Tasse Wasser

Woche 6: Zitrus-Detox-Smoothie**

- 1 Grapefruit, geschält und entkernt

- 1 Orange, geschält und entkernt

- 1/2 Zitrone, Saft

- 1 Tasse Spinat oder Grünkohl

- 1 Tasse Wasser

Woche 7: Ingwer-Minz-Detox-Smoothie**

- 1 Tasse Gurke, gewürfelt

- 1 kleines Stück Ingwer

- Einige Minzblätter

- Saft von 1/2 Zitrone

- 1 Tasse Wasser oder grüner Tee (gekühlt)

Woche 8: Kiwi-Detox-Smoothie**

- 2 Kiwis, geschält und gewürfelt

- 1 Banane

- 1 Tasse Spinat

- 1 Tasse Kokoswasser

Woche 9: Avocado-Limetten-Detox-Smoothie**

- 1/2 reife Avocado

- Saft von 1 Limette

- 1 Tasse Grünkohl oder Spinat

- 1/2 grüne Birne, gewürfelt

- 1 Tasse Wasser

Woche 10: Brombeer-Zitronen-Detox-Smoothie**

- 1 Tasse Brombeeren

- Saft von 1 Zitrone

- 1 Banane

- 1 Tasse Spinat

- 1 Tasse Mandelmilch

Woche 11: Wassermelonen-Basilikum-Detox-Smoothie**

- 2 Tassen Wassermelone, gewürfelt

- Einige Basilikumblätter

- Saft von 1/2 Limette

- 1 Tasse Wasser

Woche 12: Karotten-Ingwer-Detox-Smoothie**

- 2 Karotten, geschält und gewürfelt

- 1 kleines Stück Ingwer

- 1 Apfel, entkernt und gewürfelt

- 1 Tasse Orangensaft

Woche 13: Gurken-Kiwi-Detox-Smoothie**

- 1 Kiwi, geschält und gewürfelt

- 1 Tasse Gurke, gewürfelt

- Saft von 1/2 Zitrone

- 1 Tasse Spinat

- 1 Tasse Wasser

Diese Rezepte sind so konzipiert, dass sie den Körper unterstützen, indem sie ihn mit essentiellen Nährstoffen versorgen und gleichzeitig die Entgiftungsprozesse fördern. Jedes Rezept bietet eine einzigartige Kombination von Zutaten, um Abwechslung in Ihre Fastenroutine zu bringen und die Reinigung auf verschiedenen Ebenen zu unterstützen.

Für die Dienstage Ihres 90-Tage-Fastenplans können Sie sich auf Energie-Boosting-Smoothies konzentrieren. Hier sind 13 energiegebende Smoothie-Rezepte, die Ihnen helfen, den Tag dynamisch zu beginnen und Ihre Energie während des Fastens aufrechtzuerhalten:

Woche 1: Spinat-Bananen-Energie-Smoothie

- 1 Tasse Spinat

- 1 reife Banane

- 1 Esslöffel Erdnussbutter

- 1 Tasse ungesüßte Mandelmilch

- 1 Teelöffel Chiasamen

Woche 2: Beeren-Chia-Energie-Smoothie

- 1 Tasse gemischte Beeren (Erdbeeren, Blaubeeren, Himbeeren)

- 1 Banane

- 1 Tasse Kokoswasser

- 2 Esslöffel Chiasamen

Woche 3: Apfel-Hafer-Energie-Smoothie

- 1 Apfel, entkernt und gewürfelt
- 1/4 Tasse rohe Haferflocken
- 1 Tasse Mandelmilch
- 1 Teelöffel Honig oder Ahornsirup
- Eine Prise Zimt

Woche 4: Mango-Spinat-Energie-Smoothie

- 1 Tasse Mango, gewürfelt
- 1 Tasse Spinat
- 1 Banane
- 1 Tasse Orangensaft

Woche 5: Karotten-Ingwer-Energie-Smoothie

- 2 Karotten, geschält und gewürfelt
- 1 kleines Stück Ingwer
- 1 Apfel
- 1 Tasse Wasser oder Kokoswasser

Woche 6: Avocado-Beeren-Energie-Smoothie

- 1/2 reife Avocado
- 1 Tasse Beeren
- 1 Banane
- 1 Tasse Mandelmilch

Woche 7: Kaffee-Bananen-Energie-Smoothie

- 1 reife Banane
- 1/2 Tasse kalter Kaffee
- 1/2 Tasse Mandelmilch
- 1 Esslöffel Kakaopulver
- 1 Teelöffel Honig

Woche 8: Grüner Tee-Pfirsich-Energie-Smoothie

- 1 Tasse stark gebrauter grüner Tee, abgekühlt
- 1 reife Pfirsich, entkernt und gewürfelt
- 1 Banane
- 1 Teelöffel Honig

Woche 9: Zitrus-Avocado-Energie-Smoothie

- 1/2 reife Avocado
- 1 Orange, geschält und entkernt
- 1/2 Grapefruit, geschält und entkernt
- 1 Teelöffel Leinsamen
- 1 Tasse Wasser

Woche 10: Erdbeer-Kokos-Energie-Smoothie

- 1 Tasse Erdbeeren
- 1 Banane
- 1 Tasse Kokosmilch
- 1 Teelöffel Vanilleextrakt

Woche 11: Blaubeer-Walnuss-Energie-Smoothie

- 1 Tasse Blaubeeren
- 1 Banane
- 1/4 Tasse Walnüsse
- 1 Tasse Mandelmilch

Woche 12: Kiwi-Banane-Energie-Smoothie

- 2 Kiwis, geschält und gewürfelt
- 1 reife Banane
- 1 Tasse Spinat
- 1 Tasse Wasser

Woche 13: Ananas-Kokos-Energie-Smoothie

- 1 Tasse Ananas, gewürfelt
- 1/2 Banane
- 1 Tasse Kokoswasser
- 1 Esslöffel Kokosraspeln

Für die Mittwoche Ihres 90-Tage-Fastenplans können Sie sich auf grüne Smoothies konzentrieren.

Woche 1: Klassischer Grüner Smoothie

- 1 Tasse Baby-Spinat
- 1 grüner Apfel, entkernt und gewürfelt
- 1/2 Banane
- 1 Tasse Wasser oder Kokoswasser
- Ein paar frische Minzblätter

Woche 2: Gurken-Kiwi-Grüner Smoothie

- 1 Tasse Gurke, gewürfelt
- 2 Kiwis, geschält und gewürfelt
- 1 Tasse Grünkohl
- 1 Tasse Wasser
- 1 Esslöffel Leinsamen

Woche 3: Avocado-Grünkohl-Smoothie

- 1/2 reife Avocado
- 1 Tasse Grünkohl, Stiele entfernt
- 1/2 Limette, Saft
- 1 grüne Birne, entkernt und gewürfelt
- 1 Tasse Wasser

Woche 4: Sellerie-Apfel-Grüner Smoothie

- 2 Stangen Sellerie, gewürfelt
- 1 grüner Apfel, entkernt und gewürfelt
- 1 Tasse Spinat
- 1/2 Zitrone, Saft
- 1 Tasse Wasser

Woche 5: Grüner Ananas-Ingwer-Smoothie

- 1 Tasse Ananas, gewürfelt
- 1 Tasse Baby-Spinat
- 1 kleines Stück Ingwer
- 1/2 Gurke, gewürfelt
- 1 Tasse Wasser

Woche 6: Mango-Grünkohl-Smoothie

- 1 Tasse Mango, gewürfelt
- 1 Tasse Grünkohl, Stiele entfernt
- 1/2 Banane
- 1 Tasse Wasser oder Mandelmilch
- 1 Esslöffel Chiasamen

Woche 7: Birnen-Spinat-Smoothie

- 1 grüne Birne, entkernt und gewürfelt
- 1 Tasse Spinat
- 1/2 Avocado
- 1 Tasse Wasser
- 1 Teelöffel Honig (optional)

Woche 8: Zitrus-Spinat-Smoothie

- 1 Orange, geschält und entkernt

- 1 Tasse Spinat

- 1/2 Banane

- 1/2 Grapefruit, geschält und entkernt

- 1 Tasse Wasser

Woche 9: Blaubeer-Spinat-Smoothie

- 1 Tasse Blaubeeren

- 1 Tasse Spinat

- 1/2 Banane

- 1 Tasse Mandelmilch

- 1 Esslöffel Leinsamen

Woche 10: Pfirsich-Grünkohl-Smoothie

- 1 Tasse Pfirsiche, gewürfelt

- 1 Tasse Grünkohl, Stiele entfernt

- 1/2 Banane

- 1 Tasse Wasser oder Kokoswasser

- 1 Teelöffel Honig

Woche 11: Grüner Tee-Spinat-Smoothie

- 1 Tasse starker grüner Tee, abgekühlt
- 1 Tasse Spinat
- 1 grüne Birne, entkernt und gewürfelt
- 1/2 Banane
- 1 Esslöffel Honig

Woche 12: Wassermelone-Spinat-Smoothie

- 1 Tasse Wassermelone, gewürfelt
- 1 Tasse Spinat
- 1/2 Gurke, gewürfelt
- 1 Tasse Wasser
- Ein paar frische Minzblätter

Woche 13: Zucchini-Basilikum-Smoothie

- 1 Tasse Zucchini, gewürfelt
- 1 Tasse Spinat
- 1 grüner Apfel, entkernt und gewürfelt
- Ein paar Basilikumblätter
- 1 Tasse Wasser

Diese grünen Smoothies bieten eine ausgezeichnete Möglichkeit, Ihren Körper mit lebenswichtigen Nährstoffen zu versorgen, die Verdauung zu unterstützen und das allgemeine Wohlbefinden zu fördern. Jedes Rezept ist so konzipiert, dass es Vielfalt in Ihren Fastenplan bringt und Ihnen hilft, sich energetisiert und verjüngt zu fühlen.

Für die Donnerstage in Ihrem 90-Tage-Fastenplan mit Smoothies können Sie sich auf eine neue Kombination von Detox-Smoothies konzentrieren, die den Körper reinigen und unterstützen

Woche 1: Rote Bete-Ingwer-Detox-Smoothie

- 1/2 rote Bete, geschält und gewürfelt
- 1 kleines Stück Ingwer
- 1 Apfel, entkernt und gewürfelt
- Saft von 1/2 Zitrone
- 1 Tasse Wasser

Woche 2: Koriander-Ananas-Detox-Smoothie

- 1 Tasse Ananas, gewürfelt
- 1/2 Tasse frischer Koriander
- 1/2 Gurke, geschält und gewürfelt
- Saft von 1 Limette
- 1 Tasse Wasser

Woche 3: Fenchel-Apfel-Detox-Smoothie

- 1 kleine Fenchelknolle, gewürfelt

- 1 grüner Apfel, entkernt und gewürfelt

- 1/2 Zitrone, Saft

- 1 Tasse Spinat

- 1 Tasse Wasser

Woche 4: Brombeer-Sellerie-Detox-Smoothie

- 1 Tasse Brombeeren

- 2 Stangen Sellerie, gewürfelt

- 1/2 Gurke, gewürfelt

- Saft von 1/2 Zitrone

- 1 Tasse Wasser

Woche 5: Grapefruit-Minz-Detox-Smoothie

- 1 Grapefruit, geschält und entkernt

- 1 Tasse Wassermelone, gewürfelt

- Eine Handvoll Minzblätter

- 1 Tasse Wasser

Woche 6: Papaya-Spinat-Detox-Smoothie

- 1 Tasse Papaya, gewürfelt

- 1 Tasse Spinat

- 1/2 Banane

- 1 Tasse Kokoswasser

Woche 7: Gurken-Kiwi-Detox-Smoothie

- 1 Kiwi, geschält und gewürfelt

- 1 Tasse Gurke, gewürfelt

- 1 Handvoll Petersilie

- Saft von 1/2 Limette

- 1 Tasse Wasser

Woche 8: Grüner Tee-Blattkohl-Detox-Smoothie

- 1 Tasse starker grüner Tee, abgekühlt

- 1 Tasse Blattkohl (Kale), Stiele entfernt

- 1/2 grüne Birne, entkernt und gewürfelt

- 1 Teelöffel Honig

Woche 9: Blaubeer-Zitrone-Detox-Smoothie

- 1 Tasse Blaubeeren

- 1/2 Zitrone, Saft

- 1 Tasse Grünkohl

- 1 Esslöffel Leinsamen

- 1 Tasse Wasser

Woche 10: Wasserkresse-Pfirsich-Detox-Smoothie

- 1 Tasse Wasserkresse

- 1 Pfirsich, entkernt und gewürfelt

- 1/2 Apfel, entkernt und gewürfelt

- Saft von 1/2 Zitrone

- 1 Tasse Wasser

Woche 11: Süßkartoffel-Limetten-Detox-Smoothie

- 1/2 Süßkartoffel, gekocht und abgekühlt

- Saft von 1 Limette

- 1 Karotte, geschält und gewürfelt

- 1 Tasse Wasser

Woche 12: Radieschen-Grüner Apfel-Detox-Smoothie

- 1/2 Tasse Radieschen, gewürfelt

- 1 grüner Apfel, entkernt und gewürfelt

- 1/2 Gurke, gewürfelt

- 1 Tasse Spinat

- 1 Tasse Wasser

Woche 13: Artischockenherz-Zitronen-Detox-Smoothie

- 1/2 Tasse Artischockenherzen, gekocht und abgekühlt

- Saft von 1/2 Zitrone

- 1/2 Avocado

- 1 Tasse Spinat

- 1 Tasse Wasser

Diese Rezepte sind darauf ausgelegt, Ihren Körper mit wichtigen Nährstoffen zu versorgen, die Entgiftung zu unterstützen und die Gesundheit zu fördern. Jedes bietet eine einzigartige Kombination, die Vielfalt in Ihre Smoothie-Routine bringt und die Entgiftung auf unterschiedliche Weise unterstützt.

Für die Freitage Ihres 90-Tage-Fastenplans mit Smoothies können Sie sich auf Energie-Boosting-Smoothies mit unterschiedlichen Schwerpunkten konzentrieren. Jedes Rezept ist darauf ausgerichtet, Ihnen einen Energiekick zu geben, wobei unterschiedliche Zutaten und Nutzen im Vordergrund stehen:

Woche 1: Koffein-Kick-Smoothie

- 1/2 Tasse starker, kalter Kaffee
- 1 Banane
- 1/2 Tasse Hafermilch
- 1 Esslöffel Kakaopulver
- 1 Teelöffel Honig oder Ahornsirup

Woche 2: Protein-Power-Smoothie

- 1 Tasse ungesüßte Mandelmilch
- 1 Esslöffel Mandelbutter
- 1 reife Banane
- 2 Esslöffel Hanfproteinpulver oder ein anderes pflanzliches Protein
- 1 Teelöffel Chiasamen

Woche 3: Antioxidantien-Boost-Smoothie

- 1 Tasse gemischte Beeren (Blaubeeren, Erdbeeren, Himbeeren)

- 1 Tasse Spinat

- 1 Banane

- 1 Tasse grüner Tee, abgekühlt

- 1 Teelöffel Leinsamen

Woche 4: Tropical-Energy-Smoothie

- 1 Tasse Ananasstücke

- 1 Banane

- 1/2 Tasse Kokosmilch

- 1 Teelöffel Kokosöl

- 1/2 Tasse Mangostücke

Woche 5: Omega-Boost-Smoothie

- 1 Tasse Spinat

- 1/2 Avocado

- 1 Tasse Wassermelone

- 1 Esslöffel Walnüsse

- 1 Tasse Wasser

Woche 6: Vitamine-Kick-Smoothie

- 1 Tasse Orangensaft
- 1 Karotte, geschält und gewürfelt
- 1/2 süße Kartoffel, gekocht und gewürfelt
- 1/2 Banane
- 1 Teelöffel Kurkumapulver

Woche 7: Brain-Boost-Smoothie

- 1 Tasse Blaubeeren
- 1 Banane
- 1 Handvoll Spinat
- 1 Tasse Walnussmilch
- 1 Teelöffel Leinsamen

Woche 8: Digestive-Aid-Smoothie

- 1 Tasse Papaya
- 1 Tasse Ananas
- 1/2 Gurke
- 1 Esslöffel frischer Ingwer
- 1 Tasse Kamillentee, abgekühlt

Woche 9: Mood-Boost-Smoothie

- 1 Tasse Erdbeeren
- 1 Banane
- 1 Tasse Joghurt oder Kefir
- 1 Teelöffel Honig
- 1 Teelöffel Maca-Pulver

Woche 10: Energy-Cleansing-Smoothie

- 1 Tasse Rote Beete, gewürfelt
- 1 Apfel
- 1 Tasse Karotten, gewürfelt
- 1 kleine Handvoll Petersilie
- 1 Tasse Wasser

Woche 11: Hydration-Boost-Smoothie

- 1 Tasse Gurke, gewürfelt
- 1 Tasse Wassermelone, gewürfelt
- 1/2 Tasse Aloe-Vera-Saft
- 1/2 Limette, Saft
- 1 Tasse Kokoswasser

Woche 12: Skin-Glow-Smoothie

- 1 Tasse Spinat

- 1/2 Tasse Blaubeeren

- 1/2 Avocado

- 1 Tasse Mandelmilch

- 1 Teelöffel Honig

Woche 13: Immune-Boosting-Smoothie

- 1 Tasse Orangen, geschält und gewürfelt

- 1/2 Tasse Erdbeeren

- 1/2 Tasse Joghurt oder Kefir

- 1 kleine Handvoll Mandeln

- 1 Teelöffel Honig

Diese Energie-Boosting-Smoothies sind darauf ausgerichtet, Ihnen nicht nur einen Energieschub zu geben, sondern auch spezifische gesundheitliche Vorteile zu bieten, von verbesserter Verdauung über gestärkte Immunität bis hin zu besserer Hautgesundheit.

Für 90 Samstage in Ihrem Smoothie-Fastenplan können Sie einen speziellen Fokus legen, um jedes Wochenende etwas Besonderes zu machen:

1. **Superfood-Samstage: ** Integrieren Sie jede Woche ein anderes Superfood in Ihren Smoothie, um von dessen einzigartigen gesundheitlichen Vorteilen zu profitieren. Beispiele für Superfoods sind Chiasamen, Gojibeeren, Maca-Pulver, Spirulina, Acai-Beeren und Matcha.

2. **Entspannungs-Smoothies: ** Samstage sind für viele Menschen Ruhetage. Kreieren Sie Smoothies, die zur Entspannung beitragen, indem Sie Zutaten wie Lavendel, Kamille oder CBD-Öl verwenden.

3. **Energieschub-Smoothies: ** Für diejenigen, die den Samstag für Aktivitäten nutzen, können energiereiche Smoothies mit Zutaten wie Bananen, Haferflocken oder natürlichen Proteinpulvern hilfreich sein.

4. **Saisonale Samstage: ** Passen Sie Ihre Smoothies an die Jahreszeit an, indem Sie saisonales Obst und Gemüse verwenden. Dies sorgt nicht nur für Abwechslung im Geschmack, sondern auch dafür, dass Sie immer die frischesten und nährstoffreichsten Zutaten verwenden.

5. **Farbthemen-Smoothies: ** Bestimmen Sie für jeden Samstag eine Farbe und kreieren Sie einen Smoothie, der dieser Farbe entspricht. Zum Beispiel könnten rote Smoothies Tomaten, Erdbeeren oder Rote Bete enthalten, während grüne Smoothies Spinat, Grünkohl oder Avocado umfassen.

6. **Globale Samstage: ** Wählen Sie jede Woche ein Land oder eine Region und kreieren Sie einen Smoothie, der von den typischen Früchten oder Gewürzen dieses Ortes inspiriert ist.

7. **Detox-Samstage: ** Beginnen Sie das Wochenende mit einem reinigenden Smoothie, der Zutaten wie Zitrone, Ingwer, Gurke oder Petersilie enthält, um den Körper von Toxinen zu befreien.

8. **Protein-Samstage: ** Für diejenigen, die am Wochenende trainieren, könnte ein proteinreicher Smoothie ideal sein, um die Muskelregeneration zu unterstützen.

9. **Antioxidantien-Samstage: ** Konzentrieren Sie sich auf Smoothies, die reich an Antioxidantien sind, um den Körper zu schützen und das Immunsystem zu stärken.

10. **Verwöhn-Samstage: ** Einmal im Monat könnte ein "Verwöhn-Smoothie" mit etwas luxuriöseren Zutaten wie Schokolade, Minze oder exotischen Früchten anstehen.

Indem Sie für jeden Samstag ein spezielles Thema oder einen speziellen Fokus setzen, können Sie sicherstellen, dass Ihr Smoothie-Fastenplan abwechslungsreich und spannend bleibt und Sie motiviert sind, ihn fortzusetzen.

Auch Für Sonntage in Ihrem 90-Tage-Smoothie-Fastenplan haben Sie die Freiheit, entweder Ihren Lieblingssmoothie der Woche zu wiederholen oder ein neues Rezept zu testen. Dies gibt Ihnen die Möglichkeit, Flexibilität in Ihren Plan zu integrieren und auf Ihre Vorlieben und Bedürfnisse einzugehen. Hier sind einige Ideen, wie Sie diesen Tag gestalten können:

Wiederholung des Lieblingssmoothies:

- Nehmen Sie sich einen Moment, um zu reflektieren, welcher Smoothie Ihnen in der vergangenen Woche am besten geschmeckt hat oder Ihnen das beste Gefühl gegeben hat.

- Wiederholen Sie dieses Rezept, um die Zutaten, die Sie besonders genossen haben, erneut zu erleben oder um die positiven Effekte zu verstärken.

**Neues Rezept ausprobieren: **

- Nutzen Sie die Gelegenheit, kreativ zu sein und ein neues Smoothie-Rezept zu testen, das Sie noch nicht ausprobiert haben. Experimentieren Sie mit Zutaten, die Sie neugierig machen oder die Sie noch übrig haben.

- Sie könnten auch saisonale Früchte oder Gemüse verwenden, die gerade verfügbar sind, um frische und neue Geschmackskombinationen zu entdecken.

**Beispiel für ein neues Rezept: **

- **Saisonaler Obst-Smoothie**

  - 1 Tasse saisonale Früchte Ihrer Wahl (z.B. Pfirsiche, Kirschen, Melonen)

  - 1 Banane für zusätzliche Süße und Cremigkeit

  - 1 Tasse Spinat oder ein anderes Blattgemüse für einen Nährstoffschub

  - 1 Tasse Wasser, Kokoswasser oder eine pflanzliche Milch Ihrer Wahl

  - Optional: Ein Löffel Nussbutter oder ein paar Nüsse für gesunde Fette und Proteine

**Tipps für den freien Tag: **

- Hören Sie auf Ihren Körper: Wenn Sie Lust auf etwas Bestimmtes haben oder Ihr Körper nach bestimmten Nährstoffen verlangt, passen Sie Ihr Smoothie-Rezept entsprechend an.

- Machen Sie es zu einem besonderen Ritual: Bereiten Sie Ihren Smoothie mit Achtsamkeit zu und genießen Sie ihn als einen besonderen Teil Ihres Sonntags.

- Notieren Sie Ihre Erfahrungen: Halten Sie fest, wie Sie sich nach dem Konsum des Smoothies fühlen, um zu lernen, welche Zutaten und Kombinationen für Sie am besten funktionieren.

Dieser flexible Ansatz ermöglicht es Ihnen, Ihren Fastenplan an Ihre persönlichen Vorlieben anzupassen und sorgt für Abwechslung und Freude am Prozess.

Die Anzahl und der Zeitpunkt der Smoothies während Ihres Fastenplans hängen von verschiedenen Faktoren ab, einschließlich Ihrer persönlichen Ziele, Ihrem Energiebedarf und wie Ihr Körper auf das Fasten reagiert. Hier sind einige allgemeine Richtlinien, die Ihnen helfen können, Ihren Fastenplan mit Smoothies zu strukturieren:

**Anzahl der Smoothies pro Tag: **

- **Standardansatz: ** Viele Menschen entscheiden sich für 3 Smoothies pro Tag, die die Hauptmahlzeiten ersetzen – Frühstück, Mittagessen und Abendessen. Dies bietet eine einfache Struktur, die dem üblichen Essrhythmus ähnelt.

- **Individuelle Anpassung: ** abhängig von Ihrem Hungergefühl und Energiebedarf können Sie die Anzahl der Smoothies anpassen. Einige Personen bevorzugen 4-5 kleinere Smoothies über den Tag verteilt, um den Blutzuckerspiegel stabil zu halten und den Hunger zu kontrollieren.

**Zeitpunkt für Smoothies: **

- **Morgens: ** Beginnen Sie Ihren Tag mit einem nährstoffreichen Smoothie, um den Stoffwechsel anzukurbeln und mit Energie zu starten. Ein Frühstückssmoothie sollte idealerweise innerhalb einer Stunde nach dem Aufstehen konsumiert werden.

- **Mittags: ** Ein mittäglicher Smoothie sollte genug Energie und Nährstoffe liefern, um Sie bis zum Abend satt zu halten. Planen Sie diesen etwa 4-5 Stunden nach Ihrem Frühstückssmoothie.

- **Abends: ** Ihr Abend-Smoothie sollte leichter sein, um die Verdauung über Nacht zu erleichtern. Nehmen Sie diesen etwa 2-3 Stunden vor dem Schlafengehen ein.

**Zusätzliche Tipps: **

- **Hydratation: ** Vergessen Sie nicht, zwischen den Smoothies ausreichend Wasser zu trinken, um hydratisiert zu bleiben und die Entgiftungsprozesse zu unterstützen.

- **Zuhören auf Ihren Körper: ** Achten Sie darauf, wie Ihr Körper auf die Smoothies reagiert. Wenn Sie sich hungrig oder energielos fühlen, benötigen Sie möglicherweise einen zusätzlichen Smoothie oder Snack.

- **Snacks: ** Wenn Sie während des Fastens Hunger bekommen, können Sie gesunde Snacks wie Nüsse, Samen oder frisches Obst in Betracht ziehen, um den Hunger zu stillen und Energie zu liefern.

Es ist wichtig, dass Sie sich während des Fastens wohl fühlen und auf die Signale Ihres Körpers hören. Wenn Sie Unsicherheiten haben, ist es ratsam, sich von einem Ernährungsberater oder einem Arzt beraten zu lassen, um sicherzustellen, dass Ihr Fastenplan Ihren gesundheitlichen Bedürfnissen entspricht

Kapitel 7: Der Übergang zur normalen Ernährung

Wie man nach dem Fasten richtig isst

Nach einer Phase des Fastens ist es entscheidend, den Übergang zur normalen Ernährung sorgfältig zu gestalten, um den Körper nicht zu überlasten und die während des Fastens erzielten gesundheitlichen Vorteile zu erhalten.

1. **Langsamer Beginn: ** Starten Sie mit leichten Mahlzeiten, die leicht verdaulich sind. Vermeiden Sie große Portionen und schwer verdauliche Lebensmittel, um den Verdauungstrakt nicht zu überfordern.

2. **Nährstoffreiche Lebensmittel: ** Konzentrieren Sie sich auf nährstoffreiche Lebensmittel, die Vitamine, Mineralien, Proteine, gesunde Fette und Kohlenhydrate enthalten. Diese unterstützen den Körper bei der Wiederherstellung und Aufrechterhaltung seiner Funktionen.

3. **Mahlzeiten planen: ** Planen Sie Ihre Mahlzeiten im Voraus, um eine ausgewogene Ernährung zu gewährleisten und impulsives Essen zu vermeiden.

Einführung fester Lebensmittel

Der Prozess der Wiedereinführung fester Lebensmittel sollte schrittweise erfolgen, um den Körper zu akklimatisieren und Verdauungsbeschwerden zu vermeiden.

1. **Weiche Lebensmittel zuerst: ** Beginnen Sie mit weichen Lebensmitteln wie gekochtem Gemüse, Früchten und Suppen. Diese sind einfacher zu verdauen und helfen, den Verdauungstrakt sanft zu stimulieren.

2. **Portionskontrolle: ** Achten Sie darauf, kleinere Portionen zu essen und langsam zu essen, um Ihrem Körper Zeit zu geben, sich an die feste Nahrung zu gewöhnen.

3. **Diversifizierung: ** Führen Sie nach und nach eine Vielzahl von Lebensmitteln ein, um eine ausgewogene Ernährung zu fördern und alle notwendigen Nährstoffe zu erhalten.

Aufrechterhaltung der Ergebnisse

Um die während des Fastens erzielten Ergebnisse langfristig zu erhalten, sind eine bewusste Ernährung und ein gesunder Lebensstil von entscheidender Bedeutung.

1. **Gesunde Gewohnheiten beibehalten: ** Integrieren Sie die gesunden Gewohnheiten, die Sie während des Fastens entwickelt haben, in Ihren Alltag, wie die Auswahl nährstoffreicher Lebensmittel und das Bewusstsein für Portionsgrößen.

2. **Regelmäßige Bewegung: ** Körperliche Aktivität ist ein wesentlicher Bestandteil eines gesunden Lebensstils. Finden Sie eine Form der Bewegung, die Ihnen Freude macht, und integrieren Sie sie regelmäßig in Ihren Alltag.

3. **Selbstbeobachtung: ** Hören Sie auf Ihren Körper und beobachten Sie, wie er auf verschiedene Lebensmittel und Mahlzeiten reagiert. Dies kann Ihnen helfen, Ihre Ernährung entsprechend anzupassen.

4. **Fortlaufende Bildung: ** Bleiben Sie informiert über gesunde Ernährung und Lebensstilpraktiken, um fundierte Entscheidungen über Ihre Ernährung und Ihr Wohlbefinden zu treffen.

Indem Sie diese Schritte befolgen, können Sie einen sanften Übergang zurück zu einer normalen Ernährung gewährleisten und die positiven Effekte Ihres Fastens langfristig aufrechterhalten.

Kapitel 8: Erfolgsgeschichten und Fallstudien

Die Einbeziehung von Erfolgsgeschichten und Fallstudien kann eine enorme Inspirationsquelle sein und zeigen, wie das Drei-Monats-Fasten mit Smoothies realen Menschen geholfen hat, ihre Gesundheit und ihr Leben zum Besseren zu verändern.

Berichte von Personen, die das Programm erfolgreich absolviert haben

1. **Die Transformation von Julia: ** Julia, eine 35-jährige Büroangestellte, berichtet, wie das Fastenprogramm ihr geholfen hat, ihre jahrelangen Verdauungsprobleme zu überwinden und 20 Pfund zu verlieren. Sie beschreibt, wie die tägliche Routine der Smoothie-Zubereitung nicht nur ihre Essgewohnheiten, sondern auch ihr Verhältnis zum Essen verändert hat.

2. **Mikes Energiegewinn: ** Mike, ein 42-jähriger Lehrer, erzählt von seinem gesteigerten Energielevel und verbessertem Schlafmuster nach Abschluss des Fastenprogramms. Seine Geschichte hebt hervor, wie die Integration von Smoothies in seine Ernährung ihm geholfen hat, seine Kaffeesucht zu überwinden und einen aktiveren Lebensstil zu pflegen.

3. **Sarahs emotionale und körperliche Heilung: ** Nach einer Trennung nutzte Sarah, eine 29-jährige Grafikdesignerin, das Fastenprogramm als Mittel zur Selbstfürsorge. Sie teilt mit, wie das Fasten ihr geholfen hat, emotionalen Ballast loszulassen und ein neues Selbstbewusstsein aufzubauen.

Langzeitvorteile und Veränderungen im Lebensstil

Diese Geschichten können auch darauf eingehen, wie die Teilnehmer des Fastenprogramms langfristige Veränderungen in ihrem Lebensstil vorgenommen haben, die über das Programm hinaus Bestand haben.

1. **Ernährungsumstellung:** Viele berichten von einer dauerhaften Umstellung auf eine gesündere Ernährung, bei der frische, unverarbeitete Lebensmittel im Mittelpunkt stehen und Fastfood sowie zucker- und fettreiche Snacks vermieden werden.

2. **Regelmäßige Bewegung:** Einige Teilnehmer entdecken während des Fastens die Freude an körperlicher Betätigung neu und integrieren regelmäßige Bewegungseinheiten in ihren Alltag, was zu einer verbesserten körperlichen und mentalen Gesundheit führt.

3. **Bewusstsein und Achtsamkeit:** Die Erfahrung des Fastens führt bei vielen zu einem gesteigerten Bewusstsein für die Bedürfnisse ihres Körpers und zu einem achtsameren Umgang mit Stress und emotionalen Herausforderungen.

4. **Soziale und umweltbewusste Entscheidungen: ** Einige Teilnehmer berichten auch von einem erhöhten Bewusstsein für die sozialen und ökologischen Auswirkungen ihrer Lebensmittelwahl und streben danach, nachhaltigere und ethischere Entscheidungen zu treffen.

Durch das Teilen dieser Geschichten können Leser sehen, dass positive Veränderungen möglich sind und dass das Fasten mit Smoothies mehr als nur eine temporäre Diät, sondern der Beginn eines gesünderen und bewussteren Lebensweges sein kann.

Schlusswort

Während der letzten 90 Tage haben Sie eine bemerkenswerte Reise unternommen, die Ihre Beziehung zu Essen, Ihrem Körper und Ihrer Gesundheit transformiert hat. Durch das Integrieren von nährstoffreichen Smoothies in Ihren Alltag haben Sie Ihrem Körper eine Fülle von Vitaminen, Mineralien, Antioxidantien und Enzymen zugeführt, die alle dazu beitragen, die natürlichen Entgiftungsprozesse zu unterstützen, die Energie zu steigern und das allgemeine Wohlbefinden zu fördern.

**Zusammenfassung der wichtigsten Erkenntnisse: **

- **Nährstoffaufnahme: ** Smoothies sind ein kraftvolles Werkzeug, um die tägliche Aufnahme von Obst und Gemüse zu erhöhen und den Körper mit lebenswichtigen Nährstoffen zu versorgen.

- **Flexibilität und Vielfalt: ** Die Vielzahl an Rezepten zeigt, dass gesunde Ernährung weder eintönig noch langweilig sein muss. Sie haben gelernt, wie man mit verschiedenen Zutaten experimentiert, um köstliche und nahrhafte Smoothies zu kreieren.

- **Selbstfürsorge: ** Diese Fastenzeit war auch eine Zeit der Selbstfürsorge, in der Sie gelernt haben, auf die Bedürfnisse Ihres Körpers zu hören und ihm Gutes zu tun.

- **Langfristige Veränderungen: ** Die Einführung eines Smoothie-Fastenplans ist mehr als eine kurzfristige Diät; es ist ein Schritt hin zu einem nachhaltigeren, gesünderen Lebensstil.

**Ermutigung für den Leser: **

Der Weg, den Sie in den letzten 90 Tagen eingeschlagen haben, ist ein Beweis für Ihre Entschlossenheit, Ihre Gesundheit und Ihr Wohlbefinden zu priorisieren. Diese Reise endet nicht hier. Sie haben jetzt die

Werkzeuge und das Wissen, um diese positiven Veränderungen in Ihrem Leben fortzusetzen und aufzubauen.

Ich ermutige Sie, weiterhin auf Ihren Körper zu hören, die Nahrungsmittel zu wählen, die Sie nähren und erfreuen, und die Gewohnheiten beizubehalten, die Sie während dieses Fastens entwickelt haben. Egal, ob Sie weiterhin täglich Smoothies integrieren, gesunde Mahlzeiten zubereiten oder neue körperliche Aktivitäten erkunden, jeder Schritt, den Sie unternehmen, ist ein Schritt in Richtung eines gesünderen, erfüllteren Lebens.

Denken Sie daran, dass jede Reise ihre Höhen und Tiefen hat. Seien Sie nachsichtig mit sich selbst und erkennen Sie, dass jeder Tag eine neue Gelegenheit bietet, Entscheidungen zu treffen, die Ihr Wohlbefinden fördern. Bleiben Sie neugierig, experimentierfreudig und engagiert auf Ihrem Weg zu einem gesunden

Lebensstil. Ihre Reise zur Selbstverbesserung ist eine fortlaufende, und jeder Schritt, den Sie machen, ist ein Sieg, der gefeiert werden sollte.

Glossar

- **Antioxidantien: ** Moleküle, die oxidativen Stress und Zellschäden im Körper bekämpfen, oft gefunden in buntem Obst und Gemüse.

- **Detox: ** Ein Prozess oder eine Periode, in der man seinen Körper von Toxinen befreit, oft durch spezielle Ernährung oder Fasten.

- **Fasten: ** Der freiwillige Verzicht auf einige oder alle Nahrungs- und Getränkearten für einen bestimmten Zeitraum.

- **Makronährstoffe: ** Die drei Hauptnährstoffe, die die Hauptenergiequellen für den Körper liefern – Kohlenhydrate, Proteine und Fette.

- **Mikronährstoffe: ** Vitamine und Mineralien, die der Körper in kleineren Mengen benötigt, aber die für verschiedene Körperfunktionen essentiell sind.

- **Phytochemikalien: ** Chemische Verbindungen, die in Pflanzen produziert werden. Sie haben verschiedene positive Effekte auf den Körper.

- **Superfoods: ** Lebensmittel, die für ihre hohen Nährstoff- und Antioxidantiengehalte gelobt werden.

Nützliche Ressourcen

- Ernährungsrichtlinien: Webseiten wie die der Weltgesundheitsorganisation oder nationaler Gesundheitsinstitute bieten Leitfäden für eine ausgewogene Ernährung.

- Rezeptseiten: Websites und Apps, die sich auf gesunde Ernährung spezialisieren, bieten unzählige Smoothie-Rezepte.

- Bücher und Zeitschriften über Ernährung und Gesundheit, die tiefer in die Themen Fasten und Detox eintauchen.

FAQ zum Fasten mit Smoothies

1. **kann ich während des Fastens nur Smoothies trinken? **

- Es hängt von der Art des Fastens ab, das Sie durchführen. Einige Fastenpläne erlauben nur flüssige Nahrung wie Smoothies, während andere feste Nahrung in kleinen Mengen zulassen.

2. **Wie lange sollte ich ein Smoothie-Fasten durchführen? **

Die Dauer kann variieren. Einige kurze Detox-Pläne dauern nur ein paar Tage, während andere bis zu mehreren Wochen dauern können. Hören Sie auf Ihren Körper und konsultieren Sie bei Bedarf einen Gesundheitsexperten.

3. **Was sollte ich nach dem Fasten tun? **

- Nach einem Fasten ist es wichtig, langsam zu normaler Nahrung zurückzukehren und den

Körper nicht mit schweren Mahlzeiten zu belasten.

Haftungsausschluss

Dieses Buch dient ausschließlich zu Informationszwecken und stellt keine medizinische Beratung dar. Die Inhalte sind nicht dazu gedacht, irgendwelche Krankheiten zu diagnostizieren, zu behandeln, zu heilen oder zu verhindern. Die Leser werden ermutigt, ihre eigenen gesundheitsbezogenen Entscheidungen auf der Grundlage ihrer Forschung und in Partnerschaft mit einem qualifizierten Gesundheitsdienstleister zu treffen.

Die Informationen und Ratschläge in diesem Buch basieren auf Forschung und Erfahrungen des Autors bzw. der Autoren und dienen als allgemeine Leitlinien für einen gesunden Lebensstil. Individuelle Gesundheitszustände, Ernährungsbedürfnisse und körperliche Verfassungen können variieren, daher sollte jeder Leser seine eigene Eignung für das im

Buch vorgestellte Fastenprogramm mit Smoothies bewerten.

Die Autoren und Verleger übernehmen keine Verantwortung für mögliche nachteilige Folgen, die aus der Anwendung der hier präsentierten Informationen entstehen. Kein Teil dieses Buches sollte als Ersatz für professionelle medizinische Beratung, Diagnose oder Behandlung interpretiert werden. Bei gesundheitlichen Anliegen oder Bedenken ist es wichtig, unverzüglich Rat von einem qualifizierten Gesundheitsdienstleister zu suchen.

Die in diesem Buch enthaltenen Rezepte und Ernährungsrichtlinien sind nicht speziell auf individuelle Gesundheitszustände oder diätetische Anforderungen abgestimmt. Leser mit speziellen Ernährungsbedürfnissen oder gesundheitlichen Einschränkungen sollten die Eignung dieser Rezepte mit einem Ernährungsexperten oder Arzt besprechen.

Indem Sie dieses Buch nutzen, erkennen Sie an, dass weder der Autor noch der Verleger für persönliche Verletzungen, Schäden oder Verluste haftbar gemacht werden können, die direkt oder indirekt mit den im Buch bereitgestellten Informationen zusammenhängen.

Empfehlungsbuch: "GEWICHTSVERLUST MIT GENUSS: 200 Smoothies für deine Diät"

Für alle, die ihren Fastenplan mit Smoothies ergänzen oder ihre Ernährung auf eine leckere Weise umstellen möchten, ist das Buch "GEWICHTSVERLUST MIT GENUSS: 200 Smoothies für deine Diät" eine hervorragende Ressource. Dieses Buch bietet eine umfangreiche Sammlung von 200 Smoothie-Rezepten, die speziell darauf ausgelegt sind, Gewichtsverlust zu fördern und gleichzeitig den Gaumen zu erfreuen.

**Was Sie in diesem Buch finden: **

- ****Vielfältige Rezepte**: ** Entdecken Sie eine breite Palette von Smoothie-Rezepten, die von fruchtig und süß bis hin zu herzhaft und nahrhaft reichen, um alle Geschmacksvorlieben zu befriedigen.

- **Nährstoffreiche Zutaten: ** Jedes Rezept ist sorgfältig zusammengestellt, um eine ausgewogene Mischung aus Makro- und Mikronährstoffen zu bieten, die den Körper nähren und gleichzeitig bei der Gewichtsabnahme helfen.

- **Einfache Zubereitung: ** Die Rezepte sind einfach zu folgen und erfordern keine komplizierten Küchengeräte, was sie ideal für den täglichen Gebrauch macht.

- **Tipps für die Gewichtsabnahme: ** neben den Rezepten bietet das Buch wertvolle Tipps und Ratschläge, wie Sie Ihre Smoothie-Diät optimieren können, um Ihre Gewichtsverlustziele effektiv zu erreichen.

Ob Sie nach neuen Inspirationen für Ihren Fastenplan suchen oder einfach gesunde, schmackhafte Optionen in Ihre tägliche Ernährung integrieren möchten, "GEWICHTSVERLUST MIT GENUSS" ist eine ausgezeichnete Wahl, die Wissenschaft und

Genuss miteinander verbindet, um Ihnen auf Ihrer Reise zur Gewichtsabnahme zu helfen.

Impressum

2024

1. Auflage

E-Mail: rafiasalam82@gmail.com

Papier | Fördert
gute Waldnutzung
FSC® C083411

Zeitfracht Medien GmbH
Ferdinand-Jühlke-Straße 7
99095 Erfurt, Deutschland
produktsicherheit@kolibri360.de